マスター・オブ・パブリックヘルス
MPH 留学への パスポート

世界を目指す
ヘルスプロフェッション

公益財団法人
日米医学医療交流財団／編

はる書房

巻頭言

　日米医学医療交流財団は 1988 年に創設されましたが，この『医学留学へのパスポート』の出版は創立 10 周年を記念して，医師，医療関係者の海外留学促進の一助として発刊が開始され，今では財団の活動の柱の 1 つになっています．留学準備や体験について書かれた単発の類書は珍しくありませんが，この『医学留学へのパスポート』の特長は年ごとに領域の異なる留学体験や留学後の活躍についての特集をしていることです．

　最近では，救急医学（2008），感染症（2009），外科（2010），女性医師のための医学留学（2011），麻酔科学（2012）と刊行してきました．13 巻目となる今回のテーマは「MPH（Master of Public Health）」です．

　いま世界の医学・医療は大きな転換期を迎えています．その背景には①情報通信技術の発達，②人口の急速な高齢化，③医学・医療の高度専門細分化，④医療関係諸職種の増加などが挙げられます．このような社会的背景は，「高度先端医療」と「地域医療」を，また「細分化する専門医」と「総合する専門医」をそれぞれ両輪とする四輪駆動で医学・医療を前進させることを求めています．また，医療は医師単独の個人プレーではなく，多職種が連携したシステムとして展開されることが求められています．

　今回の『MPH 留学へのパスポート』は医師，薬剤師，看護師などの体験が綴られており，時宜にかなったものであると思います．留学先の国こそ，米国，英国に限られていますが，施設はさまざまです．

　MPH 留学を経て日本の臨床・研究・教育の各領域のリーダーとして活躍している人は少なくありません．米英の MPH プログラムの特長は，何といってもそのコースワークの充実でしょう．ようやく海外に行かずとも日本でも MPH プログラムで学べるようになってきましたが，コースワークの充実はまだまだ海外の伝統あるプログラムには及ばないのが実情でしょう．

また，海外留学の意義は，専門領域以外の面でも多くのことが挙げられます．例えば，海外で生活することによって国際人としての第一歩を踏み出すことができるようになります．外から日本を見つめ直してみると，日本の良さもいろいろ見えてきます．一方で，海外に出てさまざまな国々の人たちと混じり合ってみると，混じり合うことの少ない日本の医療関係者のキャリアパスの多様性のなさも痛感させられます．

　私自身も1980年〜1983年にFamily Medicineのレジデンシーを経験して帰ってきましたが，この留学経験は私の医師としてのキャリアの中核をなしているのみならず，人生観にも大きな影響を与えました．おそらく今回の多くの執筆者にとっても同様であろうと想像します．それだけその筆にも力がこもっていると思います．

　最後に，留学はバラ色の経験だけではありません．途中で挫折して帰ってくる人もあります．1人の留学の成功は多くの人のサポートのお陰であることは間違いありません．そのことを留学経験者は忘れないで，その気持ちを後に続く後輩たちへのサポートに生かしていただきたいと思います．本書が，さまざまな医療関係職種の方々のMPH留学のお役に立つことを祈念しています．

　　2014年2月13日　　名古屋にて

公益財団法人　日米医学医療交流財団理事長
伴　信太郎

Contents

巻頭言 ……………………………………………………………… 1
伴　信太郎（公益財団法人 日米医学医療交流財団理事長）

I 部

夢実現への第一歩
―― それぞれの留学体験　PART13 ――

解説　MPH 留学という道 ……………………………………… 9
岡崎研太郎（名古屋大学大学院医学系研究科地域総合ヘルスケアシステム開発寄附講座講師）

＊

〔医師篇〕

chapter 1
視野を広げる，臨床医のためのトレーニング ……………… 19
志水太郎（ハワイ大学内科）

chapter 2
被災地相馬で公衆衛生活動を学ぶ …………………………… 31
越智小枝（インペリアル・カレッジ・ロンドン クリニカルリサーチフェロー / 相馬中央病院内科）

chapter 3
再渡英を前に――皮膚感染症と国際保健 …………………… 51
四津里英（国立国際医療研究センター病院皮膚科）

chapter 4
疫学の考え方に学ぼう ………………………………………… 67
藤吉　朗（滋賀医科大学社会医学講座公衆衛生学部門）

chapter 5
保健所勤務から始まった公衆衛生との係わり …………… 81
水野智美（国立国際医療研究センター病院国際医療協力局派遣協力課）

chapter 6
海外で働く医師になって …………… 93
林　啓一（ラッフルズジャパニーズクリニック））

chapter 7
国際保健の「道なき道」をゆく …………… 103
錦織信幸（世界保健機関西太平洋地域事務局）

chapter 8
研究マインドをもつ臨床医のすすめ …………… 125
野村恭子（帝京大学女性医師・研究者支援センター／帝京大学医学部衛生学公衆衛生学教室／帝京大学公衆衛生大学院）

chapter 9
キャリアの登竜門 …………… 139
浅尾啓子（テネシー州立大学健康科学センター予防医学学部）

〔看護師篇〕

chapter 10
私の公衆衛生の原点 …………… 155
本多智佳（大阪大学大学院医学系研究科附属ツインリサーチセンター）

chapter 11
国際保健分野で働くということ …………… 169
佐藤文子（千里金蘭大学看護学部看護学科）

chapter 12
MPHの取得とエイズ予防研究の10年 …………………… 181
金子典代（名古屋市立大学看護学部国際保健看護学）

〔薬剤師篇〕

chapter 13
アウトカムリサーチにどっぷり浸かる日々 …………… 197
成松　綾（バイエル薬品マーケットアクセス本部医療経済＆アウトカムスリサーチ）

chapter 14
公衆衛生を学ぶ理由 ……………………………………… 211
山下　純（千葉大学大学院薬学研究院医薬品情報学講座）

〔研究者篇〕

chapter 15
栄養疫学の世界水準へ …………………………………… 223
今村文昭（ケンブリッジ大学医学部アッデンブルックス病院英国医学研究会議疫学ユニット）

II部

JANAMEF留学セミナー2012
―――海外留学：世界にはばたく医師・研究者への道―――

chapter 01
卒前留学の経験
　1．オックスフォード大学の臨床実習を経験して ………… 243
　　吉松由貴（淀川キリスト教病院呼吸器内科後期研修医）

2．イェール大学の基礎医学研究を経験して ………………… 252
　　　有田祐起（大阪大学医学部5年）

chapter 02

レジデント，フェローの経験

　1．米国における内科／小児科レジデントを経験して ………… 260
　　　江口　寛（大阪大学大学院医学系研究科国際交流センター非常勤講師／江口内科クリニック）
　2．米国での心臓外科クリニカルフェローを経験して ………… 269
　　　吉川泰司（大阪大学大学院医学系研究科心臓血管外科）
　3．アメリカでの移植外科 Clinical Fellow を経験して ………… 278
　　　丸橋　繁（大阪府立成人病センター消化器外科）

chapter 03

研究留学の経験

　1．ストワーズ医学研究所での PhD コースを経験して ………… 286
　　　杉村竜一（ストワーズ医学研究所博士課程）
　2．カナダ・トロント小児病院研究所への研究留学を経験して
　　　 ……………………………………………………………… 293
　　　藤谷昌司（大阪大学大学院医学系研究科分子神経科学／大学院連合小児発達学研究科附属
　　　子供のこころの分子統御機構研究センター）
　3．遥かなるワシントンDC：私の NIH 研究留学活用法 ……… 300
　　　上久保靖彦（大阪大学大学院医学系研究科遺伝子治療学）
　4．米国ジョンズ・ホプキンス大学に留学して ………………… 308
　　　植村　守（大阪大学大学院医学系研究科外科学講座消化器外科学）

■ 資料

　資料1　2014，15年度 JANAMEF　研修・研究、調査・
　　　　研究助成募集要項 ……………………………………… 315
　資料2　2013年度　JANAMEF 助成者リスト ………………… 322
　資料3　環太平洋・アジアファンド …………………………… 323
　資料4　助成団体への連絡および，留学情報の問い合わせ先 …… 325

　執筆者紹介　　　　　　　　　　　　　　　　　　　　　327

Ⅰ部

夢実現への第一歩
―― それぞれの留学体験 PART 13 ――

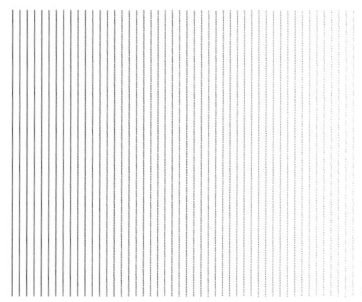

解説
ＭＰＨ留学という道

名古屋大学大学院医学系研究科
地域総合ヘルスケアシステム開発寄附講座
講師
岡崎研太郎

　人は，ある程度の年齢になると，自分の得意なこと（あるいは不得意なこと）や他人から評価される点がより明確にわかるようになってくると感じています．私の場合は，どうやら「目利き」として働くこと，すなわち多様で複雑な情報の中から意味のあるものを取り出してわかりやすく説明すること，また，dot（結び目）としての役割，つまり互いに興味をもちそうな人と人とを引き合わせるのが得意らしい，と自覚するようになりました．

　この本の編集に際しても，MPH（Master of Public Health）留学に興味をもつ読者の皆さんにMPHプログラムの多様な個性と実態を紹介するとともに，読者の皆さんと留学経験者である筆者との間を取り持つべく，

目利きとしての腕を精一杯ふるってみました．

なお，私は米国に留学しましたので，以下の解説は私的な経験に基づく米国への MPH 留学という視点が中心となることをお断りしておきます．

公衆衛生とはなにか？
Public Health とはなにか？

皆さんは，「公衆衛生」という言葉から何を連想するでしょう．学生のときの国家試験対策の勉強内容を思い出すかもしれません．私も，法定伝染病や予防接種，日本人の癌の死亡率などをひたすら暗記したことを覚えています．

しかし，実は，Public Health のカバーする範囲はもっとずっと広いものです．例えば，Public Health が扱う主な分野は，大学によって呼び名が異なりますが，おおむね以下のようになっています．

・Biostatistics（生物統計学）

・Environmental Health Sciences（環境保健学）

・Epidemiology（疫学）

・Social and Behavioral Sciences（社会科学・行動科学）

・Health Service Administration（保健医療管理学）

これに加えて，国際保健学（Global Health），予防医学（Preventive Medicine），健康遺伝学（Health Genetics），健康情報学（Health Informatics），栄養学（Nutrition），母子保健学（Maternal and Child Health）などの独立したプログラムをもつ大学院もあります．また，疫学といっても分子疫学，社会疫学，環境疫学，国際疫学など多岐にわたります．本書の中でも，さまざまな分野を専攻した筆者の体験記が登場しますので参考にしてみてください．

このように広範囲の課題を扱う公衆衛生を一言で定義することは難しく，正直なところ私も留学するまではっきりと意識したことはありませんでし

た．ある教授は授業中に「みんな，帰省したときにおじいさんやおばあさんに『大学院で何を勉強しているんだい？』と聞かれることがあるでしょう．そんなとき納得してもらえるように自分の言葉で説明できたら，公衆衛生や専攻分野についてきちんと理解できていると言えるんじゃないかな」と言っていました．

しばしば引用される Winslow の定義によれば，「Public Health とは組織化された共同社会の努力によって，疾患を予防し，寿命を延長し，身体的精神的健康の増進を図るサイエンスとアートである」とされています．これでもなかなか理解しづらいと思いますので，以下に3つの特徴を挙げて説明しようと思います．

1）集団を対象とする

留学中に最初のグループワークで一緒になったある学生は，学期の終わりにプロジェクトの相談のためグループ全員で指導教官を訪ねた席で，こう切り出しました．
「私，学校をやめようと思います．1学期を過ごしてみて，ミシガンの公衆衛生大学院は素晴らしいところだと思っています．先生たちも，同級生も，いい人たちばかりだし．ただ，私が本当にやりたいことは違うような気がしてきました．私は，看護師として患者さんのそばに寄り添って，患者さん1人ひとりと向き合って，ときにありがとうと言われるような，そんな小さな仕事が好きなんだなって，あらためて気づくことができました．」

That is HER choice. 誰が彼女を引き止められるでしょう？ 私たちにできたのは，大きな決断をした彼女に「これまでありがとう．がんばってね」という言葉をかけることだけでした．

このエピソードが示すように，Public Health は集団を対象とした学問であり実践であるという特徴があります．病院の中でどのように医療資源を振り分けるか，市町村や国のレベルでどのような医療政策を実行するか，さらには地域や世界のレベルである健康問題にどのような対策を立てるか．

良くも悪くも，そこに住民ひとりひとりの顔を見出すのが難しいことは多々あります．マクロの視点とミクロの視点，鳥の目と虫の目と言い換えてもよいでしょうが，この点を頭の片隅に置いておくだけでも，理解の助けになると思います．

2）健康な人も対象とする予防の観点

　医療現場で働いていた医療者にとっては，Public Health の対象が病気をもつ患者だけでなく，健康な一般住民も含むことが多いということが新鮮に感じられるかもしれません．

　1人の健康人を例にとりましょう．この一見健康な人が病気になり，身体的・精神的に生活の質を損なってしまう要因は何か．ある病気に関して，どのような行動がハイリスク行動で，どのような人がハイリスク者なのか．どのような社会階層の人がハイリスク者なのか．どうすれば予防できるのか．予防対策の対象としてどこまでの人を含めるべきか．そのためにかかる費用はどのくらいか．その費用は妥当なものか．このように考えると，先ほど述べたマクロの視点が重要であることが再認識できることでしょう．

3）現場の課題に還元する

　これは後に述べる MPH プログラムの特徴とも関連しますが，Public Health では現場のリアルな課題，その国，地域，医療機関，医療現場での課題を抽出し，解決に役立つ施策を立案・実施し，評価することも重視されていると思います．現場で使えなければ何のための Public Health か，と．

　そう考えると，1学期でやめていった看護師の彼女にも，別の言葉をかけることができたかもしれないと思います．「確かに MPH では集団を取り扱うことが多いけれど，ここで学んだことは，目の前のひとりの患者さんにも十分に活かすことができると思うよ」と．種々の理論や手法を学ぶ際にも，自分の抱える課題にどのように活用できるのかを考える習慣にしていると，いっそう充実した学びになると思います．

MPHプログラムの特徴

　MPHとは，修士課程のことで，専門職大学院という位置づけになります．これは，大学を卒業し実際に社会での職務経験を経た後に，仕事での課題を解決する手法を学びたいと思って入学してくる学生が多いことを意味しています．ですから，大学を卒業してそのままストレートに入学してくる学生は少なく，平均年齢は20代後半から30代前半という感じになっています．

　Public Healthの多様な内容を反映し，医師，歯科医師，看護師，保健師，薬剤師，栄養士，ソーシャルワーカーなどの医療職から心理学者，病院の事務職，製薬会社勤務，メディア勤務などの企業人，国や市町村の行政職，法律家，など学生のバックグラウンドが多彩なことも特徴です．

　また，講義ばかりでなくグループワークの占める割合が大きいのも特徴です．グループワークとは，授業の履修者が4人から10人くらいのグループにわかれ，グループごとに課題に取り組み，成果を発表するという学習形式のことです．これは，現場で実際に存在する課題を解決しようとすると，理論だけでなく，医療者間のコミュニケーションや患者・住民，行政との相互理解，協働という要素が大切になってくることを反映しているのかもしれません．

　個人的には，このような学習形式はそれまであまり経験がなく，多彩な背景をもち，かつ文化の異なる同級生との母国語でない言葉を使ったディスカッションでは胃の痛い思いをすることも多々ありました．

　初期には不慣れなこともあり，会議でなかなか発言できないこともありましたが，そのたび「ケンタロウはどう思う？」「ここまでで何か質問はない？」などとフォローしてくれるメンバーに助けられました（このように気配りをしてくれる人の多くがMPHに加えてソーシャルワーク修士課程も合わせて履修していたのは，偶然ではないと思っています）．

　このような苦労をした分，グループ内で合意形成に至ったときの達成感

はひとしおで，帰国後も住民参加の健康教室や医療者向けのワークショップ，学生教育などでグループワークを積極的に活用しています．

MPHプログラムは，いわゆる学者を育てるというよりも，"研究のできる"臨床家，"研究のわかる"臨床家を育成するという点が主体であると言えるでしょう．その意味でも，何らかの形で医療に関係した仕事をしている人で，日々の仕事で行き詰まりを感じている人，問題はわかっているけれど解決の方法がわからない人，自分の考えた解決策をどうやって評価したらよいかわからない人，そんな人々には強くお勧めできます．

私の経験から言えること

私は医学部卒業後にひととおり内科の研修を受け，糖尿病を専門とする内科医になりました．毎日の診療で，間食の菓子をやめたら血糖値がよくなるのにやめられない患者，インスリン注射の治療を始めたほうが身体によいと思われるのに抵抗を示す患者，など「頭でわかってはいるけれど，できない」患者が数多くいることに気づき，どう対応したらよいのか悩んでいました．知識だけでは行動は変わらない，しかし知識の提供以外に医療者に何ができるのか，と．

そのようなとき，恩師の石井均先生（天理よろづ相談所病院）に勧められた論文で，「糖尿病エンパワーメント」という理念を知り，衝撃を受けました．糖尿病治療の99％は患者の行動による/患者が治療法を選択し結果に責任を持つ/医療者は患者とよい関係を結び必要な情報をわかりやすく患者に伝え支援する，というのがその骨子です．

2000年この理念の提唱者のひとりであるRobert M. Anderson教授の在籍するミシガン大学に行動医学のクリニカルフェローとして留学することになりました．エンパワーメントに基づく教育を受けた患者とそうでない患者でQOLや血糖コントロールがどのように異なるか，など行動医学の分野における介入研究の実施と結果の解析をみることができました．

この経験は，のちに帰国後に携わった健康教室の運営と評価などで大い

に役立ちました．市町村主体の健康教室はただ実施しておしまい，ということが少なくありませんが，効果をきちんと評価し，評価に基づきプログラム内容を改良していくことで，次年度以降の企画継続につながっていくことを経験できました．

　留学中に，ミシガン大学公衆衛生大学院に健康行動・健康教育学という専攻があることを知り，2001年に入学しました．当時の授業で印象に残ったものの1つに，大学生の有志が高校を回り，デートレイプや安全な性交渉などの保健問題を演劇で表現し，聴衆の高校生と討議するというボランティア活動がありました．演劇の持つ力を体感し，通り一遍の講義では得られない興奮を感じたことを覚えています．

　帰国後5年が経ったころ，この経験をふと思い出し，糖尿病医療者教育に応用できるのではないかと考えるようになりました．こうして始まった「糖尿病劇場」と題した試みは予想以上に好評で，これまでに全国各地で50回以上開催することができました．現在では，このプログラムが参加者にもたらす影響について，質的研究の手法を用いて分析を開始しています．

MPH留学のメリットとデメリット

　Public Healthの訳語が公衆衛生ですから，2つの言葉は同じと考えてもいいはずです．しかし，MPH留学者の中には，この2つには相違点があるという意見もあります．私が感じている違いは，以下の2つです．

1）カバーする範囲の広さ

　近年，日本でもいくつかの公衆衛生大学院が設立され，公衆衛生学が医学部の一講座であった時代とは変化が見られています．ただ，公衆衛生という言葉から多くの人が想起するのは水や環境問題，感染症が主体で，大学の公衆衛生学講座は研究をするところ，という認識がまだまだ強いように思います．

これまでも述べてきたように，Public Health は，健康人を含む集団を対象とした学問および施策・政策の実施とその評価ということができ，公衆衛生よりも広い対象を扱い，それゆえ関与する人も多様で人数も多いという印象をもっています．

2）リソースの大きさ

対象とする分野が広く，多人数が関与するわけですから，必然的に教員の人数も多く，その専門分野も多岐にわたります．MPH では，より自分の興味に合うプログラムや指導者に出会う可能性が高いということは言えるでしょう．また，論文の著者として名前しか知らなかった有名な教授と直接話をするチャンスがあり，その人柄に触れ，場合によっては指導教官になってもらえる可能性もあります．

この 2 つの違いは，そのまま「Public Health に興味はあるが，留学までする必要があるのか？」という疑問への回答でもあります．

MPH 留学のメリットとしては，さらに，国際的な人脈づくりが挙げられます．留学時代の指導者や同級生と，その後も連絡を取り合ったり，国際学会で旧交を温めたりしている留学経験者は多くいます．中には，共同研究を実施したり，プロジェクトについて専門的なアドバイスをもらったりしている人もいます．WHO など国際機関で活躍したい人にとっては，紹介状を書いてもらえるような指導者の存在は大きいことでしょう．日本でも世界でも，大学などの研究職は公募もありますが，知り合いの研究者からの口コミで募集を知ることも少なくありません．入学選考において推薦状が重要な役割を果たすように，就職に関しても，しかるべき立場の教授が書いたポジティブな内容の推薦状はしばしば強力な効果を発揮します．

これは，「アメリカって思った以上にコネ社会なんですね！」という大学院生からよく聞く感想のとおりです．

反対に，MPH 留学のデメリットとしては，
・それまでの仕事・キャリアが一時中断される

・授業料が比較的高額である
・卒業後のキャリア設計が不明瞭である

などが考えられます．

　MPH修了後には，日本に帰国して仕事をする可能性もあるでしょう．日本でお世話になった先生方との縁を大切にして，コンタクトを欠かさないことも大切です．

留学とキャリア設計

　個人的には，人生設計が苦手です．10年後の自分の姿が今からわかっているとしたら，そんな人生ってつまらないじゃないか！と若いころは思っていました．留学先での思いがけない出会いがあったなら，それは人生における最良の贈り物のひとつではないでしょうか．

　ただ，先のことを何も考えず，ひたすら巻き込まれていくばかりの人生というわけにもいかず，時には立ち止まり，これまでの人生を振り返って今後の行く先をじっくり考える時間が必要なことも確かです．もしMPH留学をちらっと考えたなら，自分のキャリアについて考えてみるよいタイミングなのかもしれません．

　仕事を中断し，高額の授業料を払い，渡航費や生活費を払って，留学しMPHを取得することはあなたにとって役に立つことでしょうか．答えは，Yesでもあり，Noでもあるでしょう．すなわち，役に立つものにできるかどうかは，MPH修了後の個人の活動にかかっているということです．将棋や囲碁でたとえるなら，前に指した手の顔を立てるように，つまりMPH留学の過程で得たものを日常の仕事で活かす工夫が大事になってくるのでしょう．

　この本が，読者の皆さんにとって，公衆衛生について考え，MPH留学を考えるきっかけとなり，MPHで得たものを日々の仕事に還元していく，そんな仲間が増える一助になれば幸いです．

chapter 1

志水太郎

ハワイ大学内科

視野を広げる，臨床医のためのトレーニング

January 2009-October 2012
Master of Business Administration
Business School, Bond University, Australia

July 2009-May 2011
Health Poilcy and Management, Master of Public Health
Rollins School of Public Health, Emory University, USA

June 2011-March 2012
Visiting clinical researcher
University of California, San Francisco, USA

December 2011-November 2012
Visiting Professor
JNC Nazarbayev University, Republic of Kazakhstan

要旨………

　医学部卒後5年目から2年間，米国の公衆衛生大学院の政策部門に留学しました．臨床医としてのミクロ的視点から離れ，より俯瞰的な視点で医療全体を捉えたかったことがその動機です．実際に学んだことが卒後2年の時点で十分に実際の臨床・教育の現場に反映されたかというと，それはこれから次第にわかってくることだと思います．しかし将来内科医・教育者としてより大きな組織を率いていくとき，エモリー大学で触れた海外文化との交流や学んだ1つひとつが意味をもってつながってくるだろうと考えています．

漠然とした情熱でも大丈夫

臨床医がどうして公衆衛生を？

　私は現在卒後9年目の医師で，専門は総合内科という，大人の内科のすべての病気を診察する科です．3年前に米国の公衆衛生大学院（School of Public Health）を修了しました．

　臨床医の私がどうして公衆衛生（Public Health）の大学院に留学したか．それは，今後のグローバル社会の中で，日本発の医療者として世界をリードしていくような医療大国に日本を成長させていく，そしてまた純粋に一人の医療者として世界に貢献していくため，若い業界のリーダーがより広い視点で物事を考えられたほうがいいだろうと思ったからです．

　公衆衛生は目の前の患者から少し離れ，患者や患者を取り巻く医療全体を視野に入れた俯瞰的な視点で世の中を動かしていく領域です．そのような領域があることを知り，公衆衛生に対する向学心が数年かけて自分の中で膨らんできたのです．

　実は私が最初に公衆衛生大学院を目指した志望動機はせいぜいこの程度のぼんやりしたものでしかありませんでした．しかし，公衆衛生にしろ，それ以外の分野にしろ，最初の時点での思いさえ強ければ，その方向性が多少ぼんやりしたものであってもいいのではないかと思います．純粋なパッションというか，方向性がなくとも，漠然とした情熱こそが最も大事なのかもしれないと思います．

　というのも，公衆衛生にしても他の分野にしても，実際に中に入ってみないとそれがどんなものかは，なかなかわからないものです．その意味で，目的地を目指す動機の最初のベクトルは割と曖昧さが許容できるものではないでしょうか．もちろん志望動機を聞かれたときは一貫性があるように説得力をもった意見を（少なくとも外向きには）答えられるようにしておく必要がありますが，それは建前だけのものになってしまうかもしれませ

ん，きっと実際に中に入ればまた違ったものが見えて，最初に考えていたことなんて吹っ飛んでしまうこともよくあります．

大学院はどんなところ…

さて，そもそも公衆衛生大学院って何？ どのような人がいくの？というところから話を始めましょう．

自分の大学院の同期を見回してみると，大抵は「国際保健について学びたい！」「疫学や生物統計学を勉強して研究スキルを身に付けたい！」「WHO（世界保健機関）で仕事したいからそのコネクションをつくりたい！」など，いろいろな野望？をもった人が入学してくるようです．

職業としては，国際保健機関職員，医師，看護師，薬剤師，栄養士を始めとする医療関係者や政治家，ロビイスト，経済学者，弁護士，科学者など多岐にわたります．公衆衛生という領域は社会科学，自然科学など多くの分野にまたがるので，入口が多いのでしょう．

米国の公衆衛生学修士コースの場合，2年間（大学によっては1年間）の教育課程を卒業すると，MPH（公衆衛生学修士号）の学位を授与されます．私は学部教育（Undergraduate）と大学院教育（Graduate）の両方を経験しましたが，後者では自分から積極的にいろいろな課題（学内・学外）を見つけて取り組んでいけばいくほど，得るものが大きいと思います．

逆を言えば，大学院では学ぶ分野がより専門的になるので，スタートの時点からしばらくした時点である程度の到達目標を見つけていけば，より自分の求めるものが手に入りますし，到達目標が最後のほうまではっきりしなければ自分の求めるものが何かわからないまま過ぎてしまうかもしれません．2年間は本当にあっという間です．

一対多数の視点を身につけるために留学

エモリー大学ロリンス公衆衛生大学院を選んだ理由

　公衆衛生の学びの場として，私は米国のエモリー大学ロリンス公衆衛生大学院（Master of Public Health, Rollins School of Public Health, Emory University）に入学しました．米国にしたのは，留学後に自分の仕事（臨床）を米国でしたいということもあり，何かにつけて都合がいいだろうと考えたからです．

　エモリー大学は1836年に設立されたジョージア州アトランタにある私立大学で，数多くの大学院を擁します．中でも公衆衛生大学院はエモリー大学の目玉で，米国の疫学の殿堂である米国疾病予防管理センター（Centers for Disease Control and Prevention: CDC）本部が隣にあり，密に連携していることからも，公衆衛生に対する「本気度」がうかがえます（入学式もCDCでした）．

　CDCのお膝元のエモリー大学では，臨床，特に感染症関連の授業選びにはまったく不自由しませんので，MPHの学校選びをする際にエモリー大学を選ぶ1つのポイントになるかもしれません．またどの部門の講師もCDCとの関連が非常に強く，これも特徴でしょうか．

　私は興味の1つが感染症ということ，そして疫学の中心がエモリー大学と言われていたこと，また米国北部よりは南部に何となく憧れがあった（日本人だらけということもない）ことから，すべての条件を考えてエモリー大学に入学することに決めました……と，このように書くと，いとも難なく入学できたようにみえますが，実は事情があり，応募締め切り前のギリギリのタイミングで出願して駆け込みで準備したので，それほど余裕がある中での受験ではありませんでした．実際に海外での（公衆衛生）大学院をお考えの方は，受験に必要なTOEFLや推薦状，奨学金などの準備には1年ほどかけ，しっかり計画的に進められたほうがよいと思います．

Health Policy and Management を専攻

　一般的に公衆衛生大学院では部門の設置について細かい規定がありますが，エモリー大学もその規定に倣い，以下の 6 つの専攻科を擁します．

・Epidemiology　疫学
・Biostatistics and Bioinformatics　生物統計
・Health Policy and Management　厚生政策・管理
・Behavioral Science and Health Education　行動科学・健康教育
・Environmental Occupational Health　環境・産業医学
・Global Health　国際保健

　もともと私にとって MPH は，臨床医としての視野を広げる手段と考えていました．医師と患者が一対一で向き合う臨床医と，一対多数の公衆衛生．それは自分をパソコンにたとえるなら「医療者としての OS をインストールする」との認識が強く，自分の臨床とは別に，もう少し広い視点で勉強したいと強く思ったからでした．そのため，医療行為全体を俯瞰する Health Policy and Management（以下 HPM）を専攻に選びました．

　医師をはじめとした多くの医療関係者は，上に挙げた 6 つの専攻科目の中では，政策部門よりはどちらかというと Global Health や Epidemiology を選択することが多いようです．

　もちろん，取得必要単位の 42 単位以外でも大きく選択の幅があり，科目は別部門も（またはエモリー大学 MBA（Master of Business Administration）や医学部，ロースクールなど何でも）選択できるので楽しいと思います．エモリー大学のゴイズエタ経営大学院は全米でも有名な MBA スクールではありましたが，私自身は別の大学院で同時に経営学（MBA）の勉強もしていたので，特に MBA の講座は受講しませんでした．

　公衆衛生以外で受講したのは，医療スペイン語と米国法でした．米国の法律を勉強しようと思ったのは，この大学院の後に米国の臨床で働こうと思っていたからです．現在まさに米国で臨床の仕事をしていますが，この

法律の勉強が役に立ったかどうかを判断するにはもう少し時間が必要かもしれません（純粋に日本の法律と比べて面白い，というのはありました）．

決断科学に興味をもつ

　公衆衛生に話を戻すと，公衆衛生学全体の中で特に興味があったのは決断科学でした．医療を効率よく最適に動かしていくには，どのように資源配分をし，時にはどのように政策や法律との折り合いをつけ，よりよい医療を提供していくかといった方策を学ぶことが主な内容です．マクロ的視点（国や自治体レベル）とミクロ的視点（現場レベル）で包括的に医療について学びを深めるためには，HPM の中でも政策部門での学びが最適と考えました．

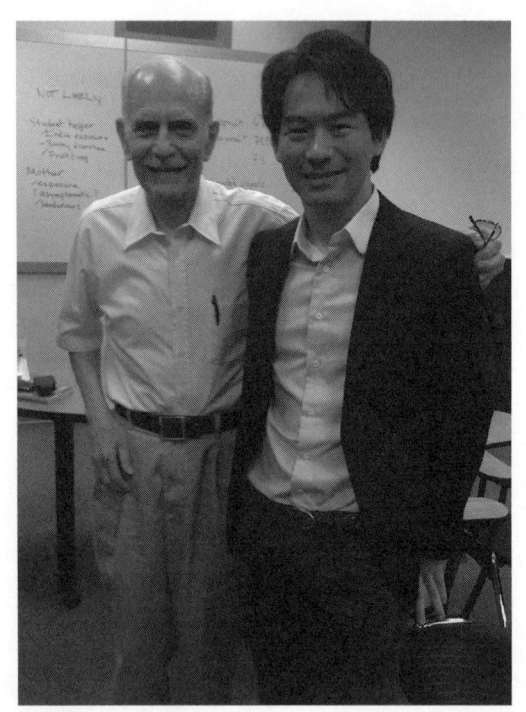

▲恩師 Dr. Gangarosa と

資源およびコスト（人・カネ・物・時間）配分の概念を理解することで，医療を包括的・長期的視点からみることができるようになります．それは組織にメリットを与えるだけではなく，日常臨床を行なう臨床医1人ひとりのパフォーマンスにも直結して，よい影響を与えると思われます．
　例えばチーム医療の中で1人ひとりの構成メンバーと組織を考えたときに，どのように人・カネ・物・時間を運用していくか．日本でチーフレジデントを務めていた頃，どうしたら伸び盛りの研修医たちのパフォーマンスがもっと上がるのか，どうやったら医療チーム全体がうまく回るのかをいつも考えていました．しかし，このような思考自体は医学・医療だけを純粋にやっていただけではなかなか訓練できません．
　決断科学，政策決定のプロセス，またリーダーシップやマネジメント（こちらはMBAでも学びますが）などの学習を通して，理論に基づき実践で試すということで1つひとつスキルを上げていけるのではないでしょうか．
　公衆衛生大学院の政策部門専攻では，もちろん，政治分野だけでなく，疫学や生物統計学といった最も重要な公衆衛生の概念に加えて，会計学，経済学，政策学なども学びます．会計学や経済学は実学の最たるものという印象があります．臨床医のバックグラウンドをもつ自分がこのような科目を勉強していると，いかにこの分野の理解が欠如していたかを実感させられます．実際に日本の医療業界の各部門の内情を概観すると，資源配分の最適化やコスト削減にいかに注意が払われていないかという実証を多く見つけ驚きます．
　私が留学を志した目的は「俯瞰的な視野をもった臨床医のトレーニングのため」なので，経済や決断科学をはじめとした領域の深い理解は，まさにその最たるものでした．この分野への精通は，今後の日本および世界を牽引していくバランスのとれたリーダーシップには必須です．このリポートを読んでくださっている若手の皆様に，このことを少しでも共感していただけたら幸いです．

留学をして見えてきたこと

ビジョンを明確に

　さてこのようにさまざまな視点で見ることで，臨床を一時期離れても大学院で学ぶ意義は非常に大きいだろうと思いました．一方，学位を取得した瞬間に何か自分自身に特別な能力が備わるわけではありません．

　MPHなどのタイトルを得た直後では，その分野を歩き始める枠組みを手に入れた，またはその分野の共通言語を広く浅く知ったに過ぎず，それをベースに自分が今後どのようなキャリアを，実戦を通してデザインしていくかということが重要です．例えば私は医師（MD）ですが，医学部を卒業して医師の資格を取得しただけでは社会的に認知はされても実際の戦力としてはまったく役に立ちません．それと同じです．

　ようやくスタートラインに立ったのであり，学位に関係する何らかの仕事を行なった時点で初めて学位が生きてくるということになります．特に臨床医の場合，MDにつづく学位を目指す臨床医の方にとっては，大切な臨床キャリアから一度は逸れて大学院に入ってまでして，一体何を目指したいのかというビジョンを明確にすることが肝要だと思います．

俯瞰的な視野，広い視点をもつ

　MPHを臨床医の立場からみると，臨床医としての一対一の関係だけではなく，公衆衛生的な一対多数の視点に立った俯瞰的な視野をも得る訓練になるという点で意義が大きいと思います．

　その広い視点をもちつつ，MPHというパッケージで得られた視野を臨床や研究に反映させることができれば，自分の仕事が世界の潮流との間でどのような位置づけにあり，また医師としてどのようなアクションが今後必要になってくるのかが見えます．それは，臨床医としてのクリエイティブな活動の起爆剤になりえるものです．

留学中は医療の質を考える機会が多かったので，普段の臨床の観点から何か貢献できることはないかとよく考えました．医療の質を論じる上で重要となる医療エラーの中では，診断エラーが大きな位置を占めます．診断を正しく導けなかったことが過剰医療や医療コストの問題となって，医療の質に影響することは，昨今の医療の質を論じる上で大きな問題となっているのです．

　このことに注目して自分なりに試行錯誤を行なった結果が，のちに自分の専門分野となる診断戦略論の開発につながりました．医療の質について考えたことが，留学前から温めていた診断の方法論を言語化することについて深く考える機会を生み，「Pivot and Cluster Strategy」や「Sysmtem 3 Diagnostic Approach」などといった，診断戦略の論文を発表することにつながりました．

　診断戦略とは診断を正しく導くための原則論のことで，広く知られる一般的な戦略・論理的思考を診断の方法論として応用したものです（詳しくは2014年3月に出版された『診断戦略』（医学書院）に掲載しています）．改めて今思えばMPH/HPM部門での学びを通して医療の質を考えたことが結果的に自分の考えを推し進めるきっかけを与えてくれたといえるかもしれません．

長期的視野で考える

　その他に，MPH/HPMで学んだことが現在の自分のキャリア・臨床・教育事業に直接影響したかというと，現時点ではまだ"NO"でしょう．しかしMPHで学んだことは自分が想像するより大きなものかもしれないと思っています．

　少なくとも異国の異文化の中でバックグラウンドの違う多くの学生たちと交流したことだけでも巨大な財産ですし，学んだ内容が今の時点で直接的に繋がっていないとしても，短期的視野でそのアウトカムを理由付けようとするのではなく，より長いスパンで見ることで，学んだことが将来，何かにきっと良い影響をあたえることもあります．

将来，内科医・教育者としてより大きな組織を率いていくときに，留学で経験した海外文化との交流や学んだ1つひとつのことが意味をもってつながってくるでしょう．

　MPHのパッケージの中にある疫学や生物統計などの方法論だけを単に学びたいのであれば，時間と経済的負担をかけて（海外の）大学院にわざわざ通う必要はありません．留学をするのであれば，学内に集った多様な文化背景の学生たちと，疫学，国際保健，政治経済などさまざまなトピックを題材に議論して楽しむ——それが面白いと思います．

　また，公衆衛生の中で中隔となる疫学については，海外まで行かずとも，日本には国立感染症研究所の実地疫学専門家養成コース（Field Epidemiology Training Program Japan:FETP）のように，より実践疫学に重きを置いたプログラムもありますので，こちらもお勧めです．
MPHの学位自体は修士の学位の中でも有名なので，キャリアパスには僅かながら役立ちますが，それは「お，MPHやったんだね」という程度のものかもしれません．ただ，疫学や生物統計，国際保健などの公衆衛生の基本的な共通言語の概念を共有できるという通行手形のような信用証にはなるでしょう．

知的バックグラウンドを広くもつ

　クリエイティブな仕事のことを前述しましたが，クリエイティブな仕事を達成する上での大事な要素の1つに"知的バックグラウンドを広くすること"が挙げられます．自分の専門からベクトル的に離れたテーマまでをどれだけカバーしているかによって，イノベーションを生み出す可能性が広がります．

　日頃から自分の中でずっと考え続け，追究している何らかの個人的テーマ（例えば私なら「診断」です）の新しい発見について，それを他のどこか別の領域での類似性を発見することを通して，新しい領域へのブレイクスルーをもたらすことができるのは，他分野への精通と理解に拠るところが大きいと思います．古くはダーウィンの「種の起源」の創出が数多くの

他分野の知識や文化をベースとしていた例ひとつとっても想像できます．

　この項では臨床医の"臨床以外の勉強"について，MPHを例に挙げていますが，別にどんなことでもよいと思います．文学でも，歴史でも，音楽でも，野鳥観察でも，それぞれが臨床と違う，しかし臨床に生きる新しい視野が得られるはずです．

自分の決めた軸をブレさせない

　未来は万華鏡のようなものだと思います．よく見えたり，時に曇ったり．それゆえ目先のことで一喜一憂することもあるかもしれません．私自身は現在いくつかの夢があり，時おり先の展望が見えにくく感じることもあります．

　そんな時に大事なことは「自分の決めた軸をブレさせない」ことかもしれません．自分の心に誓った社会的使命を信念とともに貫けば必ず突き抜ける日が来ると信じ，できれば目指すべきよきロールモデルを見つけつつ，毎日を生き抜くことです．

　日々を頑張れば頑張るほど障壁は大きくなるので，毎日は闘いの日々でしょう．時に挫折や孤独感が襲うかもしれません．しかしあきらめず最後までその勝負を闘い抜いたとき，何事にも代えがたい時間や経験，そして夢の実現をわれわれは手にすることができると信じています．

　応援しています．

chapter 2

越智小枝

インペリアル・カレッジ・ロンドン　クリニカル
リサーチフェロー／相馬中央病院内科

被災地相馬で公衆衛生活動を学ぶ

October 2011-September 2012
Master of Public Health
Imperial College London School of Public Health

November 2012- December 2012
Intern
Extreme Event, Health Protection Agency

November 2012-present
Disaster Public Health, Research Fellow
Imperial College London School of Public Health

February 2013-May 2013
Intern
Department of Emergency and Humanitarian Action, World Health Organization

June 2013-October 2013
Intern
Extreme Event, Public Health England

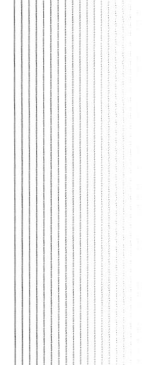

要旨………
　個人の病気をみる医療だけでなく，大衆の健康を診る公衆衛生にも「臨床」がある．東日本大震災を機に得たさまざまな縁から，災害公衆衛生への道を歩み始めた．この2年間の留学で学んだことは，どこに所属するかよりも誰を知り，誰とやるかのほうがはるかに重要だ，ということだ．都立墨東病院からインペリアル・カレッジ・ロンドンのMPHを経て相馬市に至るまでの奇縁を述べてみたい．

2011年3月11日午後2時46分．そのとき私は東京都立墨東病院の1階で外来診療中だった．揺れが尋常でないことはすぐにわかった．しかし被害の規模が判明したのはその晩．ツイッターで次々と流れてくるSOSを見てからのことだ．誰か助けに行ってくれと祈りつつ，トイレットペーパーの消えた東京下町で日々の診療を続けることしかできなかった．
　公衆衛生大学院修士課程（Master of Public Health: MPH）への留学が決まったわずか10日後のこの震災がもしなければ，いま自分はどこで何をしていたのだろうか．そう思うとき，1つの事件が自分の人生に与えた影響の大きさに愕然とする．私の2年間の留学生活は，震災のつないだ人の縁を縫って歩く旅であったように思う．

基礎研究の道を断たれ

　都立墨東病院に勤め始めたのは2007年，医師になって8年目の春だ．臨床研修を終えて大学院に入り，骨免疫学の研究で博士課程を修了しようという頃，私は「基礎研究を続けたい」との希望を医局に出していた．研究室にも許可を得，何もなければ研究生活を続けられていたと思う．
　しかし私の卒業の年に突然，墨東病院の膠原病科医が辞職した．墨東病院は東東京の中核病院であり，この病院の膠原病科医がいなくなれば，数百人の関節リウマチ患者の診療を含め，地域医療へ与える影響は甚大である．辞職した医師が医科歯科大学からの派遣人事だったということもあり，私の所属する医局に人員要請がかかった．しかし当時人材不足だった当医局には出せる人間は私しかいなかった．
　人事が下ったときは自分の運の悪さを呪ったものだったが，外に飛び出して研究を続けるほどの自信も就職のあてもなく，泣く泣く医科歯科大学を後にした．

都立墨東病院：社会問題の現場
　JR錦糸町駅からパチンコ屋や飲み屋の前を抜け，ホテル街に入る少し

手前に都立墨東病院は位置している．敷地内禁煙の規則ができて以降，病院の門の前ではタクシー運転手や点滴を付けた患者たちが並んで煙草を吸うため，朝の病院の入口はまるで煙幕が張られたようにも見えた．

アジアンマフィアの闊歩する土地柄と公立病院という性質上，墨東病院の患者にはさまざまなタイプの弱者がいた．経済弱者だけではない．教育弱者や健康弱者，犯罪者，不法滞在者．生活保護者同士の「ダブルインカム」の同棲や，子に縁を切られた老人同士の身を寄せ合うような生活．そのような人々の中には，病気になる前にすでに健康を害していると言ってもよい人たちが大勢いる．病気を治すための医療は，人々を健康にすることに対してはあまりにも無力だった．

私が研修医を始めた1999年以降の関節リウマチ治療は，メソトレキサートや抗TNF抗体により治療予後が劇的に改善した．リウマチの革命とも言える時代だった．しかし墨東病院で目にしたのは，高騰する薬価の前に経済格差がそのまま予後の差となって現れる現状であった．

「経済弱者の関節リウマチの予後を改善するには予防医学しかないのではないか」

と思うようになったのはその頃からだ．まず興味をもったのはリウマチの疫学だった．しかし，日本では疫学を基礎から学べる学校がない．また，自分の年齢では，どこかの研究室に入っても中途半端な管理職について，知ったかぶりをして終わってしまうのではないか．そうならないためには学生として留学するしかないな，ということを漠然と考えていた．

友人の死に

しかし臨床の日常業務は果てしなく忙しい．外来を終え，病棟に上がって医局員や研修医の指導を行なえば身も心もクタクタである．役職が医長に上がり，帰宅もできなかった研修医・医員時代よりははるかに環境は改善したものの，それでもゆっくり勉強をする暇も，自分の代わりを務める医師を探す暇もなかった．文字通り仕事に忙殺されていた私が留学を思い立ったのは，高校の同級生の死がきっかけだった．

その前にも私は身近な高校の同級生を2人亡くしていた．1人は高校・大学の同級生の内科医で，「最近忙しいのよ」と笑いながら話していた1週間後に訃報を聞いた．突然死とのことだった．2人目はドイツで建築家をしていた友人で，出産5日後に脳出血を合併して亡くなった．亡くなる半年前に東京で「元気な子を産んでね」と言いながら別れたのが最後になった．

　そして3人目の友人は数年間の癌との闘病の末に亡くなった．友人の訃報を聞いたとき，寂寥感とともにこみ上げたのは「もう先を恐れて人生に妥協する年頃ではないのだ」という思いだった．

　おかしなことに，それまで30代，40代で亡くなる患者を何人も見ていたにもかかわらず，私はそれまで「明日は我が身」ということをまったく考えていなかった．亡くなった彼女らが背中を押してくれたと，勝手に解釈するのは身勝手だろうか．しかし結果として，私は友人の死の直後に医局に「留学します」という報告をし，準備に入った．

「中年」留学の難しさ

大衆の健康を考えるMPH

　先述したように，最初は疫学（Epidemiology）を留学先として考えていたのだが，悩んでいる数年の間に，当初に進学を考えていたインペリアル・カレッジ・ロンドン（Imperial College London School of Public Health: 以下 Imperial）の Statistical Epidemiology がいつの間にかなくなっていた．代わりに新しくできていたのが Master of Public Health（MPH）という聞きなれないコースだ．

　コース内容を見てみると，ヘルスリサーチだけでなくヘルスポリシーまでをも含めて，大衆の健康を考える学問であるらしい．実は私はそれまで，公衆衛生（Public Health）という学問が何であるかさえ，よく知らない状態だった．しかし墨東病院という現場での社会問題に悩んでいた私は，

このコース説明には心を魅かれた．MPH 進学を考え始めたのはそれからだ．

英語準備

進路を MPH と決める前の 2009 年から，留学のための英語の準備を始めた．私が選んだのは beo カレッジの大学院留学準備コースという大学院留学に特化したコースだ．30 代後半にもなったら英会話よりアカデミック英語に特化したほうが学びやすいと考えたからだった．

コース終了時にはペーパー試験だけでなく 1 万語の修論を提出する，というかなり実践的なコースであり，このコースを支援している University Consortium in UK（NCUK）に加盟した大学の大学院に優先的に入学できる特典がある．授業はすべて英語で行なわれ，科目は哲学であったり経済であったり，大学院の授業をかなり模した形になっていて，エッセイや論文を書く勉強に非常に役立った．

進路を MPH に決めたのは，そのコースを終えた 2010 年の夏頃．本当はこの時期までに留学先を決めている予定だったのだが，医局のスタッフが 3 人同時に妊娠してしまい，人が出せないという理由で，留学が 1 年遅れてしまった．

医局の許可が下りた 10 月にすぐ準備を始めたのが，奨学金の申請だった．しかし許可の下りた 10 月の時点でアプライできる奨学金は 2 つしかなかったので，この準備は多少遅すぎたと思う．一方は受かったものの合格期限までに大学の "Unconditional Offer（無条件合格）" を受け取れず失格．もう一方はあいにく落選したため，自費留学となった．幸い十数年の臨床生活でお金を使う暇もなかった私には十分貯金があった．30 代後半での留学の，一番の利点だったように思う．

申　請

申請を始めたのは 2010 年の 12 月頃．このときのことで猛省しているのは，上司からの推薦状をいただく際のマナーだ．社会常識に欠ける私を

叱咤してくださったのは当時の医局の教授だった．

・推薦状はどのようなことを書いてほしい，という下書きを用意すること（これは上司によっても違うが，逆にこれを無礼と感じる上司は少ない）
・推薦状をお願いしたら切手を貼った返信用封筒を速やかに送ること
・オンライン申請の場合，推薦者のメールアドレスを入力するとすぐに推薦者に推薦状依頼が届いてしまうため，オンライン申請の前に連絡をしておくこと

どれも常識的なところであるが，私はこのすべてが後手に回ってしまい，上司に大変なご迷惑をかけた．

また，自己推薦状に関しても，留学経験のある高田和生先生（現・東京医科歯科大学医歯学融合教育センター教授）に大変お世話になった．自己推薦状の文字数制限が書かれていなかったため，最初1000語くらいの長文エッセイを書いてしまい，「A4用紙1枚くらいにまとめるのが大事」と指導をいただいた．

英語の試験（TOEFLやIELTS）を本格的に受け始めたのは，これらの書類のアプライが終わってからだ．というのも英国大学院の場合，英語の点数だけの問題であれば"Conditional Offer（条件付合格）"という通知をもらえる．これをもらったら，期限内に目標点数に達するか，コースの前にPre-sessional Courseという英語のコース（有料）を数週間受ければ"Unconditional Offer"がもらえるからだ．

勤務に追われて時間のなかった私にはとにかくこのタイムマネジメントが重要だった．結局IELTSを受ける時間，つまり土日を連続して休める状態ができたのが5月だったが，これくらいの時期に合格点に達していればビザ申請の時間の余裕は十分ある．

留学後のキャリアの心配

私が留学を決心したとき，周囲の反応はまちまちだった．特に進路・

キャリアの心配をされることは多かったように思う．
「なんで疫学なんかやりたいの？」
「そんな歳で留学して将来のキャリアはどうするの？」
あるいは親戚に結婚はどうするのかとも聞かれた．面白かったのは，私はいわゆるケアレスミスの非常に多い人間なので，「情報を正確に処理しなくてはいけない疫学には向いていないのでは」という心配をしてくれた者までいたことだ．

もともと私は将来のためにやりたいことを我慢することができない性分であったので，そのような意見を無視して留学してしまったが，同年代の特に既婚者からは羨ましがられることも多かった．一旦管理職の道に入ってしまうと，キャリアを失う不安のために留学に至らない人は多いのかもしれない．MPH は医療政策や社会活動に直接貢献する学問であるから，管理職を経験してから MPH を思い立つ人も多いと思う．まだ捨てるものの少ない若者よりも，今後は学習を切望している中年をサポートする体制も必要だ．

一方，私の留学の決意を手離しで喜んだのが両親だった．仕事に忙殺され年々視野の狭くなる私を内心心配していたらしい．どこへ留学するかもろくに聞かず，快く送り出してくれた（一見愛のない態度に聞こえるが，わが家特有の愛情である）．留学前後も含め，健康でいてくれた両親には本当に感謝している．

留学直前の転機〜東日本大震災〜

Imperial の MPH に申請したのは年末．待つこと 10 週間，2011 年 2 月 28 日にようやく "Conditional Offer" の通知が来た．
震災が起きたのはそのわずか 10 日後のことだった．

3 月いっぱいで墨東病院の退職を控えていた私にとって，このとき 2 つの選択肢があった．1 つは留学を取り止めてすぐ被災地に入り，支援を

すること．もう1つは留学を断行し，学んだことを持ち帰り，数年後に被災地で役立てること．

「被災地の支援は長期的に不足してくる．一般内科が役に立てるのはもう少し後だから，今はせっかくの留学の機会を投げてはいけない」と，悩む私に留学を勧めた友人や部下たちは，私よりずっと先のことが見えていたように思う．

ちょうど職場の後ろの席で働いていた濱木珠江先生（現ナビタスクリニック院長）から東京大学医科学研究所の上昌広教授を紹介していただいて相馬市の仮設住宅健診チームに加えてもらえることになったものの，後ろ髪を引かれる思いで日本を後にした．

運・縁・恩の留学生活

こうしてImperialでの生活が始まった．MPHのコース自体は，毎日午前は座学，午後はディスカッションの授業があり，1000wordsのエッセイを3本，5000wordsの論文1本と修論，いくつかのグループワークとペーパーテスト2回で成績をつける．詰め込み教育に慣れている日本人にはさほど過酷な状況ではないと思う．

問題は1年しかない修士コースの後に何をするか．取り敢えず飛び出すことと学ぶことが目的だった私は，実は留学後の計画はほとんど立てていなかった．漠然とリウマチの疫学研究をしつつ被災地にボランティアに行けないかなと考え，目についたものから順にCV（Curriculum Vitae: 履歴書）を提出するような生活を2カ月ほど続けていた．

しかし計画を立てすぎないことは，実はチャンスの前髪を掴む秘訣なのかもしれない．後から振り返ってみると，この計画のなさが，その後の出会いと自身の変化をもたらしたとも言える．いろいろな出会いの中でも特に私の進路を変えた2人の人物との出会いを例として挙げてみたい．

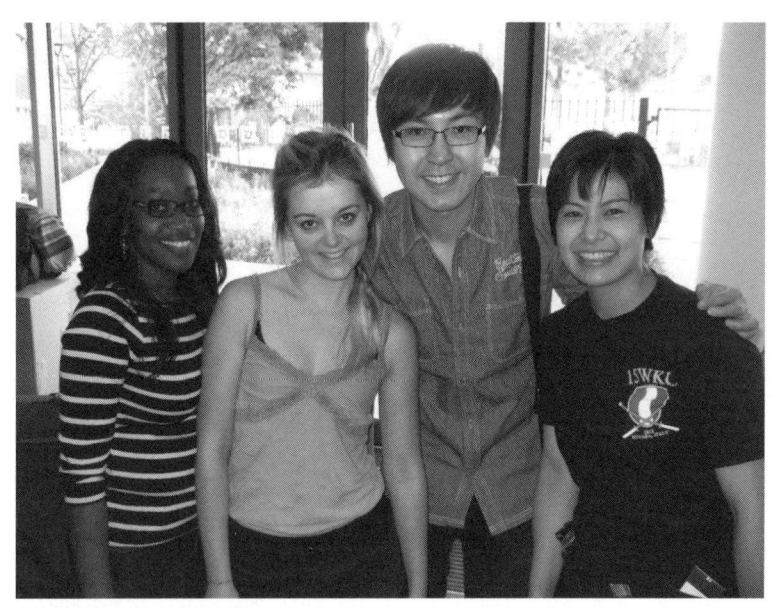

▲ MPHの同級生たちと，寮にて

ロンドンでの出会い―Virginia Murray先生―

　MPHの授業が始まってしばらくたった11月のこと．ヘルメットにサイクリングスーツのまま教室に登場し，上流階級の英語で情熱的な災害公衆衛生（Disaster Public Health）の授業をされた50過ぎのおば様に，私はすっかり惚れ込んでしまった．それがPublic Health England（PHE：イングランド公衆衛生局）の災害対策室長をされているVirginia Murray教授だった．

　授業の途中で，自分の国の災害を紹介する時間があり，私は当然3.11の話をしたのだが，Virginia先生がひどく関心をもった様子で聞いてきた．

　「あのときの災害対応は，なぜあれほどsuccessfulだったの？」

　これには一瞬耳を疑った．そもそも3.11の被害が少ないなどという発想がどこから出てくるのか．しかし彼女の意見では，

　「数十万人もいる住人が皆，津波が来たら高い所に逃げるということを

被災地相馬で公衆衛生活動を学ぶ……chapter 2　39

知っていた」「断水した病院でも火災も起きず診療が続けられた」
　ということは，災害史上まれにみる大成功だったというのだ．「知りたいのに，日本の情報にアクセスできないのよ」と言われても，そんなことは日本語でも書かれていない．
　このような災害文化の重要性は，世界に伝えるだけでなく日本にも伝えなくてはいけないのではないかと思い，1週間後にリサーチプロポーザルを添付したメールを彼女に送った．何より彼女の人柄に強く魅かれたことが一番の動機だった．
　Virginia 先生は当時ロンドンオリンピックの準備で多忙を極めていたにもかかわらず，修論のスーパーバイザーを引き受けてくださった．そしてマスターコースが終わる頃，「これはとても重要な研究だから，このまま もう少し研究を続けなさい」と言われ，Imperial のリサーチフェローのポジションを無理やり用意して（させて）しまった．
　Virginia 先生を一言で表わすならば「典型的な英国のおばちゃん」だ．高級住宅街チェルシーに4階建ての一軒家をもち，おじい様は Sir の称号が付いているという生粋の英国エリート．冬でも黒いタンクトップ1枚でオフィスを闊歩し，ポケット代わりにブラの中に携帯とボールペンを突っ込むので有名だった．
　バスで大音量の音楽をかけている若者を見ると，「私は Public Health で働いているので，あなたの耳の健康を心の底から心配しているわ」という皮肉を忘れない．そして英国人らしく，困っている人をみると助けるのがとても好きなようだった．
　MPH を卒業した直後，突然 Virginia 先生に早口の英語で話しかけられた．
　「私はあなたの今後のキャリアを心配しているの．今週末，ちょっとジュネーブに行ってくるけれど，あなたが興味あるなら WHO（World Health Organization）でインターンができるように話をつけてくるわ．興味ある？」
　「Yes, of course」

と，0.5秒で反射的に頷いた自分の反射神経はちょっと自慢できると思う．しかし頭の中に浮かんでいたのは「晴天の霹靂」あるいは「想定外」．だいたい，WHOインターンというのは「ちょっと週末に」行って決められるものなのだろうか？

しかし恐ろしいことに，週明けに彼女が帰ってきたところ，4カ月間のWHOインターンが決まっていた．「ここにCVを送っておいてね」と言われ，それだけでインターンが決まってしまったのだから，なるほどグローバルな社会というのは究極のコネ社会なのかもしれない．

ともあれ，そのようなわけで，私の公衆衛生のキャリアはVirginia先生がいなければ何ひとつ築けなかったと言って間違いない．また，彼女は私が生まれて初めて「ついて行きたい」と思った女性であり，今後も私のロールモデルであり続けるだろう．彼女に会えたことは生涯の宝である．

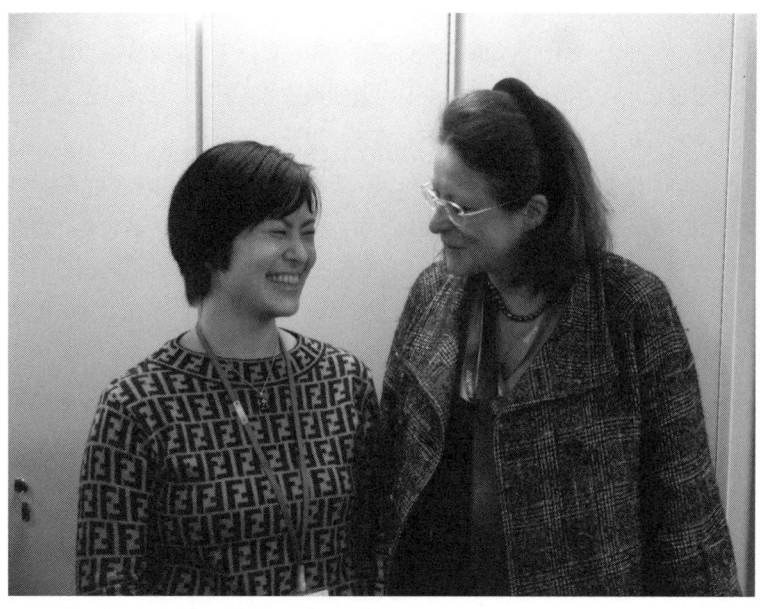

▲ Virginia先生との会話は常に笑いが絶えない

相馬市での出会い―加藤茂明先生―

　震災はもう1つの奇遇な出会いを運んできた．2011年12月，上先生のご紹介で相馬市に仮設住宅健診ボランティアに入ったときのことだ（上先生のご紹介があって，2011年12月に健診ボランティアに入ることができたのは先述したとおりだ）．骨密度測定の機械のそばに，どこかで見たことがあるヒゲのおじさんが座っていた．話している内容を聞くかぎり，骨に関してものすごく高度な知識をもっていそうだ……．数日後に，それが元東京大学教授の加藤茂明先生だと知った．

　私はリウマチ科医だったということもあり，大学院で炎症性関節疾患と破骨細胞の研究をしていたのだが，その研究室が加藤先生の研究室ともよく交流があった．東大の加藤茂明教授といえば骨代謝学の分野では世界の第一人者であり，自分にとっては遥か雲の上の人だ．まさかそんな殿上人が相馬市の保健所で骨密度測定器の横にちょこんと座っているなどと誰に想像がついただろうか．私が他人のそら似だと思ってしまったのも当然だった．

　後から知ったのだが，加藤先生は震災の直前に部下の論文捏造の責任を取って退職されていたようだ．そして震災の後，もともと御尊父が浜通りの出身だったということもあり，相馬市で働かれていた．

　Virginia先生が公衆衛生やサイエンスを政治に導入するための活動家のトップであるのに対し，加藤先生は世界へ発信できる研究・論文の書き方やアカデミアの教育というものを知り尽くしていらした．相馬という縁で，そのようなトップサイエンティストと直々にお話しすることができ，加藤先生には申し訳ないが，私はこの僥倖に深く感謝している．

　何より被災地の健康被害の現状に深く心を痛めていらっしゃる姿を見て，Virginia先生のときと同じく，ほぼ直感で「この人になら ついて行ける」と感じた．

　2013年の3月，その加藤先生に声を掛けていただいたことに背中を押されて，11月からの相馬中央病院への勤務を決めた．

それ以外にも，留学を全面的にサポートしてくださった星槎大学の宮澤保夫先生，井上一先生，仙台厚生病院の目黒泰一郎先生，さらにこのお三方をご紹介くださった東京大学医科学研究所先端医療社会コミュニケーションシステムの上昌広先生なくしては留学生活の2年目は達成し得なかった．ご支援をいただいたすべての方々の名前を列記するスペースはないが，この場を借りて深謝申し上げる．

土着志向人間の自分

MPH卒業後，リサーチフェローの1年間（2012年11月〜13年10月）を大まかにまとめてみた．10月および11月は修論を論文に投稿する作業．12月および1月は福島県相馬市で内科医として勤務しつつ人々に現場の話をうかがった．2月〜5月まではWHOのインターンをし，6月〜10月までPHEで研究および見学をさせてもらった．

他のMPHの人たちと話すと，自分の留学生活は少し変わっているようだ．一番大きな違いは，私自身が研究よりも公衆衛生活動に強く興味をもっていたことだろう．今の日本に足りないのは横断的研究ではなく横断的活動，つまり人々の健康を中心に据えて実際に社会活動する人材だということを，Virginia先生をはじめとする英国の公衆衛生を見て強く思った．

英国を見るとどうしてもあの洗練されたシステムに目が向きがちだが，そのシステムを支えるエリートたちは，エビデンスを用いて社会をよくするという，ゆるぎない目標をもっている．研究成果を社会へ還元するためには，本来ならば研究者だけでなく横断的活動を行なうことのできるさまざまな人材が必要なのではないだろうか．

このような横断的活動は主に2つに分類される．1つはグローバルな視点に立ってさまざまなステークホルダーとの横のつながりを強化するという，トップダウンの活動．もう1つはローカルな現場に入り，サイエンスを踏まえつつもその土地の文化や歴史に則したコミュニティの健康を考える，いわばボトムアップの活動だ．

あいにくどちらに関しても日本ではなかなかポジションがないのだが，非常に幸いなことに私は2カ月間の相馬市での活動と4カ月間のWHOのインターンで，両方の現場を目にする機会を得た．

ボトムアップの現場―相馬市―

2カ月間勤務した相馬市では，現場に行かなければ得られなかった貴重な知見を得ることができた．震災2年以上が経った今，特に仮設住宅住民の間では廃用症候群や成人病の増加など，深刻な健康被害が進んでいる．

2012年より相馬市では，九州大学の医師と福岡豊栄会病院の理学療法士・作業療法士のチームにより，仮設住宅および借り上げ住宅に住む高齢者を対象にロコモティブシンドロームの健診を行ない，その場でフィードバックを行なっている．

2012年，65歳以上の人を対象に「開眼片足立ち」の検査をしたところ，5秒間続けられずに機能低下と判定された人は66％で，一般市民の2倍を超えた．2013年夏の健診では測定方法を変えたものの，やはり約6割の避難者がロコモティブシンドロームと判定されたという．

重要な点は，この問題が発見されたことではない．実際に話をうかがっていると，これはロコモティブシンドロームという「疾患」を中心に考えても解決する問題でないことがわかってくる．

仮設住宅健診に来たAさん（60代男性）は，震災前までひとりで操船をして漁業を営んでいたという．原発事故の後，汚染のために漁業に戻ることはかなわなかった．2年後に健診で測定した際，握力は24kg．成人女性の平均ほどしかなかった．もともと肉体労働をしていた人たちには，仕事のほかで定期的に運動をするという習慣が少ない．他の漁師さんからは，職を失ったのに健康になって何の意味があるのだという声も聞かれた．

Bさん（50代女性）は，放射線被爆が怖くて外に出られないという．

「頭ではわかっているんですけど，どうしても怖くて……」

この女性は開眼片足立ちテストが標準より遥かに低下していた．その他にも「外に出たら戻ってくるときに仮設住宅を見なくてはいけないので，

外に出たくない」という50代の男性や,「これまで地元で安くておいしい野菜や魚を食べていたのに,スーパーで鮮度の悪いものを買う気がしない」と,原発事故以降,肉食に偏ってしまった結果,成人病を発症した人もいる.

　このような状況をみると,統計学や疫学研究に必要な「数値化」というプロセスの間に,重大な「人」のファクターが見落とされてしまっていることがわかる.これは日本にかぎらず世界中で見られる現象だ.公衆衛生の多くの現場で健康問題を発見することはできても,有効な解決法が見出せない一因がここにある.

　一方,「人」を中心に働いている人たち,例えば保健師やコミュニティ・リーダーは,研究や論文という言葉にアレルギーを示すことも多い.研究者と社会のコミュニケーションがうまくとれていないことも原因かもしれない.この両者の架け橋となる「臨床研究」,つまり現場の視点をもちつつ外へ向けて発信することがこれからの課題だと感じた.

トップダウンの現場―WHO―

　2カ月間の相馬での経験の直後,今度はジュネーブに飛び,WHOのインターン生活が始まった.生活感の溢れる地域社会から情報の溢れる国際機関へ.最初は地上と天上ほどに異なる視点に,軽いめまいすら覚えた.

　私が主に手伝ったのは,その年の5月に行なわれた国連主催のGlobal Platform for Disaster Risk Reduction 2013の,WHO側の準備の手伝いだ.その中でも主に,WHOで現在改訂中の災害に強い病院づくりのためのチェックリスト,Hospital Safety Indexの見直し作業の手伝いをさせてもらった.

　WHOで上司だった,Emergency and Disaster Risk ManagementのJonathan Abrahams氏は,被災地の健康を守るために社会インフラとしての病院は絶対に必要と主張する.

　「学校というのが教育の『場』であるのと同じで,病院っていうのは健康の『場』なんだ」

人々が災害の各論に走りたがる中，彼は地道に繰り返して，このことを主張している．
　病院だけでなく，Jonathan 氏も Virginia 先生も，今，世界中の災害対策に "Health" の概念を織り込もうと奔走されている．
　実は災害という分野において，健康というカテゴリーは世界的にネグレクトされているという現実がある．例えば災害全体でいえば，インフラやテクノロジーの研究に比べ，医療は比較的マイナー分野である．さらに災害医療の中でも，「災害と疾患・外傷」「災害と母子保健」「災害と差別」などの分野の専門家はいるものの，「災害と健康」という横断的な公衆衛生の分野は意外に見落とされがちだ．UNISDR が 2005 年に提唱した災害活動のフレームワーク，Hyogo Framework for Action[1] でも "health" という言葉はわずか 1 カ所（p11）にしか出てこない．
　しかし防災・減災の究極の目的は何か．それは建物でも道路でもなく，人々の健康を守ることである．そのためには健康はすべての災害活動の中心になければならない．これについては *Lancet* 誌の記者が Jonathan 氏や Virginia 先生などにインタビューした記事があるので参照されたい[2]．
　WHO は会議やミーティングばかりやっていると揶揄されることも多いが，私は彼のこの発言を聞き，なるほど，ここは昔の「市（いち）」のイメージなのだなと理解した．玉石混交の情報や人材が次々と出入りする「場」を設けることで，訪れた人が少しずつ何かを持ち帰る．そのような開けたプラットフォームを作ることが，世界の情報の市（いち）である WHO の 1 つの役割なのかもしれない．
　もう 1 つ学んだのは，
「東日本大震災は重大事件で緊急事態であるが特殊事態ではない」
ということだ．世界では毎年 600 件以上の人災・天災が起き，2 億人以上の被災者が出ている．東日本大震災はその 1 つに過ぎない．しかし特殊事態でないからこそ，その体験には世界中が必要としている知恵がある．そのような中で災害大国ニッポンは，世界に先駆け情報発信するだけでなく，WHO のような「場」の提供にも積極的にかかわっていく責任が

もあるのではないかと考えさせられた4カ月間だった．

そして相馬へ

「人は2種類の人間に分けられる．人を2種類に分ける人と分けない人だ」

と言ったのは誰であったか……．それはともかく，私は医者というのは大まかに2種類に分けられると思う．診断のわからない患者を診るときに，教科書を見直してから患者を診る医者と，まず患者の診察に駆けつけてから教科書を見直す医者だ．どちらが正しいというのではなく，これは性格によるとしか言いようがない．私は典型的な後者だった．つまり，実際のものを見ないと動けない，土着志向の人間ともいえる．

このような人間には世界からの視点よりも現場からの視点のほうが性に合う．先述の加藤先生のお誘いに，それも即答するような形で2013年

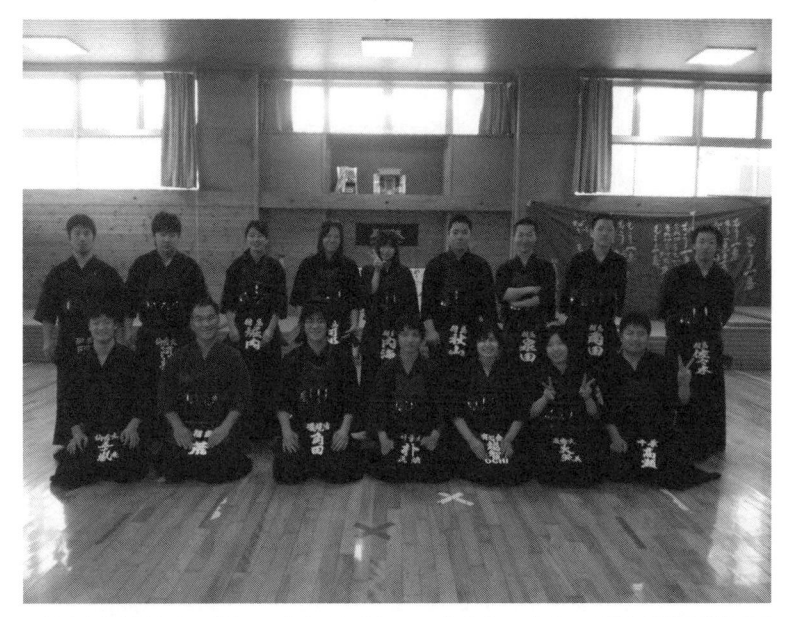

▲相馬高校剣道部との稽古──ちなみに私は2004年から11年まで全日本剣道連盟帯同医をつとめた

11月からの相馬中央病院勤務を決めたのはそのためだった.

グローカル時代の公衆衛生

　WHO, PHE, そして相馬市の経験を踏まえてわかってきたことがある. それはグローバル化する社会の中では, 電子化された情報の価値は急速に下落しているということ. 一方, ますます希少価値となっていくものは「体験」と「知恵」,「顔の見える人間関係」だということだ.

　インターネット社会において, 情報は本物も偽物も等価に溢れてくる. そのような世の中だからこそ, 顔の見える距離のコミュニケーションの価値が急速に高まっているのだと思う. 2013年9月, ロンドンの二水会という勉強会で相馬市の経験を話す機会をいただいた. こちらはBBCにお勤めの清水健さんが主催する日本人対象の勉強会で, さまざまな背景の人たちが参加される. この経験談が予想以上の反響をよび,「こちらでも話してほしい」と, あちこちの日本人会に呼んでいただいた. 皆, メディアだけでは伝わらない生の情報に飢えていた.

　一方, 一部の被災地では, 今度は研究者による画一的な情報収集に反感が高まっている. もちろん情報の統合は被災地の最優先事項だが,「顔の見えない」研究者と社会とのコミュニケーションがスムーズにいかないことが一因になっているようだ. おそらく今後必要になるのは個人の声を無視しない形の情報収集と, そのエビデンスを地域の歴史や文化に則した方法で社会に還元する方法. それには研究者だけでなくジャーナリスト, 教育者, コミュニティ・リーダーなどさまざまなステークホルダーがありったけの智慧をふり絞る必要があると考えている.

　「Think global, act (and talk) local」というグローカライゼーションの波は公衆衛生にも押し寄せ, 情報そのものが力であった時代は過ぎつつある. 公衆衛生という思想を用いていかに顔の見える社会とかかわっていくか. 今後, 相馬市での私の夢は, そのような「公衆衛生学の臨床」の草分けとなることだ.

これを学ぶための被災地への新たな「留学」は，まだ始まったばかりである．

後に続く若者たちへ
　もしあのとき，墨東病院の医師が辞めなかったら，もし医局員の妊娠で留学が延期にならなかったら，もしImperialのStatistical Epidemiologyコースがなくなっていなかったら，もし震災がなかったら，そしてもし大学院時代に加藤先生と同じ研究分野ではなかったら……．この10年で起きた，どの1つの「もし」が欠けても，今ここにいる私は存在しない．そんな私の個人的体験が皆様の参考になるかどうかはわからない．しかしそんな私だからこそ1つだけ贈れる言葉がある．
　「人事を尽くして天命を待ちましょう」

[参考文献]
1) UNISDR. Hyogo Framework for Action. http://www.unisdr.org/we/coordinate/hfa
2) Maurice J. Mitigating disasters—a promising start. The Lancet 2013;381(9878):1611-3. http://www.thelancet.com/journals/lancet/article/PIIS0140-6736(13)61008-9/fulltext

その他参考資料
1) 越智小枝．私の視点 from MRIC：被災地の膠原病対策　日経メディカルオンライン　2011.3.30. https://medical.nikkeibp.co.jp/leaf/all/opinion/mric/201103/519135.html
2) 越智小枝．倫敦通信 No.1 − No.11　MRICメールマガジン http://medg.jp/
3) Ochi S, Murray V, Hodgson S. The Great East Japan Earthquake Disaster: a Compilation of Published Literature on Health Needs and Relief Activities, March 2011-September 2012. *PLOS Currents Disasters*. 2013 May 13. Edition 1. doi: 10.1371/currents.dis.771beae7d8f41c31cd91e765678c005d.

4) Ochi S, Tsubokura M, Kami M, Kato S. Presentation: Fukushima nuclear power plant accident: lessons in risk communication. Workshop on Effective Risk Communication for Public Health Emergencies and the Role of Social Media. Asia-Europe Foundation (ASEF) Public Health Network. 3-4 June 2013 I Bali, Indonesia. Asia Europe Foundation http://www.asef.org/images/docs/Presentation%206_Fukushima%20Nuclear%20Power%20Plant%20Accident%20-%20Imperial%20College%20London_Sae%20Ochi.pdf

chapter 3

四津里英

国立国際医療研究センター病院皮膚科

再渡英を前に
──皮膚感染症と国際保健

September 2007-August 2008
Master in International Public Health
Liverpool School of Tropical Medicine

February 2014- present
Diploma in Tropical Medicine and Hygiene
Liverpool School of Tropical Medicine

要旨………

　転機となったのは，初期研修医2年目に飛び込んだガーナ共和国での医療ボランティアの仕事だった．仕事自体というよりは，いわゆる開発途上国といわれる国を初めて目の当たりにしたことが私の中に鮮烈な印象を残し，公衆衛生（Public Health）の道へと強く動機づけた．それから，たくさんの出会いとチャンスに恵まれ，今日に至っている．まだ道半ばであるが，こんな形もあるということで，参考にしていただければ幸いである．

今回，公衆衛生（Public Health）の留学体験談についての依頼があったとき，私はちょうど今後どのように公衆衛生で勉強したことを活かして働いていけばいいのかわからず，スランプに陥っていた．引き受けたのはいいものの，何をどう書こうか，いやむしろ私に書くことがあるのかなどと悩み，筆が進まなかった．

　しかし，四苦八苦して書いているうちに，自分の原点に立ち戻ることができ，私の公衆衛生／国際保健に対するパッション，そして自分が歩んできた道を肯定することができた．また，この体験記を記している間にもたくさんの人々との出会いがあり，次のステップに向かっている自分が，今，居る．

　まずは，その第一歩として，私が公衆衛生学の修士号を取得した大学院 Liverpool School of Tropical Medicine で Diploma of Tropical Medicine and Hygiene（熱帯感染症の臨床）を学ぶために再度，渡英することがつい先日決まったばかりである．

　臨床も公衆衛生／国際保健も，どちらもやりたいという私は欲張りなのかもしれない．実際，どちらかを選んだほうがいいというアドバイスを受けたこともある．しかし，両立することが私の理想像であり，そのためにはどうすればいいのかを考え，行動してきた（つもりである）．そして最近，両立は可能だと信じることができるようになり，それが私の今の原動力になっている．

　公衆衛生／国際保健に興味をもっているという若い人たちの話を聞くと，私と同じ思いの人が実はそれなりにいるのだということを感じる．もう少し道が開けたところで，再度このような体験談を書かせてもらえる機会があれば，また私の人生の第2章として違った話が書けるかもしれないが，とりあえずは第1章として，医学生時代から今までの道のりを書かせていただく．

開発途上国の医療との出会い

最先端医療に憧れた医学生時代

　医学部生だった頃は最先端医療に憧れていた．時間を見つけては大学の研究室に足を運び，夏休みには海外の病院に見学実習に出かけた．
　また，私の通っていた東京慈恵会医科大学には6年生のときに4カ月間，国内外どこでも自分の好きな病院で実習をしてよいプログラムがあったので，アメリカの Mayo Clinic, Rochester やイギリスの King's Hospital, Guy's and St. Thomas' Hospital（イギリスの病院は姉妹校であり交換留学）へ行かせてもらった．そこでは，産婦人科での胎児診断・体外受精や，日本ではまだ一分野として確立されていない腫瘍科（Oncology）などの勉強をした．
　しかし，なぜか，海外で臨床をしたいという意識にはつながらず，学生時代に USMLE を取得しようと勉強をしている何人かの友人を横目に見ながら，学生時代を過ごした．

最先端医療への疑問もわいた初期研修医時代

　6年間の医学部での勉強を終え，聖路加国際病院で初期研修医として働き始めた．1人ひとりの患者を助ける日々を夢見て，期待で胸が一杯だった．そんな私を待っていたのは，日本，あるいは先進国における医療の現実だった．
　最先端医療を受けることができる，設備の整った都心の病院では，ありとあらゆる検査法があり，治療法がある．在る技術は，医者の責任として患者に提供しなくてはならない．
　もちろん，そうした最先端の医療によって，病気がよくなり，嬉しそうに，そして感謝して退院していく患者にもたくさん出会ってきた．そのようなときは医者冥利に尽きる．ああ，医者になってよかったと，単純に嬉

しかった．

しかし一方で，集中治療室で本来の姿格好が不明瞭になるまで点滴をされた患者や抗癌剤の強い副作用で苦しむ患者も少なからずいた．「もう，こんな治療なんてやめて，早く死にたい」と，涙ぐみながら私に口走る患者もいた．高額かつ最先端の医療を受けているにもかかわらず，である．そのような中で，「医学」あるいは「医療」とは，人を健康にして幸せにするものだと思っていた私の信念に，少しずつ疑問が湧いてきた．

アフリカへ行こう，本当に医療を必要としているところに1回行ってみよう——そう思い立ち，西アフリカ・ガーナ共和国への医療ボランティア活動に参加することを決意した．初期研修2年目修了直後だった．幸いにして，病院の理解を得ることができ，籍を残したまま出張という形で行かせてもらうことができた．これが，開発途上国での初体験となった．

ガーナ共和国での体験

ガーナ共和国を訪れたときは，まだ初期研修修了直後であり，特にこれといった専門分野を有するでもなく，半人前の医師だった．それでも，医師の少ないガーナの病院では重宝がられた．

病院に運ばれてくる患者は重症なケースが多かった．なぜ，こんなに症状が悪化するまで病院を受診しなかったのだろうか．問い質したところ，病院まで来るのに，バスを乗り継いで1日かかるという．また，糖尿病性足壊疽で下肢切断術を行なった患者が，翌日に敗血症で亡くなったこともあった．手術のあとには，これで大丈夫と笑顔を見せてくれていたのに．彼は足壊疽ができるまで，自分が糖尿病だということを知らなかった．とはいえ，このような合併症ができる前に病名を告げたところで，理解してくれたかどうかも，定かではなかったが……．

その病院では，点滴を入れようとしても，針の先端の切れ味が悪く，日本で行なっていたようにうまくはいかなかった．「日本だったら」という思いが拭いきれず，歯がゆい思いの毎日だった．

一方，街に出てみると，スラムといわれる場所では，高齢者や子どもも

含め，何百という人たちが屋根もないところで生活をしていた．このような環境の中で，どうして病気にならずにいられようか．

本当にベーシックな医療を必要としている人たちが，そこにいた．そして，貧困，衛生面など，医療以前の問題も山積みだった．しかし，私に何ができるのか．ガーナは基本的には英語圏といわれているが，英語が通じるのは裕福層あるいは若い年齢層の人々だけであり，その他の人々は数百とある現地語を話す．言葉が通じないのだ．私なりにできることはしていたが，言語の問題が私の前に大きな壁として立ちはだかった．どんなに医学の知識があったとしても，患者とのコミュニケーションがとれないのでは話にならない．患者だって，自分の訴えをきちんと受け止めてくれる医師に診てもらうほうが安心だろう．

これらの体験を通し，私は外国人が開発途上国の医療に係わっていこうとするのであれば，個々の患者の診察を行なう立場よりも，疾病対策などといった，もう少し上のレベルで係わっていくほうが，より貢献できるのではないかというひとつの結論に至った．そのためにはどうすればよいのだろうか．その答えが，公衆衛生を学ぶことだった．

国際公衆衛生への第一歩

応募しなければ，何事もはじまらない

ガーナからの帰国後，公衆衛生学を学ぶにはどうすればよいのか，インターネットで探し回ったところ，さまざまな情報を入手できた．

日本国内では公衆衛生学を学ぶことのできる大学がまだ少なく，その歴史も浅いことがわかった．次第に海外へと目が向いていった．ただ，応募する際にネックとなったのが，公衆衛生学で有名校とされる学校の多くが，開発途上国を視野に入れた国際保健専攻の場合，2年以上のフィールド経験を必須としていたことである．

その時点で，私にはガーナでの2カ月余りの経験しかなかった．それ

でも，とりあえず応募してみようと思い，アメリカ，イギリス，オーストラリアの計5校を選び，願書を提出した．応募から約1カ月後に，イギリスの Department of International Health, Liverpool School of Tropical Medicine から Master of International Public Health プログラムの合格通知が届いた．すぐに，そこに留学をすることを決意した．ちなみに，他の2校はその後に合格通知が届いたが，残る2校はやはり経験値が低いとのことで，不合格となった．

留学を後押しした2つの奨学金

　合格したものの，次は留学資金の確保に奔走した．当時，円安がかなり進んでおり，イギリス通貨1ポンド＝240円程度であった．計画性をもたずに行き当たりばったりでやるからこそやれることもあるが，このときばかりは1年間の留学生活をどのようにしてまかなっていけばいいのか，本気で悩んだ．

　幸いにして，聖路加国際病院のルカ・ライフサイエンス研究所の留学のための奨学金と日米医学医療交流財団の助成をいただくことができた．留学中に金銭面で悩むことなく，心おきなく勉学に励めたのは，この2つの奨学金のおかげであった．

留学直前のハプニング

　フィールド経験が2カ月余りでは，他の学生に遅れをとるだろうと思い，留学前の1カ月間，インドの病院に再びボランティアに行くことに決めていた．その出発が数日後に迫っていたある日，Liverpool School of Tropical Medicine から e-mail が届いた．読んでみると，今年の集まった学生たちは，経験値が高い者が多いので，私の経験値から考えると，今回の入学は諦めたほうがよいでしょうといった内容だった．

　すでに仕事も辞め，奨学金も獲得し，留学前の準備をほぼ終えていた私は，その突然の内容にただただ愕然とした．しかし一方で，合格通知をもらい，学費の納入も済ませていた経緯があり，このようなどんでん返しは

勝手すぎる．e-mailでは自分の思いが伝え切れないと思い，大学に直接電話して，私の入学を許可してもらった．メールの世の中となってきているが，やはりいざというときは，直接話すことが重要である．そんなこんなで，バタバタとインドへ飛び立った．

リバープールでの留学生活

多国籍の学生に囲まれて──アフリカ，ヨーロッパ，そしてアジア

留学先のLiverpool School of Tropical Medicineは，世界で初めて熱帯病に特化した学校として1898年に設立し，100年以上の歴史を有するところである．集まってくる学生は多国籍であり，私のクラスは，タンザニア，ガボン，スーダンなどのアフリカ諸国やイギリス，ドイツ，フランスなどのヨーロッパ諸国からの生徒たちで成り立っていた．アフリカからの学生は母国の医師や看護師であり，ヨーロッパからの学生はアフリカでのフィールド経験が豊富な者たちばかりであった．

入学当日，アジアからは私だけかと思っていたら，1週間遅れて，アフガニスタンの保健省の医師が1名やってきた．計12名の少人数制だった．なるほど，皆，経験豊富な者たちばかりである．これでは，直前に断られても仕方なかったかもしれない．しかし，このような環境の中で学べることを考えると，入学の意志を貫いてよかった．だが，その代わりに人一倍頑張らないといけないと，身の引き締まる思いで，2007年9月に留学生活のスタートを切った．

多様な立場，考え方を学ぶ

1クラスに12名しかいなかったので，授業はとことん参加型だった．講義の時間は大体3分の1くらいで，残りの時間はグループに分かれてのディスカッションが多かった．

例えば，架空のプロジェクトを与えられ，それをどう各々の国において

インプルメンテーション（実施）するかといった授業では，自分たちの好きな国を選び，その国のことについて調べ，地形から人口構成などまで考えながら，疾病対策プロジェクトを計画していった．そして，グループごとに発表し，それに対してディスカッションを行なうといった形式だ．英語が母国語でない人がほとんどだったので，言葉に詰まるようなことがあっても特に恥ずかしい思いもせずに，自分の考えを自分なりの言葉で伝えることができた．

　また，多国籍であれば，考え方や物事に対する取り組み方も多種多様である．相手の考えを，自分のものとは異なるからといって聞き流してしまうのではなく，一度は頭の中に入れて，考える作業を行なう．つまり，彼/彼女の発言は，議論となっている枠組みの中でフィットするものかどうか，発言者の背景も含めて深く考えるのだ．お互いにそうすることで，自ずと1つのプロジェクトが出来上がっていった．多様な中から物事を生み出していくという面白さ，そして，大変さを学んだ，よい勉強だった．

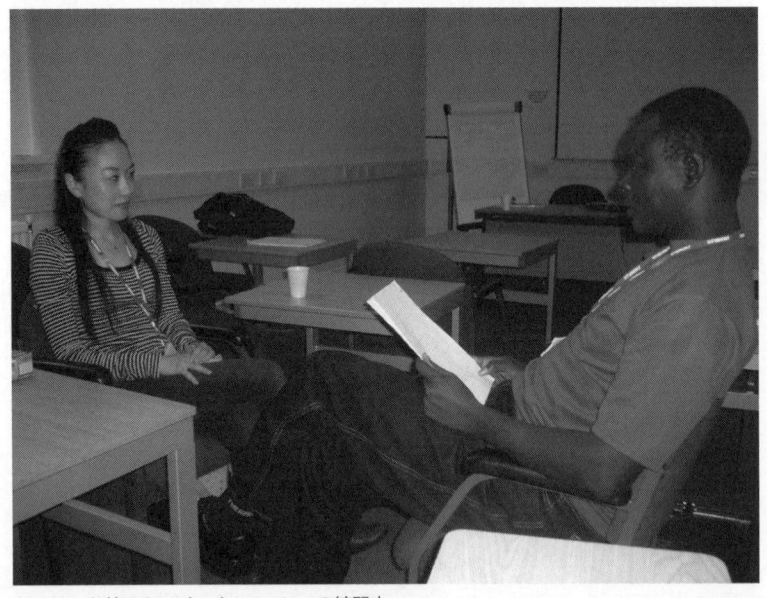

▲フィールドでの in-depth interview の練習中

イングリッシュ・ライフ？

　生活面については，1年のコースで，そのうちの2カ月半はインドにフィールド・ワークに出てしまったので，あっという間に終わってしまい，楽しんだというよりは，勉強に追われていつの間にか修了してしまったという感じであった．1年で修士号が取得できるなんて，なんて素晴らしいコースだと当初は思っていたが，留学生活を満喫するという意味では通常の2年のコースでもよかったのにと，少し悔やまれる．金銭面ではもちろん，短いに越したことはなかったが．

　とはいっても，楽しかった思い出もたくさんある．クラスメートとはもちろんのこと，大学には世界各国から多くの学生あるいは研究者が集まっており，勉強に少し余裕ができた週末には，彼らとイベントや映画に行ったりして過ごした．住んでいた場所は，留学前にシェア・キッチンのある4人部屋の寮を申し込み，ブラジル人，スペイン人，スーダン人と一緒の共同生活だった．4大陸にまたがっての共同生活──なかなかある機会で

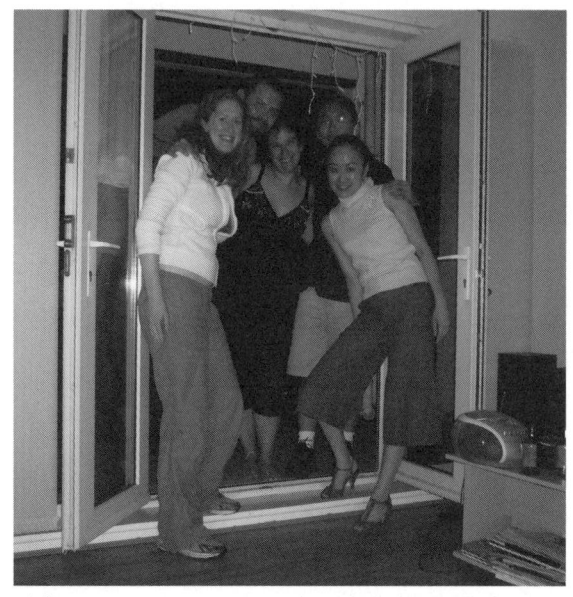

▲寮にて

はない．

　このような仲間に囲まれていたので，イングリッシュ・ライフというよりは，グローバルな生活体験であった．文化，習慣，宗教，そして専門分野も異なる人たちが集まっており，非常に刺激的だった．だから，余計に1年で終わってしまったのが，悔やまれるのかもしれない．

インドでのフィールド研究～ポリオ撲滅運動～

フィールド・ベースの理念

　Liverpool School of Tropical Medicine が私に適していたと思うのは，フィールド・ベースの理念があったことである．1年の短い修士課程においても，フィールドに出て調査したものを，最終的に修士論文として提出するといった方針がとられていた．また，学生の研究であっても，実際に現地のカウンター・パートから依頼があり，現地側から必要とされている研究を行なうといった，もう1つの方針があった．学生の研究でも，そのような期待をもって依頼してくれるのがありがたく，やりがいを感じることができた．

　私は何らかの疾患に関係するテーマがいいとの希望を出し，インドでのポリオ撲滅運動の市民への受け入れ状況，さらに実際にポリオに罹った子どもたちがその後にどのようなケアを受けているのかといった，質的調査を行なうことになった．

　2008年，年明けから，フィールド研究の準備にほとんどの時間が費やされた．カウンター・パートへのプロトコールの提出，調査場所の決定，倫理審査の申請，インタビューの練習など，考え得るありとあらゆることを準備していった．そして2008年4月に，私にとっては2度目のインドに出発した．

ポリオの子どもたちとの出会い

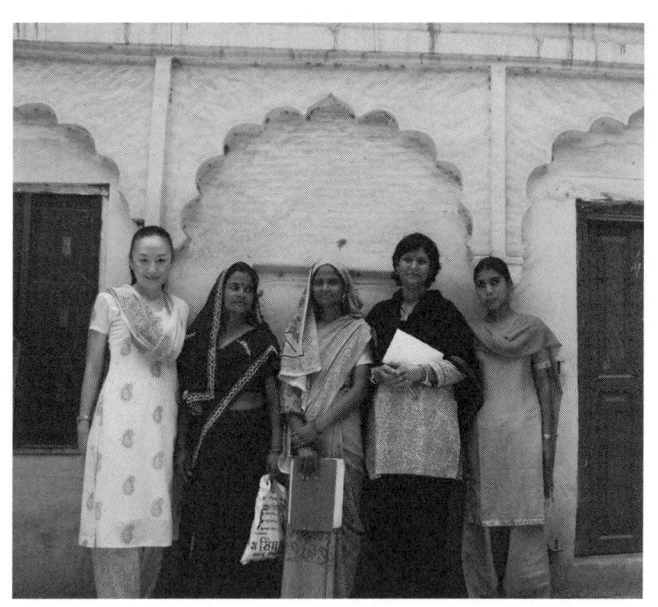

▲インドでのフィールド調査——研究協力者とポリオ・ワクチン投与のヘルス・ワーカーたちと

　ポリオは天然痘に次いで撲滅が期待されている疾患であり，2008年の時点でポリオが依然として発症している国はわずか4つ——ナイジェリア，パキスタン，アフガニスタン，そして私がフィールド研究を行なったインドであった．
　世界ポリオ撲滅運動（Global Polio Eradication Program）には巨額の資金が投入され，WHOを筆頭に，あらゆる国際機関・政府・現地医療機関によって，いまだかつてない疾病対策が行なわれていた．
　私のカウンター・パートであった，インドの首都・ニューデリーに本部をおく Center for Health and Social Justice の Abhijit Das 医師は，そのような疾病対策は重要であると考える一方で，現地住民，特にその疾病対策の一環としてポリオと診断された子どもたちの行方に問題意識をもっていらした．そこで，私に調査の依頼が来たというわけである．
　ポリオの発症があったのは，人口密度が高く，衛生もままならない，貧

しい地域であった．2カ月半に及んだ調査は，一般住民へのインタビューや，ポリオに罹った子どもの家を探し，その家族にインタビューをするといった作業で，あっという間に過ぎた．Abhijit 医師は今回の私の研究テーマに，'Global Priorities and Local Realities'[*]という題名を付けていた．

現地で私が見たのは，世界規模の公衆衛生的な試みのために，月に1回ポリオ・ワクチンを受けなければならない子どもたちやポリオと診断されたものの，その後，現地の医療機関がしっかりとしていないために，きちんとしたケアが受けられていない子どもたちであった．

何もかもするということはできない．最善ということはあり得ない．この経験は，疾病対策の仕組みを知る上で，非常によい経験となったとともに，公衆衛生的な利益追求が必ずしも個人の利益にはならないという矛盾を，私の中にわだかまりとして残した．

＊ http://www.biomedcentral.com/content/pdf/1471-2458-12-229.pdf

"人々"の健康を考える仕事

公衆衛生という言葉は漠然としている．公衆衛生を専門のひとつにしているというと，何度かに一度は必ず，どのような仕事かを説明しなければならない．人によってその定義は異なるだろうが，私はそのようなとき，「病院で患者さんを診る仕事が『個人の健康』を考えるものだとすると，公衆衛生とは『'多数の個人の集まり＝人口'の健康』を考える仕事である」と説明することにしている．

健康を維持するには，病気を直接的に治療する医学のほかに，看護学，栄養学，農学，土木学，水産学など多岐にわたる分野の関与が重要である．そして最終的にはそれらの分野の教育が必要となる．

公衆衛生とは「傘の学問」

卒業が近くなると，次の進路を決めなければならなかった．せっかく公衆衛生／国際保健を勉強したので，それを活かした仕事に就きたい気持ち

が少なからずあった．しかし，相談した何人かの先生に，公衆衛生とは「傘の学問」なのだから，その中で何が自分の専門なのかを明確にしなければならない，でなければ，公衆衛生の世界で生き残っていけない，というアドバイスを受けた．医師だというだけでは，通用しないのだ．私の臨床の専門は，そのときにはまだまだ卵だったが皮膚科だった．公衆衛生とは別個に，初期研修医 2 年目修了前に純粋に医学的興味から選んだ科だった．

悩んだ挙げ句，日本に帰国することにした．結局，「自分の専門」という言葉に，背中を押された．帰国を決めたあとは，公衆衛生／国際保健と皮膚科をどう組み合わせて行くことができるかという思考の転換を行なった．その答えが皮膚感染症の分野であった．

皮膚感染症とハンセン病

ここからは少し足早に話を展開させていただくが，帰国を決意した後，2008 年 9 月，帰国前にエチオピアにあるハンセン病と熱帯皮膚感染症のトレーニングコース（All Africa Leprosy, Tuberculosis and Rehabilitation and Training Center：ALERT）に参加し，10 月に日本に帰国した．皮膚科専門医を目指して国立国際医療研究センター病院・皮膚科に就職した．ところが，2 週間働いただけで，奄美大島の国立療養所奄美和光園（ハンセン病療養所）に半年間転勤となった．

そこで出会った日本のハンセン病の元患者は，その後遺症でさまざまな障害を負っていた．手足のない人．両眼とも虹彩炎のために，全盲になってしまった人．インドやエチオピアでこの病気を診てきたが，日本国内でも，まだここまでの障害を負っている人たちがいるのだということにショックを受けた．

そして，働くにつれて徐々に知るようになった差別の問題があった．決して癒えることのない心の傷．ハンセン病が背負う重い歴史は，いまだに続いていた．ここでの時間は濃厚で，彼らと過ごした日々が今でも私を支えてくれている．帰国したからこそ，得られた出会いだった．

過剰な医療でなく,必要とされる医療を

　2011年9月に皮膚科専門医を取得し,国立国際医療研究センター病院・皮膚科で日々診療を行なう傍ら,その後も海外でハンセン病や熱帯皮膚感染症の研修などを繰り返し,現在はハンセン病を軸として,公衆衛生/国際保健の仕事に少しずつ携わっている.

　例えば,WHOの会議へ専門家として参加し,医療者としての立場から,その疾病対策に意見を述べたり,また,ハンセン病に留まらず,同じ抗酸菌感染症であるブルーリ潰瘍や,これら2疾患を含む「顧みられない熱帯病(neglected tropical diseases：NTDs)」の仕事にも,同様な形で関わっている.

　ハンセン病対策は,日本の国際保健の中で古い歴史をもつ.その関係もあり,現在このような仕事ができているように思う.一方世界的には,新規患者数が2000年に70万人であったのが2012年には23万人と減少傾向にあり,この病気に携わる医療者が世界的に減ってきてもいる.その中で,この分野を専門とする人材は少なく,反対に需要が上がっているとさえいえる.ハンセン病は,診断が遅れると,目に見える後遺症を残す.労働も困難となり,偏見・差別の対象となる.感染経路がヒトーヒト感染と考えられているため,早期診断・早期治療を行なうことは,患者のQOLの向上ばかりでなく,新たな患者の発生を予防していくことができる.なお,乳幼児期に多菌を有する患者との濃厚な接触がないかぎりは感染することはない。

　過剰な医療でなく,必要とされる医療に関わっていきたい——その思いに対する私なりの答えが,今,公衆衛生/国際保健の分野の中で見つかりつつある.

自分の道の模索

　今まで,たくさんの出会いとチャンスに恵まれ,歩んできた.以前,公衆衛生もやりたいと言ったときに,臨床の専門は皮膚科で何も関係していないのに何故,というようなことをよく言われた.感染症科や小児科だっ

たらまだわかるけれど，というわけである．まだ，自分の軸がしっかりしていないときには，その問いに答えられずに悩んだ．しかし，ハンセン病との出会いが，そのような私の悩みを払拭してくれた．その後も様々な感染症をはじめとした皮膚に症状を呈する疾患を知ることで，臨床的な専門科が皮膚科でも，公衆衛生的な仕事ができるという自信を今は有している．

　いろいろと周囲をみても，公衆衛生の道は，本当に人それぞれというのが正直なところである．決まった道がないというのも1つの醍醐味なのかもしれないが，大変な一面でもある．本稿で書かせていただいた内容も1つの例に過ぎないが，公衆衛生/国際保健を志す読者の何らかの参考になればと思う．

　そんな私自身も，まだまだ中途であり，今後の自分の道を模索している．

chapter 4

藤吉　朗

滋賀医科大学社会医学講座公衆衛生学部門

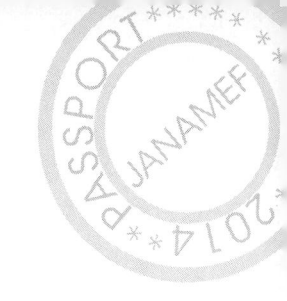

疫学の考え方に学ぼう

June 2002–June 2005
Residency
Internal Medicine, University of Hawaii

July 2005–June 2007
Fellow
Preventive Medicine, Mayo Clinic, Rochester

August 2005–January 2007
MPH, Division of Epidemiology & Community Health
School of Public Health, University of Minnesota

要旨………

　公衆衛生学の中核分野の1つに疫学がある．疫学を簡単に定義すると「人間集団における疾病状態の分布を観察し，有益な知見を得る学問」である．私は臨床医として長く働いてきたが，一般診療のみでは決して得られなかったであろう重要な点を疫学から学ぶことができた．人間集団を対象にした医学研究が盛んな今日，情報を受ける側かつ発信する側として，現在の"標準的知識"の根拠になった過去の研究を学び，加えて疫学を学ぶことが大切である．そのための参考情報も若干提供した．

医学部卒業後に内科医として研鑽を積んだ．公衆衛生の分野に出会ったのは米国臨床留学（予防医学フェローシップ）の一環として，公衆衛生学修士号（Master of Public Health: MPH）の取得が義務づけられていたという偶然の産物だった．しかし，私はこの「偶然の出会い」に今では非常に感謝している．公衆衛生学とその中核分野の1つである「疫学」を学ぶことで，医学知識についてより幅の広い視点を得ることができたからである．本稿では，その一部を具体的に説明することを目的とし，留学の詳細は他の先生方の稿に委ねたい．

「因果」とは何か？

「オカルト」から学んだこと

本論の前に，私に大きな影響を与えた別の経験について話をしよう．「オカルト」である．特に1990年以降に生まれた若い人のほとんどは知らないと思うが，かつて一部の日本人の間で「1999年に世界は滅亡する」とまことしやかに信じられてきた時代があった．昭和40年生まれの私と同世代では知っている方も多いであろうが，五島勉（ごとうべん）氏の一連のベストセラー『ノストラダムスの大予言』（祥伝社，1973年）などの影響である．

石油ショックを経た1970年からバブル崩壊前の1990年前半までの日本では，他にもUFO，超科学，超古代文明などのオカルトが大ブームであった．また20世紀の終わりに近づき，公害や世界情勢の不安を背景に「〇〇年までにどこぞの国が日本を攻めてくる」とか「日本人の平均寿命が40歳になる」などという本が売れた時代であった．私も小学校から高校まで，これらに影響を受けて「1999年に世界は滅亡するのだろうなぁ」とぼんやり信じていた．

研修医になったのはバブル崩壊前の1992年だった．救急病院での研修，そして勤務は忙しく，バブル景気の浮かれや地球滅亡の恐怖にとらわれる

余裕もなく過ぎていった．そして1999年──世界は滅亡しなかった．「ああ，滅亡しなかった」と思えたのは，2000年を過ぎた頃だろうか？

その後，ある本に出会い，非常に大きな影響を受けた．『トンデモ超常現象99の真相』（と学会著，宝島社，2000年）である．ノストラダムスを含むオカルト話のほとんどが，大した科学的検証および吟味もされぬままに一般に流布されていることを，この本は見事に表していた．私がこのときに学んだことは，

ⅰ）世の中には洋の東西を問わず，大した根拠もないのにいろいろなことを堂々と主張する人がいる（オカルトに洋の東西はないのである！）

ⅱ）そしてそのような"いい加減な"主張が巷に流布し，多くの人が信じることがある

ⅲ）"いい加減な"主張をする人たちの中には，「嘘あるいは作り話」と自覚しながらも，作為をもって本当のように主張する人（自分の利益や楽しみが目的であり，ある意味（ずる）賢い人）がいる一方で「それが正しい」と大真面目に信じて十分に検証することなく誇大宣伝する人もいること（ある意味，たちが悪い）

ⅳ）いわゆる"権威"とされる肩書のヒトでもⅲ）のような人がいること

であった．地頭やカンがよいほうでない私には，この教訓は身に染みて貴重であった．

医学の世界も事情は同じ

公衆衛生とオカルトとは直接の関連はない．しかし上のⅰ）〜ⅳ）はオカルトに限った話ではないのである．

オカルトを信じない人は，「日本とユダヤが同祖である」とか，「UFOは地底から飛来している」といったたぐいの話には一切興味をもたないだろう．興味がないということは，「嘘か真か」に興味がなくその判断を自分に強いる必要も感じないという意味で，楽なことである．

疫学の考え方に学ぼう……chapter 4　69

しかしいったん興味をもち，関連の記述に目を通すと，明らかに"トンデモない"内容のものから，簡単に反論できないどころか，かなりの説得力でもって迫ってくるものまで，その「説得力のレベル」は，実はさまざまなのである．

オカルトという分野自体，わかりやすい例かもしれないが，それ以外の社会分野（政治，経済）で同様な「珍説」「暴説」を一般的な知識しかもたない私たちがどれほど判断できるだろうか？　医学の世界も事情は同様であると私には思える．

「因果」（原因⇒結果）の難しさ

疫学を学ぶ際に根本的で重要な問いは，""「因果」とは何か？""どうやって因果を検証するのか？"という問題である．それまで私はこのような根本的命題を深く考えてみたことがなかった．

疫学を学んだからといって，今の私がその問いに対して正確かつ明確に述べることができるとも思わないし，それは本稿の趣旨でもない．しかし，われわれが日常生活の諸問題（医療関連とは限らない）を考えるときに，いかに「因果」（原因⇒結果）の存在を無意識に前提としているかを思い起こしてみる価値はあると思うし，因果を証明するには何が（どのようなデータが）必要かを考えることは重要である．いわゆる"専門家"といわれる人でもこのような問題についてきちんと理解していない人（または，あえて知らぬふりをする人）がいかに多いか，驚くことが多い．

最近のニュース記事から例を挙げよう．

"『風立ちぬ』喫煙騒動，そもそも本当に喫煙は健康に害なのか？　喫煙者のほうが長寿？"[*]（ビジネスジャーナル，平成25年8月25日）

＊ http://biz-journal.jp/2013/08/post_2757.html

記事の発端は，日本を代表するアニメーション映画監督である宮崎駿氏の最新作『風立ちぬ』（東宝）に，タバコの描写が多いということでNPO

法人日本禁煙学会が苦言を呈したことである．表現の自由と，作品が視聴者（特に若い世代）に及ぼす影響との望ましい関係といった問題には，ここでは立ち入らない．

　この記事で私が驚いたのは，禁煙学会の苦言に続いて，「タバコは健康に害ではない」「喫煙者のほうが非喫煙者より長寿だ」と主張する"専門家"がいることを紹介し，"その科学的根拠については，専門家の間でも異論があるということは知っておくべきかもしれない．"と締めくくっている点である．言語道断な結論であるが，このような記事を読んで，「そうなんだ」と思う素直な"専門家でない"人たちもいるだろう．

　調べてみると，このタバコ無害論を唱える"専門家"が根拠の1つとしていたのは，「1965年から2005年までに男性喫煙者の割合が半分に減ったのに，肺がん死亡者数は同期間で5倍になった」という"統計的事実"であった．

データを解釈するには知識が不可欠

　この"専門家"の解釈をもう少し分析的に説明すると，「1965年から2005年までにタバコを吸う人［データは男性のみ：筆者注］が2分の1になった［＝原因］が，その一方で，肺がん患者は5倍になった［＝結果］」と結論づけている．すなわち「喫煙者の減少が原因で，肺がんが増えるという結果（がもたらされた」という解釈である．

　私はこの"専門家"のタバコに関する著書を読んでいないが，他のテーマに関する著書は2冊ほど読んだことがある．この「タバコと肺がんとの関連」とまったく同様のデータ解釈が，以前の著書でも何回も行なわれていた．この"専門家"はデータを解釈するのに必要ないくつかの注意点をまったく考慮していない．この解釈は日本たばこ産業会社の発表しているもの[1]とよく似ているが，これが故意に行なわれた解釈でないとしたらため息が出る．

　読者のために簡単に解説すると，まず1965年から2005年の間に「タバコを吸う男性の割合が2分の1」になったことも「肺がん死亡者の割

合」が増加したことも概ね正しく，異論はない[2]．また2011年の日本人男性のがん死亡のうち，絶対数が最も多いのは肺がんである．しかしながら，肺がん（およびその他のがん）が増えている重要な要因の1つは日本の人口に占める高齢者の数が圧倒的に増えているからである．加齢は肺がんの重要な原因の1つである．しかし防ぎようがない原因の1つであるため，マスコミなどにあまり取り上げられないようである．この高齢者増加の時期と男性喫煙率低下の時期とが，たまたま一致しているのである．

　内閣府「平成24年版高齢社会白書」によると，65歳以上の人口が占める割合（高齢化率）は1965年では6.3%，2005年で20.2%，さらに2011年では23.3%である[3]．

　これらの高齢者増加による影響を取り除く（交絡を除く）ためには「年齢調整」という統計的な処理が有用である．そこで年齢調整した肺がんの男性死亡率を見てみると，実は1995年頃をピークに頭打ちになり，以降やや減少傾向にある[4]．

　このように（男性の）喫煙率が減り始めて（1965年頃〜）肺がんの年齢調整死亡率が減るまで（1995年頃〜）に30年間かかったのも，喫煙［原因の1つ］から肺がん死亡［結果］までにかかる生物学的時間（喫煙にさらされる→遺伝子異常をおこす→自己治癒力による修復を免れて自己増殖→がんとなる→死亡するまでの時間）を考慮すると納得できる．

　喫煙と肺がんの因果関係に関しては，多くの異なるレベル（動物実験その他）の科学的根拠がある．因果関係を探索する上で，より質の高い観察研究によって因果関係を示したものが多数存在する．また，非喫煙者や喫煙をやめた人のほうが喫煙者に比べてがん死亡（肺がんも含むのは無論）が少ないことは，国内外の多くの疫学研究で報告されている[5]．

　疫学の観点から述べると，タバコ無害論を唱える"専門家"が根拠の1つとしていたのは，禁煙した人と肺がん発症した人とが必ずしも一致しないデータに基づく"研究"（疫学用語では「地域相関研究」と呼ぶ）である．

　データは解釈を要する．上記の"専門家"が行なった「我田引水」な解釈は，万人が犯しうる．我田引水の魔力については，片思いの相手の

ちょっとした仕草に心トキメかせたり，憧れの芸能人や著名人と目が合っ（たような気がし）て舞い上がった記憶のある人には自明の理であろう．

　医学者，そして研究者も人間である．初学者にも，この誤りはよくある．論文執筆や学会発表を行なうときに，データから我田引水な解釈（＝自分の仮説に合致する解釈）のみでなく，その他の解釈ができないかどうかを考えるのは，科学者としての基本姿勢である．

　また，個々の研究の強みや限界を考えることも重要である．例えば男性のみのデータしか得られなかった場合，その研究の結論が女性に当てはまるかというと，必ずしもそうではないことを常に意識することが大切である．大学院や公衆衛生学大学院では，このような姿勢を学び，データ解釈の訓練を行なうことに大いに意義がある．世界を目指すかどうかは関係ない．

「疫学」とは何か

「疫学」の魅力

　さて「疫学」とは何かを説明する．疫学の特徴を簡単に述べると「人間集団における健康や疾病状態の分布を観察し，そこから有用な知見を得る学問」となろう．「有用な知見」とは，ここでは「原因や結果についての真実の知見」と定義する．

　私が疫学に魅かれた大きな理由の1つは①疫学が主に人間集団を対象にした実学であること，②原因が確立しなくても疫学研究によって疾病の予防が可能であること，の2点が大きい．

　まず①について説明しよう．例えば，ある食品Aにある病気Bの進展を予防する細胞レベルでの生物学的メカニズムが解明されたとする．しかし，その研究のみをもってわれわれの社会において「病気Bの予防に食品Aが有用であるから，食品Aを摂取しましょう」という結論にはならない．生物は非常に複雑な代謝系が相互に影響を及ぼし，動的均衡を保っ

ている．食品Aによる作用が別経路による反作用で相殺され，結果として病気Bに影響を及ぼさないこともあるだろうし，そもそも食品Aを非現実的なほど大量に摂取しないと期待する効果が得られないかもしれない．また，効果が実際にあるとしても，その効果の大きさが現実世界では無視できるほど小さく，一般の人に広く推奨する意味がない可能性もある．これらの点を評価するには集団を対象とした疫学研究が必要であろう．

次に②について説明しよう．近代疫学の祖とされる英国のJohn Snow（1813 – 1858）の功績を挙げると理解しやすいだろう．彼は「特定の井戸水を利用している集団では，コレラの罹患率が高い」という現象を突き止め，その井戸を封鎖してコレラ患者の激減に寄与した．コレラ菌（＝コレラの原因）が発見される約30年前の話である．Snowはコレラの発症原因を知らないにもかかわらず，有効な予防策を講じたのである．

疫学は集団の科学

先に「疫学は主に人間集団を対象にした実学」であると述べた．「集団の科学」であることも重要な疫学の特徴であろう．集団データ（必ずしも人間だけとは限らない）を解釈する際には誤った因果関係や我田引水な結論を避けるために，疫学の知識が必須となる．

ちなみに疫学の入門書として有名な『ロスマンの疫学』（ケネス・J. ロスマン著，矢野・橋本監訳，篠原出版新社，2004）[6]では，先の喫煙率と肺がん死亡に例示したような，年齢による見せかけの結果から因果関係を誤って解釈する問題（年齢による"交絡"と呼ぶ）が一番最初に論じてある．この"交絡"の概念は集団を扱う疫学ではきわめて重要な基本概念であるが，きちんと理解されていない場合も多く，また，交絡を取り除くことが難しい場合も多い．疫学を学んでいく際に最も面白くかつ難しい問題がこの交絡にまつわる問題ではないだろうか．交絡を無視したために誤った結論に至るのは，一般人対象の記事に限らず，高名な学術誌の採択論文でも時に認められる．

興味のある方は，上島弘嗣著「減塩は有害とする論文への批判──減

塩の重要性は揺るがない」(『医学のあゆみ』, 医歯薬出版, 2012年241巻13号 p.1103-1107) を参照してほしい.

科学的根拠の積み重ねが重要

　疫学を学び, また大学院で論文の批判的吟味という訓練を重ねていくうちに, 私には医学的な記述の誤りやその限界が以前よりよく見えるようになってきた. しかしそれは,「真実が見えやすくなった」ということではサラサラない. 一般に因果関係を確立することがいかに容易でないかがよくわかったということである.

　(ヒト集団を対象にした科学では特に) 単一の研究で真実が明らかになることは理論上も実際上もほとんどない. したがって多くの研究の積み重ねが大事であることがよく理解できるようになった.

　前述のタバコと肺がんの例は今や両者の「因果関係」を疑う人が少ないので, わかりやすく感じたかもしれない. しかし科学的根拠が現在より乏しかった時代は, タバコと肺がんとの「因果関係」を判断することは決して容易でなかったと思われる. 現在, 両者の因果関係が定着しているのは過去に多くの研究者が地道に科学的根拠を積み重ねてきたおかげである.

疫学を学ぶこと, 過去に学ぶこと

　「トンデモ」言説が飛び交うオカルト分野と医学分野も似ている点があるのではないか, と書いた. それは過去の知識の蓄積に学ばない主張が巷にあふれているという意味である. 血圧基準値に関する最近の論議を挙げよう. 読者はどのように考えるだろうか? 自問しながら読んでほしい.

　日本および西欧諸国の血圧専門家によるガイドラインは, 最近では血圧に対する治療を行なっていない一般成人の血圧"最適値"を, 年齢にかかわらず120/80mmHg未満としている. 日本では以前「年齢に90mmHgを足したものが"正常"」とする俗説?が流布しており, 一部の古い教科書にもそのような記述があったそうである (私自身は確認がと

れなかったが).

　そのことを挙げて，一部の人たちが「お上と医学会や製薬メーカーがケッタク」して「正常値を下げた」と主張している．すなわち「基準値を下げることで不必要に病人を大量につくりだし，医師や製薬メーカーを儲けさせている」という主張である．

　しかしそれは違う．ガイドラインは"最適値"の血圧を満たす人たちの集団が，それ以上高い血圧を有する集団に比べて，その後の血圧関連疾患の発症および死亡が最も少なく，それは高齢者にも当てはまるという疫学的知見をその根拠の1つとしている．

　このような知見を得るには「多くの人の血圧を正確に測定し，その後それらの人たちについて，どのような疾患をいつ発症したか」を正確に把握する必要がある．疾病の発症には時間がかかるため，10年以上の長期にわたる地道な研究となる（コホート研究と呼ぶ）．

　このようなコホート研究の結果が多くの国や地域から集積され，さまざまな批判的吟味に耐えて認められたのは比較的最近（ここ数十年）なのである．つまりガイドラインの示す「血圧"最適値"120/80mmHg未満」は疫学という集団科学の過去数十年の進歩を反映したものである．この一見したところ，地味なコホート研究が世界の医学の基準作りに貢献していることを知ったときの感動をよく覚えている．

　なお，誤解なきよう付け加えると，この"最適値"は生活習慣にて維持すべき一次予防上の目標値であり，薬物治療上の目標（降圧目標）値ではない．また病気が原因で血圧が下がることも当然認識されている．ガイドラインは病気の人で高血圧を有する人もそうでない人もごっちゃにして，すべての人の血圧を120/80mmHg未満にせよ，と主張しているわけでは決してない（この血圧の問題に関して詳しく知りたい方は，拙文『藤吉朗ほか「実地診療に役立つ高血圧の疫学」・『Medical Practice』・vol.30, no.3・409－413・文光堂・2013』を参照いただければ幸いである）．

　いわゆる"Evidence Based Medicine"の影響か，最近では一流とされる臨床系医学雑誌の多くが症例報告を採択しない方針となり，人間集団を

対象とした医学研究が花盛りとなっている．個人を対象にする臨床医の観点からは，このような学術誌の傾向がもたらす負の側面もあると思う．しかしいずれにせよ集団を対象にした研究結果を批判的に吟味する能力が以前にもまして求められている．また，集団データを用いて，学会や学術誌を通じて情報を発信する場合であれば，誤った結論を導かぬためにも批判的吟味を行なう能力が要求される．この際に非常に大切な武器が「疫学を学ぶこと，過去に学ぶこと」ではないだろうか．

　本格的に公衆衛生の仕事や疫学研究をしてみたいという方は国内外のSchool of Public Health（SPH）に入学するのもよいだろう．日本には開校の順番に，京都大学，九州大学，東京大学，大阪大学，長崎大学，帝京大学にSPHがある．日本の医学部や医科大学の公衆衛生・衛生学の教室で同様のことを学ぶこともちろん可能である．私が教鞭をとる滋賀医科大学でも，疫学に焦点をおいた新たな大学院コース"アジア非感染性疾患超克プロジェクト"を2015年秋から開始する予定で，現在準備中である．興味のある方はウェブサイト*などを定期的にチェックすることをお勧めしたい．

　* http://www.shiga-med.ac.jp/leading/

　このような大学入学は自分には現実的でないという方には各種書籍やセミナーでの習得もよいと思う．初学者のための日本の良書を2冊挙げておく．佐々木敏『わかりやすいEBNと栄養疫学』（同文書院，2005）および中村好一『基礎から学ぶ楽しい疫学（第3版）』（医学書院，2013）である．

　また，私たちの教室がかかわっている日本循環器予防学会*では日本心臓財団の協力を得て年に1回，医療従事者を対象に「日本循環器病予防セミナー」を開催し，日本の代表的な公衆衛生・疫学（特に循環器予防に関連した）諸先生方を講師陣に招いて循環器疾患の一次予防・二次予防に携わる人材の育成に寄与することを目指している（上記に紹介した本の著者，中村好一教授も年来にわたり情熱をもってセミナーを支えておられる

講師のお一人である）．このようなセミナーに積極的に参加するのもよいだろう．

＊ http://www.jacd.info/gakkai/

公衆衛生的なものの見方……世界を動かす

最後に，「公衆衛生学」とは非常に幅広い学問であり，ここで述べたテーマはごく一部であることを理解していただきたい．そのために，日本公衆衛生学会理事長の大井田隆先生（日本大学医学部）の言葉を紹介する．大井田先生によると公衆衛生学は「人間の健康問題を人・社会・環境の関係性の中で分析し，その予防・解決法を研究し，政策立案・法制度の充実を図り，人々の健康意識を高め望ましい行動を促すことなどを社会をあげて実施・研究する実践的な学問である」こと，「主たる分野だけでも母子保健，学校保健，成人・老人保健，産業保健，感染症，生活習慣病，精神保健福祉，食品衛生，栄養改善，環境衛生・環境保健，国際保健など多岐にわたり，自然科学および人文社会科学的なアプローチが必要とされる集学的・学際的な領域」である．世界がますます結びつきを深める今日，公衆衛生的なものの見方，公衆衛生的活動の価値は増していくと思う．

以上までの拙文を読み，一人でも公衆衛生学・疫学に興味をもっていただければ，筆者として非常に嬉しいことである．私は40歳代になってから公衆衛生学分野に飛び込んだ．これまで公衆衛生学の分野で私を導いてきてくださった滋賀医科大学公衆衛生学部門（旧「福祉保健」）の先生方，特に上島弘嗣名誉教授および三浦克之教授に感謝の意を表したい．また同医療統計学部門の村上義孝准教授には，私が大学院生の頃に上述の「ロスマンの疫学」の勉強会に1年間付き合っていただき，ご指導いただいた．非常に重要な時間だったことがよくわかる．改めてこの場を借りてお礼を申し上げたい．

[参考文献・ウェブサイト]

1) JT（日本たばこ産業株式会社）ホームページより（平成25年9月8日アクセス）
http://www.jti.co.jp/corporate/enterprise/tobacco/responsibilities/responsibility/health/02.html?TB_iframe=true&width=582&height=401,

2) 喫煙率について：「厚生の指標　増刊　国民衛生の動向　vol.60 No.9 2013/2014　（厚生労働統計協会）101ページ
肺がん死亡数について：厚生労働省　平成23年人口動態統計月報年計（概数）の概況
http://www.mhlw.go.jp/toukei/saikin/hw/jinkou/geppo/nengai11/kekka03.html

3) 内閣ホームページ
http://www8.cao.go.jp/kourei/whitepaper/w-2012/zenbun/pdf/1s1s_1.pdf

4) 国立がん研究センターがん対策情報センター
http://ganjoho.jp/public/statistics/pub/statistics02.html

5) Japanese Journal of Cancer Research 92巻 821-828ページ 2001年
Int J Cancer. 2008年 122巻 653-657ページ
International Journal of Cancer 2002年 99巻 245-251ページ
「検診受診者生命予後追跡調査事業報告書　茨城県保健福祉部保健予防課　茨城県立健康プラザ（平成17年10月）8ページ以降」茨城県の40歳から79歳の約10万人を約10年間追跡した貴重なコホート研究の結果が，一般向けに分かりやすく書かれている．以下からネットで入手可能．
http://www.hsc-i.jp/05_chousa/doc/seimeiyogo_chousa/h17.pdf

6) 原著は "Epidemiology: An Introduction", Kenneth J. Rothman; Oxford University Press, 2002.

chapter 5

水野智美
国立国際医療研究センター病院
国際医療協力局派遣協力課

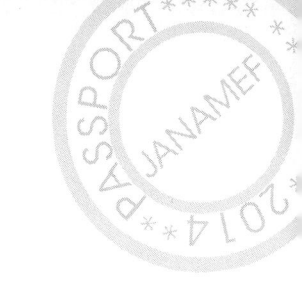

保健所勤務から始まった公衆衛生との係わり

September 2006-April 2008
Environmental Health Sciences, MPH Program
School of Public Health, University of Michigan

要旨………

　臨床研修修了後，保健所に勤務した．そして，その保健行政経験に啓発を受けて，公衆衛生学修士号（Master of Public Health: MPH）の取得を目標に，疫学や生物統計などの専門的知識を学ぶために，ミシガン大学へ約2年間留学した．積極的に学ぶ姿勢を大切に，科目選択やインターンシップの内容を随時工夫し，充実した留学内容となった．その結果，留学中の勉強や日常生活経験がその後の仕事に大いに影響し，有効な職務の達成に貢献した．留学経験とその後の仕事は双方とも，現在の私にとって貴重な財産となっている．

保健所勤務と留学の決意

　大学卒業後，初期研修2年，後期研修1年の臨床研修を国立国際医療研究センターにて行なった後，卒後4年目に東京都の保健所に就職した．この保健所勤務は，私にとって公衆衛生分野における初めての経験であり，公衆衛生学（Public Health）で留学するための重要な下地を形成した．さらに，留学への強い動機となった非常に貴重な経験となっている．ここでは，留学をより有意義なものにした理由の1つとして，この保健所勤務の経験を述べることにする．

公衆衛生分野の経験を積む場所として
　そもそも学生の頃より，国際保健（Global Health）分野に興味があり，関連のある名前にひかれて当該センターに内科系研修医として従事したわけだが，やはり臨床を行なっている間は診療に集中することになり，国際保健とはほぼ無縁の生活を過ごした．現在は，国際保健協力の機会を組み合わせたプログラムも存在するが，当時は，若手医師には国際保健協力の仕事に参画する機会がなかったこともあり，3年目の半ばに，今後のキャリアについて再考することになった．
　国際保健協力に将来的には係わっていくために，公衆衛生分野の経験を是非とも積んでおきたいと考えていたところ，知人の医師に保健所勤務を勧められた．そこで，東京都の公衆衛生医師に応募したところ，東京都福祉保健局西多摩保健所に配属されることとなった．
　西多摩保健所は，奥多摩を含む自然豊かな地域と閑静な住宅地などからなる8市町村を所轄する．都内では人口はそれほど多くはないが，エリアが広範囲にわたる．保健所は青梅市に所在していたが，比較的のんびりとした雰囲気のあるところだった．そのような中で，医師は所長を含めて4名が配置されており，私は感染症対策の担当となった．

保健行政の現場で経験したこと，学んだこと

さて，業務であるが，当初の予想以上に多種多様であった．結核の疫学分析，DOTS（Directly Observed Treatment, Short-course：直接監視下短期化学療法）事業の支援，院内・施設内感染発生時の調査分析や指導，感染症対策または健康教育での講義，危機管理マニュアル作成へ参画，感染症対策に関する広報物やホームページの作成などの業務があった．

特色としては，保健師や食品衛生監視員などといった，医療以外の他職種との協働が多いこと，医師の視点が必要になることなら何でも業務内容になることである．積極的に介入する姿勢が重宝される．

一方で，行政という領域であるため，物事の判断において，医学的な観点が常に最優先されるわけではなく，残念かつ容易には解決されないことではあるが，予算や人的資源，他部署との軋轢などの事情が優先されたことが往々にしてあった．他職種の見解または医療分野以外への理解と協調が必須であり，保健行政に携わる上で非常に重要な部分である．

こうした"保健行政"という，臨床以外の職務を経験したことは，公に対する幅広い視点の醸成に大きく貢献した．後々まで，仕事における人間関係の理解と形成のベースとなり，振り返ってみると，現在の自分があるのは，このような概念を完全に受け入れたからといえる．こうした視点を留学前に把握できたことは，公衆衛生の知識が活用される場は保健行政に多いという観点から，非常に幸運であった．

留学の決意— Environmental Health への興味—

実際に約2年間，保健所勤務に従事したが，その間に公衆衛生分野での留学について疑問点を集約し，覚悟を決めていった．特に，結核やノロウイルスなどの感染症の発生時に，疫学調査において，生活または施設環境の要因がどれほど二次感染に影響しているのか疑問をもったこと，また施設職員のどのような対応が感染拡大を防ぎ得るかという行動変容とそのモチベーションについて興味をもった．留学に際して，これらの疑問や興味が健康環境学（Environmental Health）を専攻した主な理由となった．

保健所勤務は貴重な公衆衛生の実務経験だった．さらに知見を深めたいという直観的な動機と，多岐にわたる公衆衛生学分野の中から具体的に焦点を絞って勉強する姿勢を私にもたらした．それがさらに，留学において漫然と履修科目を選択するより，積極的に履修内容を組み立てることに貢献し，結果的に勉学の充実に相当に好影響を与えたと今では大いに実感している．

留学によってどんな知識，能力を得たか

GHIC コースの選択

　留学先を選択するにあたって，最初に行なったことは，興味のある分野を学ぶことができる大学について，インターネットで情報収集することだった．自分の興味のある分野を履修できるようなプログラムがあるかどうかが重要である．

　私は Master of Public Health（MPH）の取得を目標に，感染症を中心とした健康問題の環境要因に焦点をさだめ，ミシガン大学公衆衛生大学院修士課程（School of Public Health, University of Michigan）を留学先に選んだ．

　しかしながら，本当のところは，実際に行ってみないとわからないところも多く，私の場合，後悔したところも少なからずある．University of Michigan 以外にも適当なプログラムを有する大学院はいくつもあると思うため，今後，留学を検討する皆様には，公衆衛生学のうち興味のある具体的な分野を明確にし，妥当と思われるプログラムを有する大学院を選択することをお勧めする．

　ミシガン大学公衆衛生大学院では Environmental Health Sciences を専攻したほか，国際保健への関心は変わらずにあったため，国際保健についても並行して知見を深められるようなコース（Global Health Interdepartmental Concentration: GHIC）を選択した．在学中の履修科目選択

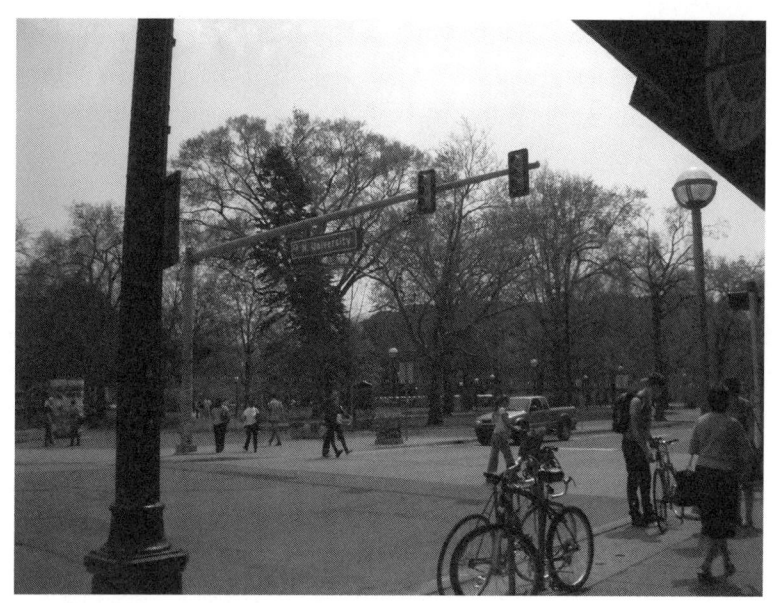

▲ミシガン大学キャンパス

の努力や，インターンシップの工夫により，最終的には相応に充実した内容となった．

インターシップでの苦労

　アメリカでは公衆衛生学が医学と分離して独立しているほど学問として確立している．プログラムは多岐にわたり，希望すれば系統だって各分野を勉強することも可能である．
MPHプログラムは学位取得を目的としたプログラムであり，公衆衛生学の基本となる疫学，生物統計学を必修とするほか，専攻分野の必修と選択科目からなり，4ターム（約2年間）で設定単位数を取得することおよびインターンシップを組み合わせることが学位取得の条件になる．
　日本の大学では基礎として疫学と簡単な統計を履修しているが，実用に至るまでにはいかなかったため，特に生物統計はSPSSやSASなど統計ソフトを使用し，実習する専門的なコースを積極的に選択した．統計が複

保健所勤務から始まった公衆衛生との係わり……chapter 5

雑になると大変なところもあったが，基本的にわかりやすく内容の濃いクラスであり，これは後に復職してから，大いに役立つこととなった．また，専攻分野については，Environmental Health の範囲が広く，生活環境，産業保健，栄養などが含まれるが，私は感染症と関連が深い生活環境として，特に水と衛生に関連するところを中心に，クラスを選択した．他専攻分野のクラスも選択可能であり，感染症伝播のモデリング，組織と人材登用など，大変興味深い内容であった．

　インターンシップについては，GHIC のコースを選択していたため，タンザニアにおける感染性下痢と社会または環境因子との関連についての研究を，学生グループで執り行なう企画に参加した．私は特に環境因子（水と環境衛生）に焦点をしぼって，家庭における下痢の発生と飲み水などの生活用水や住居環境の関連について，統計解析により検証するという実践的な内容となり，経験値として大変有効であった．

　一方で，困難を伴った点も多々あった．学生だけで研究内容を組み立

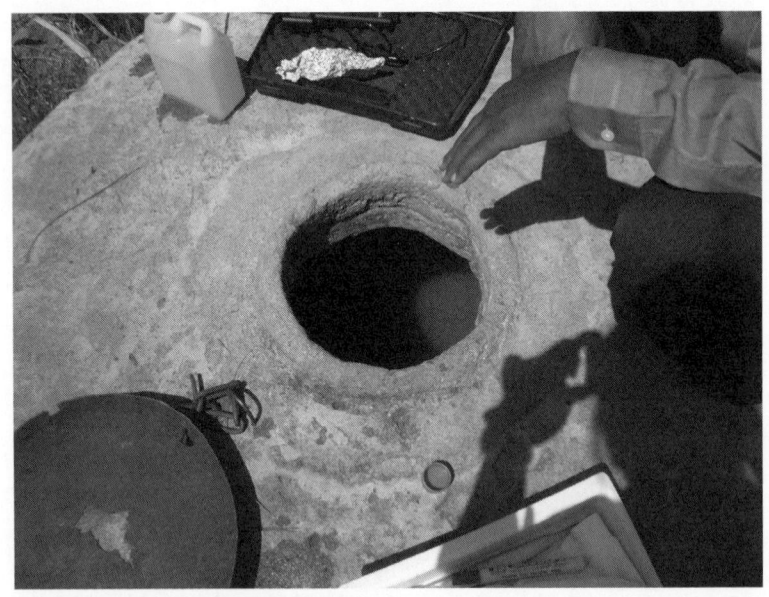

▲井戸水のサンプリングを行なう（タンザニア）

なければならなかったことや，不慣れな環境においてフィールド調査を行なう必要があったことから，積極的にアイデアを投入し，独自に分析を行なう果敢な姿勢が求められたため，相当な労力を要した．

　基本的に留学中は勉強ばかりの日々であった．提出レポート数が非常に多く，文化や言語の違いといった壁があることも理由の１つであるが，それ以上に能動的な姿勢が基本の米国文化において，プログラムを十分に堪能するにはかなりの努力を要する．ポイントは，専門分野の中でも自分が具体的にどんな知識や能力を得たいかを常にクリアにし，課題提出の機会を使って追求していくことではないだろうか．

帰国後のキャリア

　帰国後，国立国際医療研究センターの総合診療科レジデントとして１年ほど勤めた後，同センター国際医療協力局派遣協力課に採用された．その直後，厚生労働省健康局結核感染症課に出向することとなった．

結核予防に係わる

　結核感染症課では結核担当となった．主な仕事は国内の結核行政を，関係団体と連携して進めていくことである．特に必要事項については審議会を開催し，有識者間で協議し方針を定めていくことになる．当時は結核医療提供体制が主な協議事項として取り上げられ，それに応答する形で，結核に関する特定感染症予防指針の改正にまで携わることになった．予防指針の改正については，審議会を何度も開催し，協議をつめていくことになったが，こういったマネジメントには積極的に物事を進めていく姿勢が大変重要であると実感した．

　また，中央行政の経験においては，さまざまな立ち位置の人々と関わることになった．その１つに，専門家の先生方との意見交換の機会が非常に多く，結核研究所や国立病院機構の先生方には，特に結核行政にご貢献いただいた．このような意見交換の場では，技術的に専門性の高い内容が

含まれることが多かったため，公衆衛生学的なものの見方や分析手法を留学によって深めたことが，専門的な内容への理解や行政への応用を後押しし，大局的な見地から結核行政を考察するのに効果的だった．

途上国への派遣も

　国立国際医療研究センター国際医療協力局における活動では，国際協力機構（JICA）からの委託を受けて，無償資金協力プロジェクトの調査団に技術参与として参団することが何度かあった．調査団はコンサルタント会社（保健医療調査，建築，医療機器），技術参与，JICAスタッフで構成されていた．私が関係した調査はすべて病院改修案件であり，改修対象の病院がある途上国に2週間ー1カ月間ほどの派遣となった．技術参与の立ち位置としては，現場において保健医療の側面から必要とされる病院の機能を図り，適切な技術的助言を行なうことが，主な内容であった．

　まず保健医療の現状から考察するため，対象となる国の保健医療統計の資料が活用可能であれば，その収集から始めることが多い．しかしながら途上国では，往々にして十分な統計資料がなく，データの質に問題があることも念頭において検証する必要があった．また，当該国の方針も重要であり，保健医療分野における開発指針のようなものを参考にする．対象病院においては，有用人材やサービス内容など医療提供の現状をさまざまな側面から調査し，さらに改修対象施設の利用状況に関する記録や必要機材の洗い出しなど，利用可能なデータの収集をできるだけ行なった．

　例えば，ウガンダの無償資金協力プロジェクトにおいては，各地域／県病院で集計を行なっている医療統計情報を集め，各施設における疾病，手術，出産などの状況から医療状況の把握を行なっている．とはいえ，統計情報のみではデータ不足のところがある．そこで具体的な実態を知る手段として，手術内容や可能な手術技量の把握のために，稼働している手術室から実施記録の一覧を収集するなどの工夫が必要であった．

　この案件で印象に残ったこととして，調査団としてウガンダの行政官と協議を行なった際，相手が医師だったためか，国内の保健医療にかける強

い思いが時に察せられ，よりプロジェクトに対する理解をいただくことになったという場面があった．国が違っても，同じ分野で活動するものとして親しみを感じたことを覚えている．

あらためて振り返ると，過去の臨床，保健所や中央行政の経験のほか，留学で得た知識・経験も含め，それまでの蓄積をフル活用することになった．本当に充実感のある活動だった．

日本の保健分野，公衆衛生について思う

分野の異なる職種との協働の大切さ

分野の異なる職種との協働は公衆衛生に従事する上で重要であり，時に苦心をともなうこともある．特に行政においては，事務系の職種との相互理解がポイントである．なぜかというと，法規や予算を取り扱うのはほとんど彼らであり，行政の中では根幹にあたるからである．一方，技術系は現場の状況を把握・分析し，施策に反映することを目的とする．そのため，法令化または事業化などの実施過程を担当する事務系とは円滑なコミュニケーションが期待される．公衆衛生に関係する仕事であれば必ず含まれる側面である．

もちろん，技術系の間でも，職種が違えば視点が異なることは多分にある．同じプロジェクトで他種の技術系と連携し，共同の成果を上げるときには十分に留意すべきである．視点が違うからこそ主張が食い違うことがままあるため，対等な立場で率直な協議を重ね，効果的な連携ができるように配慮すべきである．

保健分野の社会への浸透をはかるために

日本では医学部の中に公衆衛生学講座があり，保健分野は行政が中心になって推進してきた．近年になり，日本にもMPHプログラムを提供する大学院が見られるようになったが，少なくとも私が留学時にアメリカの大

【留学先の情報】

Susan Crawford
Student Administrative Coordinator
Environmental Health Sciences, School of Public Health, University of Michigan
6655 SPH Tower, 1415 Washington Heights, Ann Arbor, MI 48109-2029, USA
Tel: +1-734-764-3018
e-mail: sac@umich.edu
UR●http://www.sph.umich.edu/ehs/

学院を選択した理由は，分野として公衆衛生学が医学部から独立してさまざまな分野の人材に開かれており，MPH のプログラムがより充実していると感じたからであった．

　また，留学中に気付いたこととして，米国では公衆衛生学の社会における認知度が高く，医師のみならず修士号の資格を有した人材の雇用機会が多いため，社会で活躍する可能性が広がっていると感じた．一方，日本での仕事や日常生活から感じるのは，日本においては保健の概念がどのように社会に浸透しているのか，一般的に"保健所"を思いついても，実は日常の生活の中にある，各個人が自助努力で行なうことのできる保健の要素（生活習慣病予防など）は，どれほど存在感があるのだろうかということである．それよりも，医療費の増大する昨今の日本においては，各個人にとって保健よりも医療のほうがよほど親近感があり，ほぼ一方的に頼っていることも多いのではないだろうか．

　今後，日本の保健分野が日本の健康づくりに効果的に寄与している現状，またさらなる展開について認知度が高くなりさらに社会に裨益するためには，公衆衛生学の専門知識をもった人材はより需要があると思われ，留学の活用も含め，有志人材のキャリア形成が促進されることが望まれる．また，有望な人材育成が推進されることを受けて，行政のみならず，企業な

どにも，より活躍の機会が増えることを期待したい．

[参考文献]
1)「今後の医療提供体制の方向性」 保健師・看護師の結核展望，2010前期，No95
2)「結核に関する特定感染症予防指針の改正について」 結核対策推進会議新報，2011，No11
3)「結核医療提供体制の方向性」 結核，2011，第86巻，第3号

chapter 6

林 啓一

ラッフルズジャパニーズクリニック

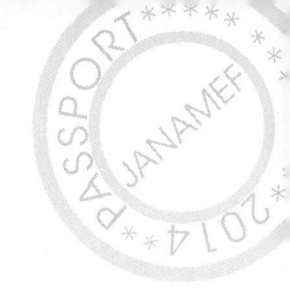

海外で働く医師になって

September 1999 - June 2000
International Health, Master of Public Health
Harvard School of Public Health

September 2001- June 2003
Doctor of Science in Social Epidemiology
Harvard School of Public Health

September 2009 - June 2011
Shanghai Kokusai Clinic

September 2011 - June 2013
ParkwayHealth Shanghai

September 2013 - present
Raffles Japanese Clinic, Singapore

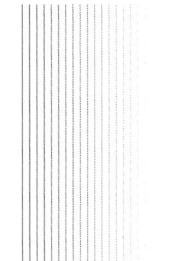

要旨………
　医学部を卒業し，小児科医として臨床を経験したのちにハーバード大学公衆衛生大学院に留学．国際保健分野にてMaster of Public Health（MPH）取得後，社会疫学に魅かれて博士課程に進むが，UNICEFブータン勤務が決まり，単位取得退学となった．ブータンでは小児と家族の保健にかかわる各種のマネジメントに携わった．その後，日本の臨床現場で臨床医として働いたあと，上海やシンガポールのクリニックで勤務．

Master of Public Health（MPH）留学後のさまざまなキャリア実例が，MPH取得前後の方々にとって，少しでも参考になればということで，恥を偲んで留学前後を振り返る．

留学まで〜国際公務員を目指して〜

　大阪で生まれ，ドメスティックな家族で育った．15歳のときに台湾在住の親戚を訪問して以来，日本以外のことを知りたいという気持ちが強く，医学部6年間のうち1年以上は海外を貧乏旅行していた．渡航費用が安く，食事も口にあうアジアを中心に30カ国以上を訪問した．ニューヨーク国連本部，ジュネーブのWHO（World Health Organization：世界保健機関）本部，そしてマニラのWPRO（Western Pacific Regional Office：西太平洋地域事務所）などを訪問し，国を越えて地球規模の（健康）問題に取り組む国際公務員に憧れた．

　細分化・専門化した専門科よりは，ホリスティックなプライマリケアに興味があり，国際保健において重要分野である小児科を選んだ．国際保健分野でのキャリアを積むためにはフィールド実務経験とMPHおよび語学力が必須とわかり，未熟ながらもearly exposure（早くに曝露されること）の重要性を直感し，できるだけ早くMPHを取得したいと考えた．国際機関での勤務を考えると，北米や欧州の有名なプログラムがやはり有利である．

　学生のときからお世話になっていた東京大学小児科講師の中村安秀先生が武見国際保健プログラムでハーバード大学公衆衛生大学院（Harvard School of Public Health：以下，ハーバード）に留学した．その彼に，林君にはハーバードが向いていると薦められた．ハーバードであれば，総合大学のように他のスクールから学べる質も量も申し分ないということで，ハーバードを希望した．

　医学部にはほとんど通学しておらず，学部成績（GPA）も英語（TOEFL&GRE）もギリギリだったと考えられるが，中村先生，柳澤正義

小児科教授，そして最後に勤務した小児科の太神和廣部長に素晴らしい推薦状をいただき，希望通りハーバード入学となった．

学ぶ楽しさ

MPHの授業や課題はとても楽しかった．いろいろなバックグラウンドの講師や同級生らと異国で勉強すること自体がチャレンジングでエキサイティングだった．自分の興味で選択した授業以外の必修の授業でも惹き込まれる授業が多く，印象に残っている．

日本の医学教育では（ミクロ）経済学を学ぶ機会はなかったが，ここでは限界効用や外部不経済など，社会科学の基礎中の基礎から学べた．ハーバードのMPHでは，武見プロフェッサーシップのマイケル・ライシュ（Michael Reich）教授の倫理が必修であることはご存じの通りだが，保健にかかわる人全員に知ってほしい内容である．

前述のように私は日本ではあまり大学に行っていなかったので，学部と大学院，医学とPublic Healthを比較することはできないが，（私にも原因があり，不幸にも）東大で味わうことのなかった，学ぶ楽しさをハーバードで満喫した．

幸いに，留学に際し，世界銀行の大変寛大な奨学金であるJJ/WBGSP（Joint Japan/World Bank Graduate Scholarship Program：日本/世界銀行共同大学院奨学金プログラム）を得ることができた．授業料と生活費を考えると，あらかじめ奨学金を得てから留学するのが最善である．

興味が国際保健から社会疫学へ

高所得国の末期患者に100ドル使うよりも，最貧国で，下痢予防やVPDs（Vaccine Preventable Diseases）に1ドル使うほうが，効用（utility）が大きいのではと直感的に考えていた．死亡といっても将来のある子どもが亡くなるのと，平均余命をはるかに過ぎた高齢者が亡くなる

のでは社会的な意味合いが違う．死亡には至らなかったものの，生活の質が著しく悪化してしまう障害も大きなインパクトがあるかもしれない．

それらを勘案するような計量手法に DALY（Disability-adjusted Life Year：障害調整生命年）などがあり，クリス・マレー（Chris Murray）らの Global Burden of Disease（世界の疾病負担）の研究がメジャーになった時代だった．もともと理系の私は，費用対効果分析や種々の計量的な分析が大好きだった．

そもそも疫学は社会的な学問であったが，MPH2 年目に選択したカワチ教授の授業で社会疫学を知った．社会疫学とは社会的な曝露と健康の関連・因果を研究する分野である．

もともと（健康）格差や（機会）不平等と世代間連鎖に興味があったので，個人レベルの収入や社会経済的な変数を調節しても，地域レベルの収入格差が健康アウトカムにマイナスに影響するかもしれないというマルチレベル分析を突き詰めたいと考え，2 つ目の修士号を取得後にカワチ教授のもとで博士課程に進むことにした．

社会疫学については多くの良書があるが，一般向けの『命の格差は止められるか：ハーバード日本人教授の，世界が注目する授業』（カワチイチロー著，小学館 101 新書，2013）を紹介しておく．

博士号を断念して UNICEF へ

博士号取得のための単位をすべて取得したのちに筆記試験をパスし，博士論文のための口頭試験（仮説と研究計画の発表）までは終えた．その時点で，外務省のアソシエイトエキスパート（負担金の割に日本国籍職員が少ないので，若手日本国籍職員を増やすためのシステム）で UNICEF（United Nations Children's Fund：国際連合児童基金）に勤務できることが決まった．

先にアソシエイトエキスパートとしてニューヨークで国連勤務だった妻もブータンでポジションが得られることもあり，ブータン行きを決めた．

博士論文のデータはジオコードデータという国外持ち出しができないデータだったこともあり，博士課程は単位取得退学となってしまった．

　念願のUNICEFブータン勤務ではhealth officerとして小児と家族の保健にかかわるプロジェクトの立案，資金調達，トレーニング，評価，報告など多岐に携わった．九州ほどの大きさの小国ではあるが，山が険しく道路は曲がりくねり，東西に車両で移動しても丸3日かかり，道路から3日歩かないと辿り着けない村もある．アクセスがとても難しい国だ．

　仏教国のために肉類摂取量が少なく，茶を多飲し，標高が高いブータンでは，鉄欠乏貧血が小児の発達成長により影響しているというデータがあり，学校での鉄剤の補充プロジェクトを開始した．鉄剤は消化器症状の副反応が出やすく，薬を渡すだけでは内服してくれないので，結核のDOTS（Directly Observed Treatment：直接服薬観察）にならい，学校の教師が目の前で生徒の内服（嚥下）を確認する形をとった．

　麻疹予防接種割合を高くして，全国一斉予防接種を繰り返したにもかかわらず，発疹を伴う発熱が散発したため，風疹（Rubella）のコントロー

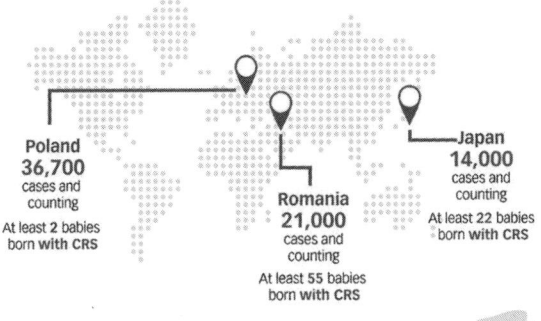

図　日本における風疹(Rubella)流行──CDC公式サイト(2014年2月19日現在)による

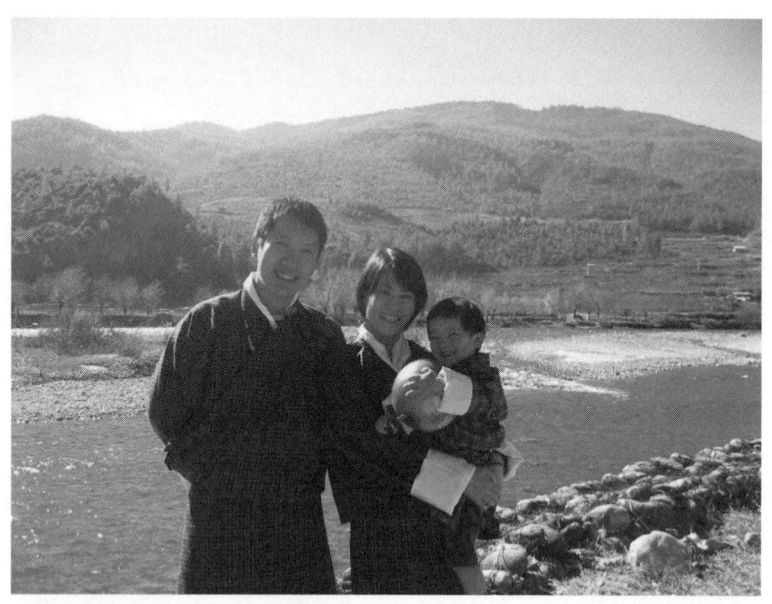

▲妻と長男ときれいなブータンの空の下で

ルも必要となった．WHOと協力してMRワクチンを入手し，全国一斉予防接種期間の3日間に全国の30万人近くにMRワクチンを接種するというプロジェクトに日本の援助もとりつけた．現在，日本では風疹ワクチン未接種の20〜40代男性を中心に，風疹流行がコントロールできず，先天性風疹症候群（Congenital Rubella Syndrome：CRS）が続いているのは皮肉であった（図）．

　ブータンではWHO以外の他の国連機関との連携もあったし，スタッフが30人ほどの小さなオフィスでは教育などといった他セクションの活動もわかり，とても勉強になった．

　また，この国ではネパール系住民の昇進にガラスの天井があるのか，国連にはネパール系職員が多かった．さらに実力のある職員は海外を目指し，リベリアなどの危険な派遣先であっても，多くのブータン人が赴任していった．刺し身などは食べることができなかったが，ゆったりとした社会であり，いつかまた戻って仕事ができたらと考えている．

久しぶりの臨床

　妻が UNICEF 東京事務所スタッフになったため，私と長男がブータンに残り，妻が東京に単身赴任となった．いつまでも別居するわけにはいかず，子育てを経験してみて，臨床に戻ってみたいという気持ちもあり，医局の紹介で6年ぶりに臨床に復帰した．さすがに緊張したが，周りと家族のサポートに恵まれ，なんとか臨床に戻ることができた．

　成育医療センターのアレルギー科で勉強したり，大学のスタッフとして少しだけ教育にも携わったりした．

　ある日，中高大学の同級生で非常に優秀な精神科医と10年ぶりくらいに東京駅近くでばったりと再会した．小児も診ることのできる院長候補を上海で探していると誘われた．日本の医療を世界に輸出しようという，当時北原脳神経外科病院（現北原国際病院）の北原茂実理事長の考えに賛同し，上海で雇われ院長として臨床をすることを決めた．

　保険診療に縛られないセッティングに魅かれたこともあるが，上海は日本より予防接種で防げる疾患が予防されているところもあった．世界標準の MMR（麻疹風疹ムンプス）ワクチンが定期接種で，B 型肝炎ワクチンも出生時より接種している．PCV（Pneumococcal Conjugate Vaccine：肺炎球菌結合ワクチン）や不活化ポリオワクチンや5種混合ワクチンなども日本よりも早く導入されている．予防接種は非常に費用対効果のよい Public Health 介入であり，個人の防衛だけでなく，社会の防衛にもなるため，MPH を取得した小児科医としては興味があった．

中国・上海での臨床

　上海のクリニックは邦人向けではあったが，検疫局の敷地内にあり，髄膜炎菌ワクチンや黄熱ワクチンまで接種可能であった．メンタルヘルスのニーズは大きく，心理士と A/T スプリット（処方は医師，カウンセリン

グは心理士）で多数の駐在者やパートナーの適応障害・不安障害およびもともとのメンタル問題の顕在化を診療した．若く健康な集団で予防接種，健康診断，急性気道疾患，急性消化器疾患の診療が多かった．川崎病も複数診療し，当初は上海でガンマグロブリン療法をお願いしたが，製剤の安全性や投与のタイミングの問題もあり途中からは帰国しての治療を勧めた．

　邦人医師も多く，2～3カ月に1回は日本人医師会が開かれ，総領事館の医療官も迎えて情報交換し，拡大医師会では日本に留学した中国人医師や他の邦人医療従事者とも交流した．

　2年経ってクリニックが黒字化したところで，中国側の方針転換があり，2週間で診療所をたたむことになった．患者を放っておくこともできず，家族も上海の生活に慣れたところだったので，日本に戻るのではなく，シンガポール系の医療機関 ParkwayHealth に異動し，欧米人や裕福な中国人も診療するようになった．

　ParkwayHealth の親会社は三井物産も出資しているアジア最大の病院持ち株会社インテグレイテッド・ヘルスケア・ホールディングス社であり，日本の ParkwayHealth ではさまざまな出身国の医療者に恵まれた．医師は特に多言語話者が多く，私のように1～2言語しか会話できない医師は少数派であった．診療においては言語や文化の壁を乗り越えられるように，PCやタブレット端末を利用し，できるだけわかりやすい診療を心がけた．

シンガポールでの在留邦人診療

　上海はとても安全で，なんでも手に入り，生活は悪くはなかったが，臨床において一部の必須ワクチンがローカルのものしか手に入らなくなったり，CME（Continuing Medical Education: 継続学習）が中国語になってしまったりすることが不満だった．シンガポールから上海ラッフルズに定期的に診療に来ている大西洋一院長と元田玲奈副院長に誘われる形でシンガポールへの異動を決めた．

シンガポールでは邦人の外来診療のみに限られるが，6in1，5in1，成人向け Tdap，Zostavax，Twinrix などの世界水準ワクチンが認可されており，英語での CME も後方ベッドも充実しているので助かっている．シンガポールでは医療レベルが開発途上の周辺国からの受診も多く，患者の状態，時間経済（保険）状況とネットワークを総合的に考え，ベストの選択肢を提供できるように知恵を絞るのは国内臨床と変わりなく，チャレンジングでやりがいのある仕事である．

熱帯のシンガポールにおいては，都市部でも流行するデング熱とチクングニア熱の発生やヘイズと呼ばれる焼き畑に伴う越境大気汚染などといったユニークなヘルスハザードもある．周辺国からの受診の場合には他のさまざまな熱帯病を鑑別に入れなければならないこともあり，2012 年にシンガポールで受験した Certificate in Travel Health™（CTH ®）認定の知識が多少なりとも役立っている．

上海でもシンガポールでも在外で日本人にかかわっていると，日本人のユニークな面が，いい面も悪い面も比較的客観的に見えてくる．原発事故の放射能を恐れて上海やシンガポールに移ってきたかと思いきや，大気汚染でさらに移動する日本人たち．移動に伴うストレスによる身体やメンタルへのリスクのほうが大きいのではないだろうか．

一部の邦人のゼロリスク幻想というか，コストとリスクがトレードオフになっていることを（意識的もしくは無意識的に）無視する姿勢，コストだけを外部化しようとする発想が，どのように醸成され強化されていっているのか，今後も検討したい．

early exposure の薦め

ブータンに赴任してからはデータを利用して実証研究を行なうといった，社会疫学研究からは遠ざかってしまったが，社会疫学を学んだことによって培った社会的な視点は大変役に立った．

本書は『MPH 留学へのパスポート』というタイトルだが，留学はあく

までも手段であり，留学して何をするかが重要である．私のようにMPH留学が直接役立っていないキャリアであっても間接的には役立つことが大きく，いわゆる海外生活をしたことがない方は，できるだけ早い段階で海外留学することを薦める．

　いくらネットが発達し，バーチャル・リアリティが進んでも，当分はファーストハンドの経験にはかなわない．興味の重なっている分野の留学をした方に会って話を聞き，学会や旅行と絡めて現地を訪ねて在校生と話をすれば，よりイメージできるであろう．MPH留学を検討している方が，1人でも多く奨学金をとって留学できることを祈る．

chapter 7

錦織信幸

世界保健機関西太平洋地域事務局

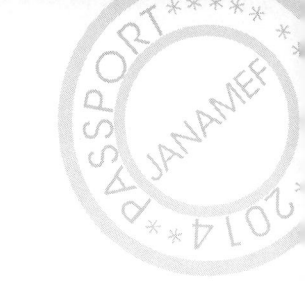

国際保健の「道なき道」をゆく

September 2002 - September 2003
Master of Science in Tropical Medicine and International Health
London School of Hygiene and Tropical Medicine
University of London

January 2003 - March 2003
Diploma in Tropical Medicine & Hygiene
London School of Hygiene and Tropical Medicine
University of London

September 2003 - September 2004
Master of Science in Epidemiology
London School of Hygiene and Tropical Medicine
University of London

要旨………

　私の国際保健分野でのキャリアは，紛争避難民に対する臨床医療活動という，患者に最も近い場所で始まった．ロンドン大学公衆衛生熱帯医学校への留学を通して，疫学と出会い，裏方に徹しながら途上国の公衆衛生（Public Health）に貢献していく方向性を見出した．その後の長崎大学熱帯医学研究所での研究および教育活動，UNICEF（国際連合児童基金）ミャンマーにおける栄養障害対策，マラリア対策，緊急災害援助，そしてWHO（世界保健機関）における結核対策と，組織と場所を変えながら，学びと経験のステップを積み重ねて今に至っている．

「道なき道」のはじまり

医療へのアクセスを守るために

　　Madhu Madhu, Mobile 17 is now passing Tachanamadhu camp. Mobile 17, this is Madhu camp, well copied. Have a safe trip.
　……♪スローンガニ！　♪スローンガニ！

　安全確認の無線連絡が終わると，待ち構えていたように異国の民謡のアカペラ大合唱が始まる．薬剤師の男性がバケツを逆さにして得意の手太鼓を叩く．看護助手の女性たちは満面の笑みで手拍子を取りながら歌う．今日はドライバーもご機嫌で自慢の声を重ねる．
　ランドクルーザーを救急車のように改造した車が，赤茶けた道の大きな穴ぼこに激しく揺れ，薬剤を詰め込んだジュラルミンケースが跳ねて大きな音を出す．私が車の天井に頭をぶつけても，スタッフの歌声は途切れるどころか，かえって歓喜の色を増す．
　スリランカ北部の紛争地，国境なき医師団（Médecins Sans Frontiéres: MSF）の巡回診療に向かう車の中で，私は東京で訪問診療をしていたときのことを思い出していた．小回りのきく小さな車で都会の団地の合間をちょこまかと走り，車を降りては息を切らして団地の階段を登る．階段の先で診療を待っていたのは，一人暮らしのお年寄りや寝たきりの患者であって，内戦により孤立した村のマラリアに罹った子どもや，お産を控えた栄養失調の女性ではない．
　背景はまったく違うが，医療へのアクセスを閉ざされた人々のもとに足を運ぶことは，医療従事者としてやりがいを感じる大切な仕事として，私の脳裏のおそらく極めて近い場所に，同種の記憶として鮮明に残っているのだと思う．

患者と向き合う毎日から

　2001年，私はスリランカ北部の紛争地域で医師として働いていた．20年以上にわたる内戦により，人々は馴染みの土地を奪われ，戦火の及ばない地域を転々とする避難生活を長期間にわたって余儀なくされていた．私が活動していたマドゥーという地域は反政府武装勢力タミル・イーラム開放のトラ（LTTE）が実効支配している地域にあり，スリランカ政府による医療サービスが届かない．MSFは避難民が集まっているマドゥー・キャンプで小さな病院を運営し，周辺の村々には巡回医療サービスを提供していた．

　MSFから派遣されていた外国人ボランティアは，私ともう1人の医師，助産師，調整員の計4人で，事務所を兼ねた住居で寝食を共にしながら活動していた．反政府勢力の支配地域のため，電気，通信，道路などのインフラは限られ，生活，医療活動ともに大きな制限を強いられた．反政府軍の活動地域ということもあり，医薬品を含めてあらゆる機材・物資に対して，政府による持ち込み制限がかかっていた．

　ここでの医療活動は毎日自分の限界に向き合う大変なものだった．外来に入れば1日100人近くの患者を診察し，病棟では20人以上の患者を担当しながら24時間オンコールで救急受診にも対応した．キャンプと周辺の村々を合わせて，およそ1万5千人〜2万人の人々にとって，医療機関は私たちの運営する病院1つ，医師が2人しかないという状況は大変な重圧だった．

　紛争が長期化していたこともあり，持ち込まれる健康問題は途上国の一般的なプライマリケアの問題がほとんどだった．呼吸器感染，マラリア，胃腸炎から，高血圧，糖尿病などの慢性疾患，それに加えて外傷，骨折，皮膚科や産婦人科に関連した問題など多彩だった．大変ではあったが，紛争地で他に医師がいないという特殊な環境だったからこそ，プライマリケアにおける生（なま）の問題を直接経験することができ，それがその後の国際保健のキャリアに大変役に立っている．

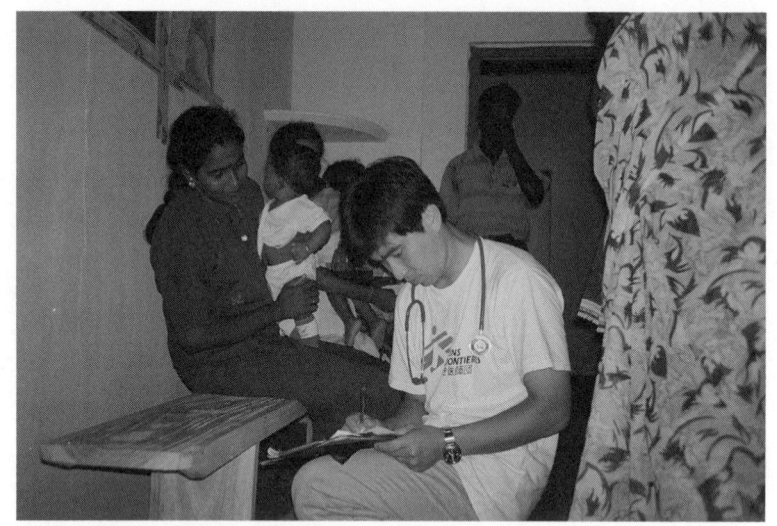

▲国境なき医師団の移動診療でお母さんから子どもの病状を聞く（スリランカ，2001年）

宿敵（？）マラリア

　実は，MSFのミッションを終えたら，すぐに留学をしようと決めていた．そのため，願書の提出に必要な書類や，応募しようと思っていた奨学金の資料などを片っ端から紛争地に持ち込んでいた．しかし一方で，留学して何を具体的に学ぶのかということについては，まだ曖昧な部分があり，それは医療活動をしながら徐々に明確になっていったように思う．中でも留学への動機を大きく高めてくれた要因を挙げるとしたら，活動のなかで取り組んだマラリアと栄養障害だった．

　当時のスリランカは，ありとあらゆる健康問題において，紛争地域の内と外で大きな格差があったが，マラリアも例外ではなかった．紛争地では，重症化しやすい熱帯熱マラリアが蔓延し，子どもから大人まで患者が大量に発生していた．キャンプ自体がジャングルのような森林に囲まれ，住居も粗末であり，殺虫剤や蚊帳の持ち込みも制限されていた．さらに検査設備が十分ではなく，顕微鏡診断は不可能で，代わりにわずかに供給されていた迅速診断キットも，マラリアのシーズンになるとすぐに在庫が切れた．

今では信じられないが，治療薬も第一選択はクロロキン，もしダメならキニーネしかなかった．当時すでに熱帯熱マラリアのクロロキン耐性は非常に高いレベルだったはずだが，検査が十分にできないためクロロキンが効く3日熱マラリアとの鑑別診断ができない．キニーネを無駄にしないため，効かないかもしれないクロロキンをまず試さなければならず，ベストの治療を提供できない状況に胸が痛んだ．子どもの重症マラリア，妊婦のマラリアによる早産，そして自らもマラリアに罹ってしまったこともあり，マラリアについてきちんと勉強したいという思いが募った．

もう一つの課題

　長く診療していると，病気になりやすく頻繁に外来を受診する子どもたちに気づくようになる．診断は肺炎や中耳炎だったり，下痢だったり．兄弟がいる場合は，たいていみんな病気がちなので，お母さんの顔はすぐに覚える．そういう子どもは，入院させて治療をしてもすぐに戻ってくる．実は，彼らの背景には栄養障害があり，繰り返す感染症は栄養障害の症状に過ぎないのだ．

　毎日の患者の対応に追われながらも，相棒の医師と対策について考え始めた．まずは状況をつかむため，外来を受診する子どもの栄養障害のスクリーニングをしようと決めた．外来を手伝ってくれる看護助手や事務のスタッフをトレーニングし，正しく身長・体重を測ってWeight-for-Heightという指標を計算し，カルテに書いてもらうようにした．診察の際に危険な栄養障害を早めに見つけ，感染症などがあれば，早めに入院させるようにするためだ．

　しばらく続けるとやはり問題は小さくないことがわかり，外来ベースではなくpopulation-basedの栄養障害の調査が必要だと考えられた．首都にいるMSFの代表や医療責任者を説得し，特に状況の悪い子どもが多い地域を選んで栄養障害の実態調査を実施した．調査の結果を踏まえたさまざまな議論を経て，最終的には病院でTherapeutic Feeding（治療的食餌療法：重症の栄養障害の治療）を実施するプログラムを開始すること

になった.

　いま考えれば,臨床医として患者を見る中で生まれた疑問から出発し,地域ベースの調査,そして介入に至るまで,非常にプリミティブな公衆衛生のプロセスを辿ることができた事例だった.

　当時は留学前で,調査や疫学手法についての知識はまったく十分ではなかった.派遣前に MSF から 2 週間くらいの難民医療のトレーングに参加させてもらっていたので,そのときのテキストや MSF のガイドラインをひっくり返しながら,サンプルサイズの計算や栄養障害のスコアの算出を「いいのかなぁ?」と思いながらやっていた.

　いずれにしても,私にとってこの経験が,疫学や公衆衛生の方法論の重要性を決定的に印象づけた.現場で使うための実践的な公衆衛生をもっと学びたいと思った.

好奇心を掻き立てられた毎日

熱帯医学―宿敵との邂逅―

　「こいつか!」――顕微鏡を覗き込みながら興奮した.スリランカではついに一度も,その姿を自分の目で見ることのなかった熱帯熱マラリア原虫が目の前にいる.頭のなかで,たくさんの患者の姿が次から次へと浮かんでは消えていた.同時に,ロンドン中心部の重厚な建物の一室で,熱帯の原虫を見ているという事実にも奇妙な感覚を覚えた.

　スリランカでの医療活動を通して,留学への動機を積み上げていた私は,2002 年からロンドン大学公衆衛生熱帯医学校(London School of Hygiene and Tropical Medicine)の 熱帯医学・国際保健修士(Master of Science in Tropical Medicine and International Health)を留学先として選んだ.このコースは,数多い同校の修士コースの中でも,とりわけ臨床色の強い,医師のための臨床熱帯医学コースだった.

　熱帯病とくに感染症について網羅的に学べるコースで,もちろんマラリ

アについても，顕微鏡診断だけでなく，その生態から治療および対策まで，実に多くの側面から学んだ．

マラリア以外でも知らなかったことは多かった．バラエティに富み，生物としても興味深い各種寄生虫，デング熱やエイズなどのウイルス性疾患，コレラから結核まで多様な細菌性疾患，それらに加えて栄養，母子保健，人口問題など国際保健における主要なトピックについて，学べば学ぶほどさらに知りたいことが増え，知的好奇心を掻き立てられる毎日だった．

「次はもっとうまく闘える」——おかしな表現かもしれないが，いつもそんな喜びを覚えながら，学びを心から楽しんでいた．

疫学との出会い

思わぬ大収穫は疫学だった．ロンドン大学には一流の疫学者がたくさんいて，何といってもコレラで有名な疫学の父 John Snow のお膝元である．疫学の講義は抜群に面白かった．トップジャーナルで良質の Evidence を次々と生み出している一流の講師陣の講義は感動的でさえあり，加えて途上国のリアルな問題を扱った教材が実によく作りこまれていた．

臨床熱帯医学のコースは，数多い感染症についての各論と病院実習を含む臨床診断学に多くの時間を割いてしまうため，疫学・統計や保健政策など，公衆衛生学的な分野は基礎的な内容にとどまった．

疫学の面白さに取り憑かれた私は，疫学と統計については，できるかぎり高度な内容のユニットを選択しようとしたが，それでもやや物足りなかった．別のコースに在籍している友人から，自分が取れないユニットの教材を借りてコピーし，自主的に勉強してみたりもした．

正直に言うと，それまでの医師としての人生のなかで，疫学や統計学が好きだと思ったことは一度もなかった．にもかかわらず当時は寝食を忘れて疫学の勉強ができ，優れた論文を読めば研究デザインや解析方法に興奮した．

考えられる理由は，途上国も含めたそれまでの臨床経験が，疫学の重要性とパワフルさを理解する素地を作ってくれていたのだろう．また保健分

野に限ったことではないが，一定の業務経験を積んだ後のPost-graduate Studyが，学問をより有益で興味深いものに変えてくれるという一面もあっただろう．

臨床から公衆衛生への転換

　臨床熱帯医学の修士を3分の2ほど終える頃には，2年目も留学を継続して疫学（Master of Science in Epidemiology）を専攻することで決意が固まっていた．幸いなことに，もらっていた奨学金の2年目の継続についても許可がもらえた．

　2年目のコースももちろん楽しかった．統計学についてもより高度な解析法を学べたし，感染症疫学，モデリング（数理疫学），GISや空間解析など，より特化した専門分野に足を伸ばすこともできた．

　純粋な学びの面だけでなく，この留学2年目の時間は，その後のキャリアにとっても大きな意味があったように思う．前述したように，スリランカでの臨床経験と臨床熱帯医学での留学は自然な思考過程として繋がっていた．しかしながら，実は，留学後にどのような仕事がしたいのか，具体的には，留学後も臨床的な面で国際保健の仕事をしていきたいか，ということについてはまったく確信がなかった．

　言い換えれば，途上国で臨床的な仕事を続けることに対して迷いや躊躇があった．その詳細については，私なりの国際保健に対する考え方に関わる部分があるので，後の項でまた触れたいと思う．

　いずれにしても，疫学を学んだ2年目にキャリアに対する意識は大きく変わった．臨床に対する思いは持ち続けていたが，同時に，疫学の技術を活かして公衆衛生的な立場で，途上国の保健問題に貢献していきたいと思うようになった．そして，そう考えた途端にキャリアの選択肢も広がった．

教育と研究に手応え

スリランカでの災害疫学研究

　留学後の進路として，外務省のJPO制度（後述）に応募することを決め，準備を進めていた頃，長崎大学熱帯医学研究所で働く機会に恵まれた．できるだけ早く途上国での実務に戻ることを念頭に置いていたところであったが，当時から関心をもっていた国際保健分野の人材育成に関連した仕事であったことと，疫学と人類生態学を中心にする興味深い教室であったため，JPOの派遣を遅らせて1年間働かせてもらうことになった．

　2004年12月26日にインド洋で発生した地震と津波が，インドネシア，スリランカ，タイをはじめ多くの国々を襲った．世界中の国々が未曾有の大災害に対して支援を表明する中，日本政府もさまざまな支援策を打ち出した．長崎大学ではそのうちの1つ，文部科学省を通じた研究協力に名乗りを上げた．自分が1年間過ごした国の大災害にショックを受けていたところ，すぐに現地に行って，研究チームのコーディネーションやロジスティックの準備をすることになった．私自身も災害疫学の研究をデザインし，スリランカ東部で実施した．

　臨床から公衆衛生に転換しつつあった私が，奇しくもスリランカに舞い戻り，殺到する緊急援助から一歩引いた立場で疫学研究を実施することになったのは，不思議な偶然だったように思う．そのときの研究は，ロンドンで学んだ基本的な疫学手法をきわめて愚直に適用し，女性と子どもが災害弱者であったことを同定することにより，その後の対策に示唆を与えようとしたものだった．

　興味深いことに，同様の方法を用いて同じ結論を導いた研究がインドネシアとインドでそれぞれなされ，私たちのスリランカの論文とあわせて，国際会議で紹介されたり，国際機関のレビューなどで引用されている．

　当時の私は臨床にも未練がたっぷりあって，避難所でタミル語を聞けば，

MSFで患者を診ていたときのことが激しくフラッシュバックしていた．それでも，研究者として疫学を通してこの災害にかかわり，小さくても成果が得られたことで，公衆衛生活動における手応え，やりがいを確かに感じる経験となった．

キャリアパスの不在

もう1つ長崎大学で取り組んだことは教育だった．津波へのかかわりが一段落した頃，熱帯医学研修過程のカリキュラムに関わることになった．途上国における感染症対策などに関わる実務家を対象に，3カ月で熱帯医学の包括的な知見を提供するコースだった．このコースがもつ歴史と強みを活かしながらも，ロンドンにおける公衆衛生教育にふれた新鮮な感動を活かして，カリキュラムの一部を改変させてもらった．また自分でも疫学，難民医療，栄養障害対策などを受け持った．

私自身もまだ国際保健については駆け出しの身だったが，研修生の経験や学習の希望を聞きながら次のステップへと後押しすることは，やりがいのある大事な仕事だと感じた．

国際保健のキャリアは，よく「道なき道」と言われるように，明確なキャリアパスが存在しない．たとえば通常の臨床医であれば，研修医を終えてから大学の教室に入り，大学病院での診療をしながら大学院で研究をし，その後は外の関連病院をまわりながらキャリアを積み，再び大学に戻って……というようなキャリアのパターンがあると思う．これに比して，国際保健分野で活躍されている人たちは実にさまざまなパターンでそれぞれの道を切り開いていて，まったく決まったものはない．

医学生や若い医師が，国際保健の分野で働きたいけれど，どうしていいかわからないというのは至極当然で，たとえば「日本で臨床を何年やればいいか？」というごく初めのステップでさえ，人によっては2年でいいかもしれないし，専門医になってさらに数年はやるべきかもしれない．何を専門にして，どのように国際保健にかかわりたいのかによって，踏んでいくべきキャリアステップは千差万別であり，結局は前例を参考にしなが

ら，自分の道を探していくしかないのである．それに加えて，経済的に不安定な仕事が多いことも難しさを増す要素だ．

私自身が手探りで不安な道を歩いてきたからこそ，少し先を行く者が後進に尽くすことは非常に大切だと感じている．

国際機関での仕事～UNICEF，WHO～

はじめての国際機関

「私は人事に関してはかなり勘がいい．あなたの声を電話面接で聴いたとき，あなたなら私のチームでいい仕事ができるとすぐに直感したのよ」――軍事政権下のミャンマーではまだ珍しかった外資系（といってもタイ系）のフランチャイズカフェで昼食を取りながら，赴任したての私に上司が優しい言葉をかけてくれた．

2005年10月，私は国際連合児童基金（United Nations Children's Fund: UNICEF）ミャンマー事務所の保健・栄養セクションに，JPO[*]として赴任した．主な役割は保健・栄養セクションがもつすべてのプロジェクトのMonitoring & Evaluation（M&E: 事業監視・評価）を取り仕切ることで，まさに疫学的な考え方をプロジェクト運営の中で活用できる仕事だった．

[*] Junior Professional Officer: 国連機関の職員数が適正な人数に満たない国の政府が，若手専門家を選抜し派遣することで，国際機関職員としての職務を経験させる制度．日本では外務省国際機関人事センター（http://www.mofa-irc.go.jp/jpo/seido.html）が所管している．

上司はフランス人の元小児科医．彼女も駆け出しの仕事は私と同じMSFで，考え方や仕事の姿勢でも共感できることが多かった．私が赴任したときはちょうどUNICEFのミャンマー支援5カ年計画が切り替わるときで，彼女はマラリアと栄養の両プロジェクトの強化を望んでおり，私のプロファイルがうまくマッチしたらしい．

順調な滑り出しと思いきや，やはり初めて体験する国際機関の仕事に戸惑いはあった．仕事のほとんどはメール，文書，会議で，MSFのときのようなリアルさに乏しい．プログラムの主たる実施者は政府保健省で，現場から遠いリモートな感覚が辛い．幸いなことに，この仕事のやりがいを見出すのにそれほど長くはかからなかった．やはりきっかけは現場だった．

現場に行き，現場の人から学ぶ

　上司もUNICEFミャンマー事務所の代表も，いつも口癖のように現場に足を運ぶ大切さを説いていた．当時のミャンマーでは外国人の移動に許可が必要で，その申請も面倒だった．それでもチャンスを見つけては，できるだけ現場に足を運んだ．

　自分の足で現場に行き，保健センターで働くスタッフと話をし，患者に病状を訊ねる．村の住民と交流し，生活環境を知る．そうしているうちに，スリランカでの臨床経験も手伝って，自分なりに現場の問題が理解できるようになり，保健省のカウンターパートと有意義な協議ができるようになった．

　紙の上に書かれたプロジェクトの中で，何が重要な要素で，どこに注意して実施しなければいけないかが読めるようになるし，プロジェクトの進捗状況と次なる課題を，実感をもって上司やドナーに説明できるようになった．

　要領がわかってくると，本来の任務であったプロジェクトの評価に必要なデータを整理・解析しつつ，プロジェクトの新たな展開を見据えたプロポーザル作成や新たな活動の提案もできるようになっていった．自分の強みである臨床経験や疫学的感覚を活かして，プロジェクト形成や評価にどんどん挑戦していった．

　ミャンマーで働く中で一番心に残ったのは，現場で働く保健スタッフの勤勉さだった．保健システムの最先端を守るのは助産師で，村人が共同で建てた小さな保健センターに住み込み，予防接種やマラリア対策，結核対策，お産と，あらゆる業務をこなしていた．その献身的な姿を見るたびに，

住民の健康を守るために奮闘する彼女たちの役に立ちたいと心から思えた．
　保健省の施策にしても，それを後方支援するUNICEFの支援にしても，最終的にお母さんと子どもたちにサービスを提供するのは最前線の保健スタッフだ．現場に行き，施策に反映できるよう，彼女たちの声を聞く．彼女たちが働きやすくなったと言ってくれるだけで，すべての苦労が吹き飛び，またヤンゴンでの仕事を頑張ろうと思えた．いつの間にか，臨床医として自分で手を下さなくても，公衆衛生の仕事に大きなやりがいを見出していった．

緊急援助，再び

　2008年5月，サイクロン「ナルギス」がミャンマー南部イラワジ川のデルタ地帯を直撃し甚大な被害をもたらした．私はUNICEFの緊急援助チームとして最大被災地の1つであるボーガレーという町に常駐し，緊急支援を現場で切り盛りすることになった．
　現地にはMSFをはじめ多くの緊急援助団体が入っていて，スリランカで経験した緊急援助の感覚が生きた．MSFのときと違ったのは，当然ながら臨床ではなく公衆衛生が中心だったことである．さらに，すでに経験を積んでいた栄養調査，食餌療法，マラリア対策，予防接種のみならず，デング熱対策や水・衛生に関する知識など，MSFでの経験，ロンドンでの留学，長崎での教育活動といった，これまでかかわってきたことがすべて役に立った．保健分野にかぎらず，教育や子どもの保護（人身売買の予防，孤児の支援）などのUNICEFがミッションとする他分野の活動にかかわれたことも大きな学びだった．
　この緊急援助の場面で最も感動的だったのは，やはり現地の保健スタッフの働きぶりだった．なかでもボーガレー地域のTownship Medical Officer（TMO: 地域の保健行政の責任者で町立病院の院長を兼ねる）を務めていた女性医師への尊敬の念は決して忘れることができない．彼女はUNICEFの援助を現場で実行するために最も重要なパートナーであり，私は彼女が描く保健システム再建の方途を全力で支援しようと決意していた．

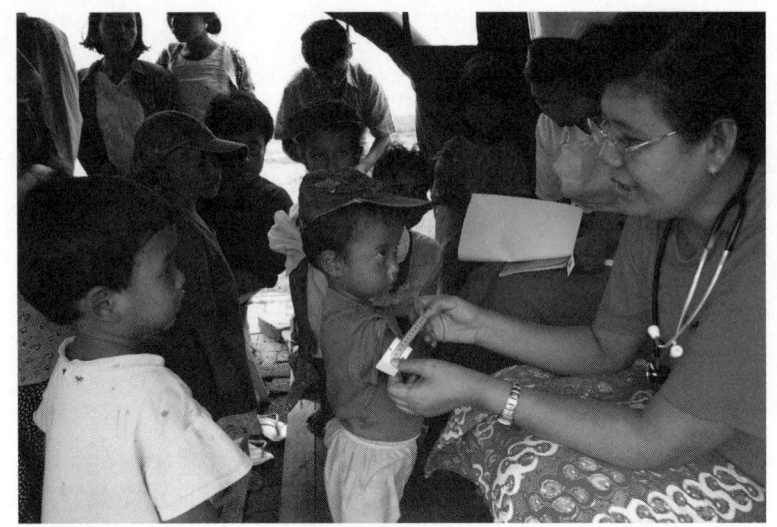

▲現地の保健責任者 TMO とともに栄養状態の調査を実施（ミャンマー，2008 年）

黒子に徹して現場を支援すること

　緊急援助が緒についたばかりの頃，UNICEF が調達した医薬品が届き始めた．私たちは地域保健行政の司令本部である町立病院を含め，医薬品をどう分配するかという方針について，TMO に意見を聞いた．彼女の指示は実に明快だった．

　「UNICEF から送られてくる必須医薬品キットは，優先的に，一刻も早く末端の保健センターにすべて届けてほしい．病院に残す必要はない．病院には他のドナーからの医薬品が雑多にどんどん入ってくるはずだから，末端の助産師が最も使い慣れている，UNICEF の必須医薬品キットを一刻も早く保健センターに届けてほしい」

　彼女が続けて話してくれた理由に，私は激しく胸を打たれた．

　「私の管轄に 20 以上ある保健センターの多数はサイクロンによる高波で全壊している．住居兼職場を失った彼女たちの多くは，村人の家に居候して過ごしている．自らの家族を失った者もいる．彼女たちに医薬品を届けることは，彼女たちに村の人々の健康を守るという役割とその手段を与

えることであり，医薬品をもつ助産師は必ず村人から守られる．逆に医薬品をもたず，居候をし，村人に生活の糧を依存している助産師が，自らの役割を果たせずに惨めな思いをしているとしたら私は耐えられない」

　私たちは奮い立った．援助物資をデルタ地帯の村々に届けるため，すでに数隻のボートをチャーターし毎日フル稼働しているところだったが，ロジスティックのスタッフと相談し，「すべての保健センターへの最初の医薬品の配置」を最優先事項として輸送計画を立て直した．他の援助機関にも声をかけて，遠隔地への輸送予定があれば医薬品を一緒に運んでもらえるように頼んだ．その後も保健センターの補修・再建，予防接種活動再開のための資機材の供与など支援を続けた．

　TMOが言ったことの正しさは，その後，継続的に何回か訪れた保健センターで実感した．着の身着のままの被災者の1人だった助産師は，医薬品を手にして村での活動を再開すると，まったく別人のように活き活きとしていた．数カ月が過ぎ，保健センターが修復された頃には，その助産師は地域復興の立役者の1人だった．

　ボーガレーでは，被災からわずか2カ月で予防接種活動が完全再開され，すべての被災地の中でワクチンギャップを最短で済ませることができた．この成果は，単に施策が正しかったから得られたというわけではなく，その施策を実施する1人ひとりのスタッフに対して，上に立つ現地のリーダーがどのような思いをもって，指揮を執ったかということに拠るのだと，私は信じている．

　公衆衛生の施策がどのようにデザインされ，現場で実施され，成功や失敗を生み出すのか．この事例を含めて，そのことを国レベルと現場レベルで繰り返して検証する機会を与えてくれたUNICEFでの経験は，私にとって貴重な原点の1つになった．

　また，留学中に抱いていた疑問——途上国において臨床医として自ら手を下すことに対する何とも言えない躊躇と迷い——に対する，私なりの解答もここにあるのだと思った．子どもたちに支援を届けるため，徹底して現地のシステムを支援し，私たちは裏方で黒子に徹する．私はこうい

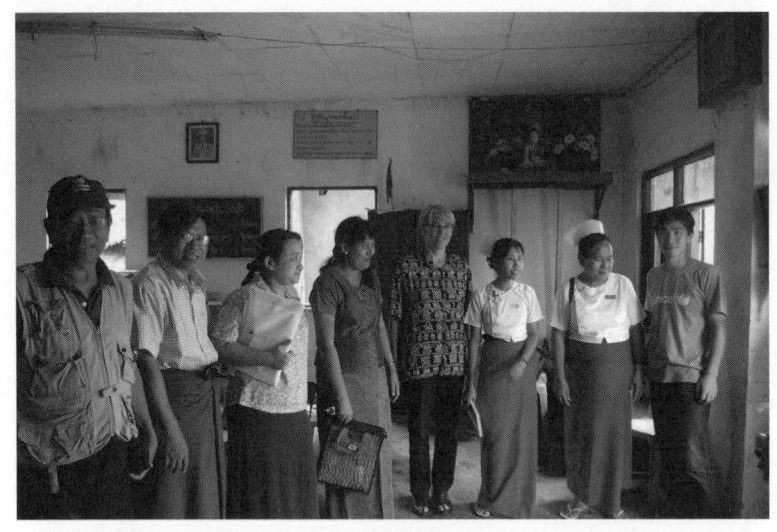

▲現地の保健センタースタッフとともに視察団を案内（ミャンマー，2008年）

う支援のあり方に確信をもった．同時に，医学生のときに出会った，農村開発の精神を謳った詩がまざまざと思い出された．

　　「人々の中へ」

　人々の中へ行き
　人々と共に住み
　人々を愛し
　人々から学びなさい
　人々が知っていることから始め
　人々が持っているものの上に築きなさい

　しかし，本当にすぐれた指導者が
　仕事をしたときには
　その仕事が完成したとき

人々はこう言うでしょう
「我々がこれをやったのだ」と

　　　　晏陽初　Yen Yang Chu (1893-1990)

WHO 一現場，政策，研究のリンク一

　2009 年から世界保健機関（World Health Organization: WHO）の西太平洋地域事務局（Western Pacific Regional Office : WPRO）で結核対策に取り組んでいる．地域事務局ということでフィリピン，ラオス，カンボジア，ベトナム，モンゴル，中国，マレーシア，太平洋の島嶼国などの結核対策にかかわりながら，主に社会的弱者の結核に取り組んでいる．

　経済発展の著しいアジアの各国で，移民，貧困地域に住む人々，ホームレス，高齢者，刑務所の囚人など社会的弱者の健康問題に挑むことはとても重要であり，この分野にじっくり取り組むことに大きなやりがいを感じている．

　WHO は各国の保健省に対して政策的な支援を行なうことを重要な機能の１つとしており，まれに現場から離れた場所で議論が進みがちな面もある．だからこそ現場に足を運びながら，現地の保健スタッフや患者の声に耳を傾けることを今でも心がけている．

　はじめは UNICEF 時代によくやっていた他機関との連携や現場発のプロジェクト形成などは，WHO らしい働き方ではないのかもしれないと引け目に感じる部分もあった．しかしだんだんと，WHO 内でも私と似たような姿勢で仕事をする人と，そうでもない人がいることに気づいた．WHO は専門性によって，あるいは分野によって仕事の性質もだいぶ違うので，それぞれなのだと思う．いずれにしても自分の信じる方法で仕事ができ，かつ組織に貢献していけるのであれば，それはとてもありがたいことだと思う．

　WHO で働くようになって，それまで以上に疫学や研究のスキルが生きるようになった．国レベルで得られるデータを現地のカウンターパートと

一緒に解析したり，論文にできるような機会が山のようにある．さらに国レベルあるいは世界レベルでの政策策定には，科学的なエビデンスが不可欠であるが，途上国発の研究は少ない．そのため結核対策に資する重要な研究を支援するための研究助成制度を新設し，各国における研究を促進，同時に研究能力の向上をすすめた．

WHO 主導の研究はともするとトップダウンにこれをやってほしいという形になりがちであるが，各国から研究計画を募ることで，現場の人たちが問題と考え，解決の糸口を探りたいと考えているような，現場に有益な研究を拾い上げることができるようになった．

各国における研究を促進しつつ，私自身も手を動かして研究活動を続けようと努力している．そうはいっても WHO の日常業務は，他の機関と同様に多忙であるため，集中を要する研究の時間をある程度まとまって確保することは容易ではない．十分満足とはいえないが，そんな中でもなんとか論文として成果を出していけるのは，短い期間でも研究者として働いていた経験が役に立っているし，疫学・統計に関しては原著論文をきちん

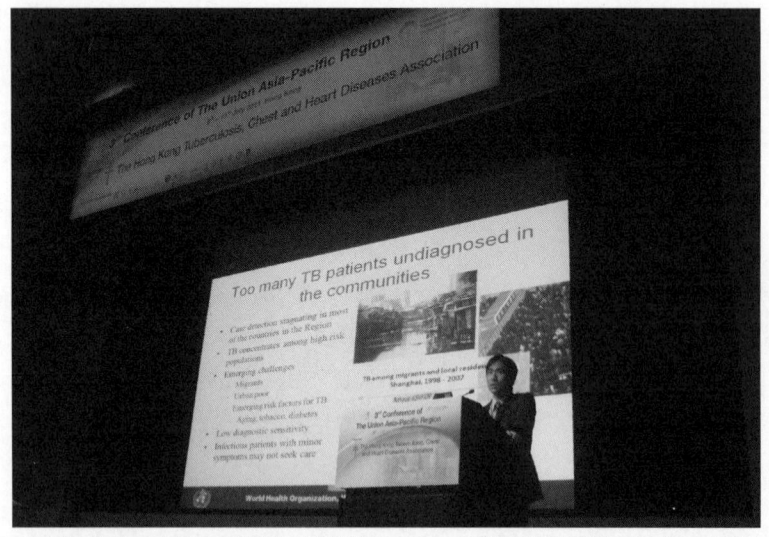

▲アジア地域における社会的弱者の結核対策について，WHO の戦略を発表（香港，2011 年）

と読み，統計技術などもアップデートを続けている．

　さまざまな問題も指摘されてきているWHOではあるが，やはりグローバルレベルで保健政策を取り扱う国際機関として，非常にパワフルな側面をもっている．今後も，現場感覚を保ちつつ，国際社会におけるWHOの有する優位点を上手に使い，世界の結核対策に貢献していきたいと思っている．もちろん，これまでと同様，意義があると信じられる次のステップが現れた場合には，まったく新しい別の舞台に進む用意もある．

キャリア，人生の転換点に立ったとき

留学はキャリアの次のステップへ進むパスポート

　留学体験というには私の稿はやや逸脱していて，国際保健分野のキャリアの1例という趣になっているかと思う．このように書き進めてきたのは実は理由があり，第一には私が自分の人生をかけてもよいと純粋に思っているこの分野の仕事を，多くの人により具体的に知ってもらいたいからである．

　途中にも述べたように国際保健の分野で働こうと思ってもなかなか明確な道筋はなく，この分野で活躍されている専門家のキャリアは多種多様だ．私の1例がもしかしたら誰かの進路の参考になればと思った．

　第二には，個人的に「留学体験」だけを取り出して説明することに違和感があって，留学をキャリアの全体像の中で捉えたいという思いがあるからである．

　留学にどのような意味があったか，どのくらい重要だったかと問われれば，一義的には，特定分野の知識とスキルを習得して，その後のキャリアに役に立ったと即答はできる．しかしながらキャリア形成をもっと大きな視野に立って考えたとき，実は留学というのは通過「点」に過ぎない．

　私にとっては，留学前に積み上げた経験や動機，そして留学を通して学んだ知識やスキルがどのようにその後のキャリアに繋がっていったかとい

う「繋がり」や「文脈（context）」のほうが，はるかに大事な情報のように思える．

最後の理由は，私が常々感じていることとして「留学はパスポート」ということを伝えたかったということがある（本書のタイトルと微妙に違うので恐縮だが）．MPH 留学で学ぶ内容そのものには，ある程度のスタンダードがあり，分量的にも限りがある．一方，その後のキャリアを通して学んでいけることは，少なくともポテンシャルとしては無限大で，遥かに深い．

MPH 留学はそのこと自体が目的ではなく，結局は留学後に何をしたいのか，どこでどんな仕事をし，どのように自分を成長させていくのかという，長いキャリアの入場券，あるいはパスポートなのだと思う．

パスポートはピカピカでもボロボロでも用を足せばよくて，それをどのように使って，何を得ていくかは，すべて留学後の使い方次第ということである．例えば，私はミャンマーの助産師やボーガレーの TMO の姿勢から，私の人生にとってかけがえないことを学ばせてもらった．また今まで出会った数多くの優秀な同僚や上司から学ばせてもらったことも，枚挙にいとまがない．それらのすべてとはいえないが，おそらくほとんどは，MPH 留学というキャリアの通過点があってこその出会いであっただろう．

私もそうだったように留学後に何をしたいかがあらかじめ明確でなくてもいいと思う．ただ，決して留学そのものを目的とは考えず，キャリアの次のステップへ進むパスポートであり，長い学びの道のりの出発点だと考えてもらいたいと願う．

Dots will connect

最後に，キャリア形成のヒントとして，私が折にふれて頼る言葉を紹介したい．この本を手にしている人の中には，人生の重要な転換点にある人も少なくないと思う．次のステップへのさまざまな選択肢として，MPH 留学を考えているかもしれない．大いに悩んでほしいと思う一方で，やはり最終的には自分がやりたいこと，やるべきだと感じることを信じて，次

のステップに進むのがよいと，個人的には思ってきた．

アップルの創業者スティーブ・ジョブズは，2005年，スタンフォード大学での講演の中で「Dots will connect（点はかならず繋がる）」と述べた．

人生はいつも自分の納得の行く方向に進むとはかぎらない．自分がやりたいことを模索しながら，そのときどきの選択で点（経験）を積み重ねていく．それぞれの点がどう将来につながっていくかはわからない．しかし後になって振り返ってみれば，過去の点がすべて繋がっていることに気付くときがくる．

前向きにはわからないが，振り返ってみたときだけわかる．だから信じるしかない——Dots will connect（点はかならず繋がる）．

[参考文献]
1) Nishikiori, N. & Van Weezenbeek, C., 2013. Target prioritization and strategy selection for active case-finding of pulmonary tuberculosis: a tool to support country-level project planning. *BMC public health*, 13(1), p.97.
2) Nishikiori, N. & Morishita, F.,, 2013. Using tuberculosis surveillance data for informed programmatic decision-making. *Western Pacific Surveillance and Response*.
3) Wong, M.K. et al., 2013. The association between household poverty rates and tuberculosis case notification rates in Cambodia, 2010. *Western Pacific Surveillance and Response*.
4) Eang, M. et al., 2012. Early detection of tuberculosis through community-based active case finding in Cambodia. *BMC public health*, 12(1), p.469.
5) Yanjindulam, P. et al., 2012. Reduction of tuberculosis burden among prisoners in Mongolia: review of case notification, 2001-2010. *The International Journal of Tuberculosis and Lung Disease*, 16(3), pp.327?329.
6) Nishikiori, N. & van Weezenbeek, C., 2011. Addressing social determinants of health through tuberculosis control programmes in the

Western Pacific Region (Draft Background Paper 6). World Conference on Social Determinants of Health, 19-21 October 2011.
7) Nishikiori, N., Abe, T., Costa, D.G.M., Dharmaratne, S.D., Kunii, O. & Moji, K., 2006. Timing of mortality among internally displaced persons due to the tsunami in Sri Lanka: cross sectional household survey. *BMJ (Clinical research ed.)*, 332(7537), pp.334?335.
8) Nishikiori, N., Abe, T., Costa, D.G.M., Dharmaratne, S.D., Kunii, O. & Moji, K., 2006. Who died as a result of the tsunami? Risk factors of mortality among internally displaced persons in Sri Lanka: a retrospective cohort analysis: *BMC public health*, 6, p.73.

chapter 8

野村恭子

帝京大学女性医師・研究者支援センター / 帝京大学医学部衛生学公衆衛生学教室 / 帝京大学公衆衛生大学院

研究マインドをもつ臨床医のすすめ

July 2001-June 2002
Quantitave Methods, Master of Public Health
Harvard School of Public Health

要旨………
　総合的に診療できる臨床医になることを目標に，卒後6年目まで一般内科を修練した．当時，入局を考えていた教室での動物実験に関心がもてず，何万，何十万といった集団の健康管理に資する活動ができる公衆衛生学に転向した．医学系大学院に入学し，社会医学を専攻した．卒後9年目に米国ハーバード公衆衛生大学院へ留学し，研究の基礎を学んだ．内科のバックグランドを活かしながら，日本の医療の質向上に資する創造的な疫学研究を行なうことを目標に努力している．

公衆衛生学への転向

元はジェネラリスト志望

　開業医である祖父の病院を継ぐために医師になった私は，総合的に患者をみることのできる臨床医（ジェネラリスト）を目指して慶応義塾大学内科学教室に入局し，初期研修を開始した．ところが高齢の祖父の病状が悪化し，初期研修修了直後に祖父の病院へ呼び戻された．祖父の病院は医師不足で，約 2 年間，ほぼ毎日の当直と診療に加え，薬品の棚卸，放射線撮影からレセプトチェックまで 365 日 24 時間不眠不休で働いた．自分がいなければこの病院は絶対だめになると信じて疑わなかったが，事務長をしていた実父と考えが相容れず，あっけなく退職した．

　初期研修修了直後の医師に就職先はなく，困り果てた挙句，母校の帝京大学市原病院（現帝京大学ちば総合医療センター）の院長に手紙を書き，同病院の内科学教室へ入れていただいた．私が卒業した頃，臨床研修制度はまだ努力義務だったので，最初から専門分野を選択する仲間も多かった．

　そのような背景の中，卒後 6 年まで幅広く内視鏡や大腸鏡，消化管造影検査，心臓エコーなど幅広くローテーションできる病院を選択させてもらい，日立総合病院や河北総合病院で充実した臨床研修を積むことができた．

公衆衛生は "国を立て直す"

　卒後 6 年目の 3 月，そろそろ内科学の専門分野を決める時期になったが，当時，入局を検討していた教室では，大学院生がネズミを実験動物に試験管を振っており，どうしても自分に向いていると考えることができなかった．母校の耳鼻咽喉科学教室の恩師に相談したところ，公衆衛生が面白いと教えていただき，帝京大学医学部衛生学公衆衛生学教室を紹介していただいた．そこで出会った主任教授は産業衛生学領域の大家であると同時に，

過去に某大学の総合内科に所属された経歴をもち,「小医は病を癒し,中医は人を癒し,大医は国を癒す」という言葉を私に教えてくださった.

この言葉には,小医は身体を治し,中医は精神を治し,大医は国を立て直すといった意味があり,医師の専門分野に優劣などないが,"国を立て直す"ことは"国民全体の健康管理を行ない,国の安全と発展に資する"ことから,公衆衛生学的な視点が非常に重要であることを知った.

この言葉を胸に抱き,公衆衛生学のノウハウを用いれば,内科医として一生涯にわたって世話できる人たちの数よりも,何千,何万,何十万といった集団の健康管理に資する活動ができると考え,卒後6年目に日本内科認定専門医を取得したところで区切りをつけ,内科から公衆衛生に転向した.

運命的な出会い

公衆衛生を私に勧めてくださった恩師は当時,ヒアリングインターナショナルという,発展途上国における耳鼻科の手術成績向上のための活動をされており,私は当初,耳鼻科領域の公衆衛生専門家になる予定であった.そのため,帝京大学医学部衛生学公衆衛生学教室に大学院生として入学した1年目は,帝京大学病院耳鼻咽喉科にて毎日のように中耳腫の手術に入って鼓室形成術を見学し,術後に必ず耳小骨の絵をスケッチして勉強した.中耳腫の術後成績について,原著論文を和文と英文で1本ずつ執筆し,のちの医学博士の学位論文となった.

海外で学ぶメリット

1年目の夏に恩師が主催するヒアリングインターナショナルの国際学会が京都で開催され,そこでスイスのジュネーブにある世界保健機関(World Health Organization: WHO) Prevention of Blindness and Deafnessのオフィサーと運命的な出会いをした.その先生は元はイギリスの小児科医であり,ドイツのNPO法人から出資を受け,WHOの難聴

予防の活動をしておられ，小児科医として子どもの健康を守りたいということで，主にアフリカ各国での難聴予防プログラムを展開していた．また活動家にとどまらず，学術論文の執筆が難しいといわれる国際保健領域で，Lancet に筆頭著者として研究論文を発表していた．彼は WHO での仕事内容や公衆衛生専門家としての独自の視点など，さまざまなことを私にアドバイスしてくださり，このことがきっかけで海外の公衆衛生大学院（School of Public Health）に留学するという選択をした．

当時，日本では公衆衛生学の専門職大学院は，東京大学や京都大学などが設立を始めてはいたが，私自身が所属していた帝京大学医学部衛生学公衆衛生学教室を含め，守備範囲の広さや多彩なカリキュラムという点において，明らかに海外で学ぶほうがメリットが大きかった．そして1年間の留学準備期間を経て，Graduate Record Examination（GRE: 米国やカナダの大学院へ進学するのに必要な共通試験），TOEFL のスコアの要求ラインをクリアした．そして 2001 年に米国ハーバード大学公衆衛生大学院修士課程（Harvard School of Public Health：以下、ハーバード）に留学が決まった．

日本の医療に資する研究を

国際保健か疫学か

ハーバードで何を専攻するか，随分悩んだ．公衆衛生転向のきっかけは耳鼻科領域の公衆衛生専門家になる予定だったので，最初は国際保健（Global Health）を専攻するつもりだったが，帝京大学医学部衛生学公衆衛生学教室で，当時ハーバードから帰国したばかりの先生方にハーバード仕込みの疫学講座や論文の批判的吟味の方法，文章の書き方などを習ううちに，徐々に疫学研究を専門とする研究医への関心が強くなった．

疫学（Epidemiology）とは因果を解明する学問である．疫学研究とは，例えばヒトのどのような行動や認識が健康に影響を与えるのかを検証し，

論文を発表することで社会にエビデンスをフィードバックすることができる．

国際保健のプラクティショナーのような実践も大切だが，エビデンスを明らかにすることこそが最も大切なのではないかと思うようになったため，国際保健を専攻するのではなく，今までの内科のバックグランドを活かしながら，疫学研究を専門とする研究医として日本の医療の発展に資する創造的な疫学研究をしていきたいと強く思うようになっていた．

このため，ハーバード大学公衆衛生大学院に入学した時点では迷うことなく，疫学と生物統計の混合コース（Quantitative Methods）を選択した．このコースはフルタイム9カ月という短時間で，研究医に必須のノウハウをとりあえずは教えてくれるという，私の当時のニーズにまさにぴったりと合致したプログラムであった．

ハーバードのホームページ（HP）[*]で最新の情報を検索したところ，フルタイム9カ月，パートタイム2年間で42.5単位を取得すれば修了証書がもらえるとある．

* http://www.hsph.harvard.edu/

私が留学した2001年時点のファクトでは，疫学は必修科目としての疫学総論，統計学総論のほか，ロジスティック回帰分析，線形回帰分析，生存分析，Coxハザードモデル，メタアナリシス，ランダム化無作為比較試験，因子分析，質的分析などといったデータ分析に必要な解析方法，そしてサーベイ質問票の作成の仕方から方法論まで選択科目から成り，学習スタイルも講師から学生へ一方向的なスタイルのものから，ケースメソッド方式，ラボ（実習）など様々であり，どれも新鮮だった．すべての科目ごとに試験があり，A─D評価か，pass/failかを選択できた（できない科目もあったと思う）．

博士課程への進学を考えている学生は，A+をできるだけ多く取得し，修了時平均点を高得点にするという最重要課題があり，特に奨学金を受けて途上国から留学している学生などは必死で勉強していた．

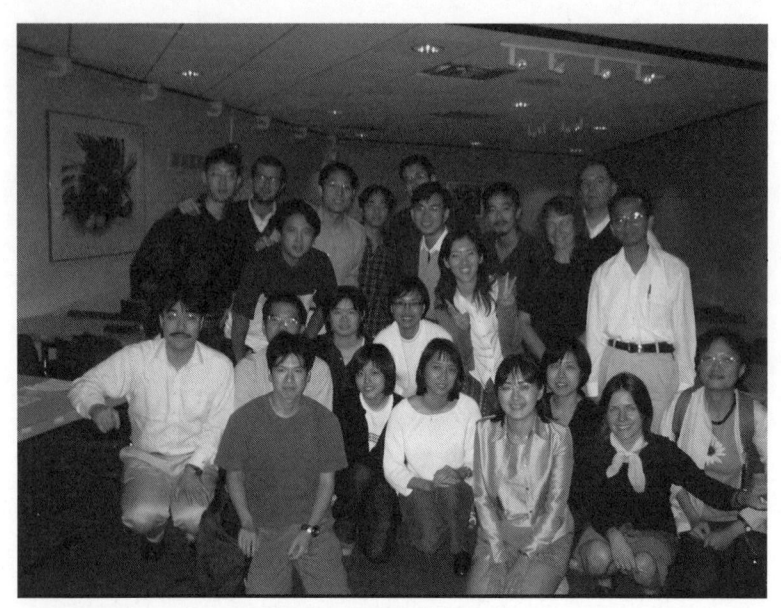

▲近隣アジアからの仲間たちとともに授業終了後のひとこま

人生の中で最も楽しい時間を過ごす

　私が入学した年は日本人は9名ほどおり，台湾，タイ，中国，ベトナムなど近隣アジア各国の留学生でしょっちゅう集まっていた．勉強するときは一生懸命に勉強し，遊ぶときは思いっきり遊ぶ．ボストンでは日曜日になるとおいしい飲茶をみんなで食べに行ったり，またハロウィーンやサンクスギビングデイ（感謝祭）では寮の地下ホールにお互いの国の料理を持ち寄ってポットラックパーティをしたり，踊ったりした．人生の中でも上位の思い出に残るくらい楽しい時間だった．

　ハーバードのHP[*]によれば，2011〜2012年の1年間に1182名が入学していた．そのうち女性は61％と多数を占めており，外国人34％，修士715名で圧倒的に修士を取得する人が多く，博士まで取得するケースはまれである．専攻別では国際保健を専攻する学生が多い．その理由はWHOや国際連合（UN）に就職する場合に，ハーバードなどの修士号を有していると就職に有利であることが知られている．

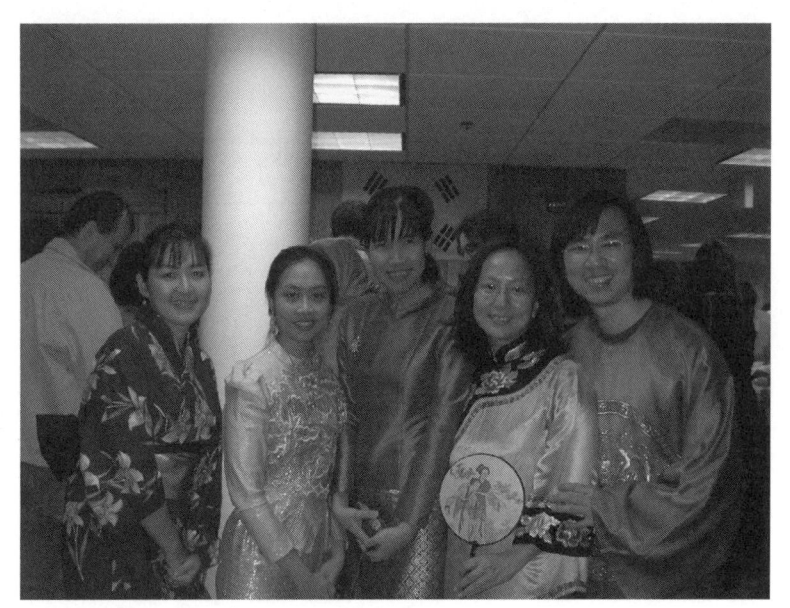

▲学生寮で開催されたアジアンナイトでの一コマ

＊ http://www.hsph.harvard.edu/

　一番気になるのは学費だが，最新の情報として以下の表を参照されたい．私が留学した頃は衣食住含めて約500万円くらいであったように記憶している．最新の情報でも相変わらず高額である．なお，私は留学に際し，日米医学医療交流財団，笹川財団，野口医学研究所などにご支援をいただくことができた．この場を借りて関係各位に感謝申し上げる．

疫学研究医に留学は必要か

　「疫学研究医を目指したときに留学は必要か」との問いに対しては考えてしまう．深く学びたいのであれば絶対に行くべきであるし，私自身の経験のように，疫学研究の基礎的なところをざっくり学びたいのであれば日本でも十分だ．金銭的な問題，家族，子ども，仕事のことなど，いろいろ

2013-2014 HSPH COST OF ATTENDANCE
ONE-YEAR MASTER'S DEGREE STUDENTS

There are two categories that go into building the COA budget. These are **semester-based charges** some of which are billed directly to your account and **monthly estimated living allowances**.

Semester-Based charges:

Tuition applied to Student Account

All Masters Students are charged based on a per credit assessment (full-time and part-time students)	$1,080	per credit
One-year master's degree students (entering in 12-13)	(42.5 credits required)	
Minimum Total Tuition	$45,900	per year

Fees applied to the Student Account

Registration fee	$125	per semester
HUSHP Student Health Insurance Plan (SHIP)	$1,095	per semester
HUSHP Student Health Fee (SHF)	$479	per semester
Academic Records Fee	$10	first semester only

Other semester-based allowances

Book/Supplies (may not appear on term bill)	$692	per semester

Monthly estimated living allowances:

Rent/Utilities	$1,235	per month
Food	$350	per month
Limited Personal*	$395	per month
Local Transportation	$89	per month
Total Estimated Living Allowance	**$2,069**	**per month**

*The following items are considered as in the personal expense calculation: newspapers/periodicals, laundry/dry cleaning, toiletries, clothing purchases, and modest entertainment costs

Total Estimated Living Allowance for 9 months	$18,621 academic year

Total Estimated Cost of Attendance for 9 months for first year enrollment:

Full-time one-year master (42.5 credit programs)	$69,303 academic year

表　ハーバード大学公衆衛生大学院 HP より

と考え，ベストな選択をしてもらいたい．現在では日本でも，国内で公衆衛生修士号（Master of Public Health：以下 MPH）が取得できるようになった．

　国内で MPH が取得できる学校は 2013 年現在，次の 6 校がある．

① 京都大学（大学院医学研究科社会健康医学系専攻）
② 九州大学（医学系学府医療経営・管理学専攻）

③ 東京大学（大学院医学系研究科公共健康医学専攻）
④ 長崎大学（国際健康開発研究科）
⑤ 筑波大学大学院人間総合科学研究科フロンティア医科学専攻
⑥ 帝京大学（2011年開校）

このうち，①〜③と⑥の帝京大学は専門職大学院，④，⑤は独立研究科としての位置づけである．専門職大学院は高度専門職業人の養成を目的として創設された新たな大学院課程である．授与される学位は専門職学位であり，公衆衛生大学院のほかには法科大学院，教職大学院，ビジネススクール（Master of Business Administration: MBA），公共政策大学院などがある．

5分野を科目編集した唯一のプログラム
　私が現在，疫学講義を担当している帝京大学公衆衛生大学院は，他の公衆衛生大学院にはない独自性を有している．まず，わが国で初めて公衆衛生大学院の国際基準で必須とされる5分野（「疫学」，「生物統計学」，「環境保健学」，「保健政策・病院管理学」，「行動科学」）を科目編成している．また，より実践的，実務的な教育を掲げ，手厚い疫学研究指導を行なっている．希望者には女性医師・研究者支援センターと連携しながら，学会発表や論文の指導をし，さらには帝京大学臨床研究センターと共同で産学連携支援を行なっている．また，帝京大学は海外の一流校と連携しており，定期的なセミナーや国際シンポジウムが開催される．
　さらに専門職大学院として，国際基準5分野についてははハーバードから5名の教授が来日し，特別講義を担当している．この特別講義は学外の聴講も可としており，その期間のみ（1科目4日間）都合がつけられれば，職場を辞めずとも，留学せずとも，一流の講師陣による講義を受けることができる．ハーバードに留学を考えている人にはその雰囲気を知ってもらう絶好の機会になること間違いない．関心のある方は帝京大学専門職大学院のHP[*]を是非一度ご覧いただきたい．

* http://www.teikyo-u.ac.jp/graduate_school/index.html

　ちなみに，MPH を取得しなくとも，日本の医学部の大学院で公衆衛生を専攻することは，ほとんどの大学で可能である．その際に履修して得られる学位は医学博士（Doctor of Medical Science: DMS）となる．MPH と DMS の違いについては，海外で通用しやすいのは MPH であり，これに MD があれば十分かと思う．
　WHO や UN などの国際組織や大学の教員に応募する際には MPH の取得が加点材料となる．海外の有名大学の MPH であれば，一層功を奏す．博士過程とは異なり，MPH は短時間で取得でき，かつ基礎的な技能や知識を保有していることの証明になるので人気が高い．

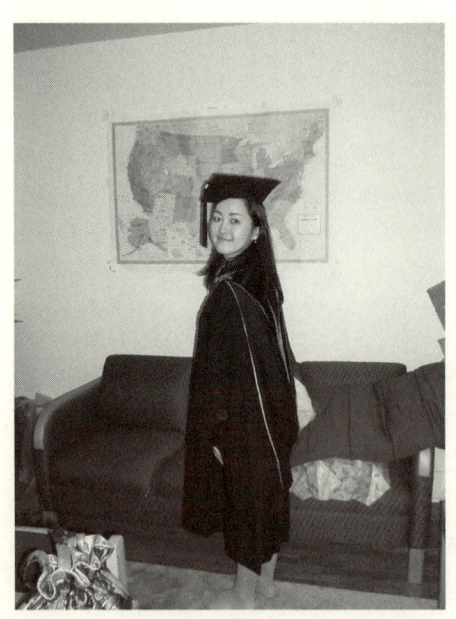

▲ハーバードの卒業式に出かけるところ（自宅にて）

研究仮説は臨床の現場から

一歩一歩ジェネラリストに近づく

　帰国してから「医療の人材育成に関する研究」「労働者の健康増進に関する研究」「臨床疫学研究」「社会医学に関する研究」の4つの領域で研究を行なった．

　"研究仮説は現場から"をモットーに，臨床面でも内科学に加え，心療内科を学ぶ機会を得た．心療内科を学んだことで，不定愁訴や不眠症の研究を行なう際に深い考察を行うことができるようになった．

　具体的に説明すると，仕事のストレスが大きいと「頭が痛い」とか「肩がこる」などの不定愁訴の数が増えることを国際誌に発表したあとに，当時，産業医として勤務していた工場で実際に質問票を配布し，ストレスをどのくらい自覚しているのかの評価に利用した．

　また，臨床医として例えば脂質異常症の患者にはスタチン（脂質異常症の薬）を用いた米国の大規模疫学研究の情報提供を行なうなど，自分ならではの工夫を取り入れ診療している．

　厚生労働省の新医師臨床研修制度評価班に入れてもらい，研修医調査や病院調査の解析を担当したことは，ジェネラリスト育成を大きな視点から考えるよい機会となった．医師不足に直面している日本の医療を支えるために，研修医のプライマリケアの臨床技能を向上させねばならないことについて真剣に考える機会を得た．またこの経験で医師の偏在と地域医療の崩壊に関心が強くなり，転勤サラリーマンの夫の赴任地にて、週末の地域医療を始めた．なかでも2009年8月から2013年6月まで，毎週末に島根県の山間部で僻地診療をさせてもらった際には，社会階層あるいはシステムによってわれわれの健康状態が変わりうることや，地域医療を支えることの難しさなどについて学び，医師として，そして研究者として，大きな糧になった．

研究との両立

　内科から公衆衛生に転向したときに，よく周りの研究者から「研究と臨床は関係ない．君の今までの臨床経験は時間の無駄だ」「まだ臨床なんてやっているの？　早く足を洗ったら？」などと言われることがあった．

　しかし，今，こうして振り返ってみると，逆に疫学研究をしながら臨床も両立してきてよかったと思う．人生，一見遠回りをしたように見えても無駄な時間は何ひとつない．なぜなら私の疫学研究は臨床の経験があったからこそ，問題意識を有し，研究につなげることができたからである．もっと言えば，臨床と疫学研究は車の両輪の関係でどちらかが抜けたら決して前に進むことができない．つまり，疫学研究は社会のあらゆる問題の紐を解く解決ツールであり，医師として患者のケアを行なう現場において問題意識を持ちながら適用させていくべきものであると考える．

世界からみた日本

　自然科学の分野では平成 24 年に，山中伸弥教授が iPS 細胞でノーベル賞を受賞したことで，日本のさらなる活発な研究活動が期待されている．しかし近年，日本から世界に向けて発表される学術研究が少ないことが指摘されている．福井[1]によれば，1991 年から 2000 年の間に世界のトップジャーナルに発表された医学学術論文の責任著者の国別掲載割合をみると，日本は実験研究が中心の基礎医学分野では 3.3％を占めて 4 位だが，疫学研究が中心の臨床医学分野ではわずか 0.6％で 14 位と，臨床医学分野での貢献度が著しく低いことが指摘されている．なお，世界のトップジャーナルとは，基礎医学分野では *Cell*, *Nature*, *Nature Genetics*, *Nature Medicine*, *Neuron*, *Science* の 6 雑誌であり，臨床医学では *American Journal of Medicine*, *Annals of Internal Medicine*, *Archives of Internal Medicine*, *BMJ*, *JAMA*, *Lancet*, *New England Journal of Medicine* の 7 雑誌である．

　このように，今，日本から質の高い臨床疫学研究の発信が国際的に求め

られており，国も総力を挙げて研究者の育成に取り組んでいる．全国の医学部定員における研究医枠の設置や文部科学省を中心にした女性研究者支援事業，ポストドクター・キャリア開発事業，テニュアトラック普及・定着事業等が実施中である．また医師不足を背景に，臨床をやめずに働き続けながら研究を学ぶ環境整備として，社会人大学院の設置や，MPHが国内で取得できるようになったことなどは大きい．

あとはどのようにすれば，現場にいる医師たちに疫学研究への関心をもってもらえるか，その辺りの仕掛けをどのように作っていくのかが課題であるように思う．

研究マインドをもった臨床医のすすめ

疫学研究医というとイコール"論文を書く研究者"と認識する人が多いだろう．しかし今の時代に求められている疫学研究医とは"研究マインドを有する臨床医"である．なぜ臨床医か．それは現場を知っているものでしかわからない，公衆衛生学的に大切な視点を有しているからである．日々の臨床の場面では教科書には決して載っていない不思議な症例や疑問に遭遇する．臨床の勘が案外優れたリサーチクエスチョンになったりするのは，あながち間違いではない．エビデンスを構築し，それを現場——つまり患者の治療や診断指針にフィードバックするといった，全体の構想がたてられるのは，まさに臨床医だからである．

それ故，公衆衛生学にすすむ前に，内科や外科，あるいは他の診療科をある程度きちんと学ぶことを学生に勧めている．診療科目にもよるが，その学科で一通りの技能ができるようになり，患者の診察を行なう際に，その社会心理的な背景を考慮することができる余裕が出てくるときこそ，公衆衛生学を学ぶ土壌が整った時期だと思う．

臨床の疑問を解く疫学研究

臨床のすべての先生方に言っておきたいことは，みなさんには臨床の現

場で生じた疑問を解明する義務があるということ，その問題点を解明するために公衆衛生学はツールとして活用できるものだということである．論文を書くまでは難しいが，今の時代，研究計画立案からデータ入力，解析，そして論文執筆まで，グループで行なうことが主流になりつつある．「三人寄れば文殊の知恵」である．まずは信頼できる仲間づくりから始めてもらいたい．そして皆さんの研究支援をする人や組織がすぐ近くにいることにも気が付いていただきたい．

[参考文献]
1) 福井次矢．わが国の臨床研究の現状と課題．学術の動向 2006;pp12-17

chapter 9

浅尾啓子

テネシー州立大学健康科学センター予防医学学部

キャリアの登竜門

July 1999-May 2001
Master of Public Health Program
Johns Hopkins University

September 2001-May 2007
Epidemiology PhD Program
Johns Hopkins University

July 2006-June 2009
Internal Medicine Residency
Louisiana State University Health Sciences Center in Shreveport

July 2009-June 2011
Endocrinology Fellowship
University of Michigan

July 2011-January 2014
Research Fellow / Clinical Lecturer
University of Michigan, Endocrinology

January 2014-present
Assistant Professor
University of Tennessee Health Science Center, Department of Preventive Medicine

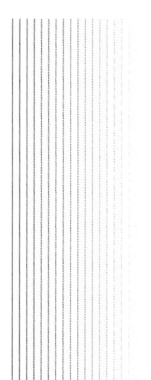

要旨………

　日本で内科研修の後，糖尿病の疫学研究を中心にさまざまな経験をしてきた．1999年から2001年にかけて，ほぼ日本にいながらインターネットでMaster of Public Health（MPH）を取得した．その後に渡米し，疫学の博士課程を修了した．再度の臨床研修の後，米国内科認定医・内分泌認定医を取得した．現在テネシー州立大学の予防医学学部に所属し，研究，臨床，教育に携わっている．私のキャリアの中でのMPHの位置づけというものを振り返ってみる．

私が公衆衛生学修士（Master of Public Health：以下MPH）を取得したのはもう10年以上前になるから，本稿はMPHに関する体験記としては時期を逸しているかもしれない．大分忘れてしまった部分も多い．情報も古くなってしまっているだろう．しかし，公衆衛生学は裾野の広い分野であり，各個人の経験はかなり異なる．また，10年以上たったからこそ，その後の経験を踏まえてMPHの意義などについて振り返って考えることができるともいえる．私の経験談が何らかの形で，これからのキャリアを考える方の役に立てば幸いである．

将来の目標をつかむまで

　漠然としたものだったが，高校生のころから世界の人口増加，食糧問題などに関心があった．大学で医学部に進んでから，特に初めの2－3年間，自分の中ではっきりした目標がもてず，今ひとつぱっとしない学生として過ごした．その中で，大学内で開催された公衆衛生学の進路をサポートするセミナーに参加して，いろいろな話を聞いたことを覚えている．

　また，老年医学科が地域自治体と提携した認知症対策のプロジェクトを立ち上げた際，学生メンバーとしてその研究グループのミーティングや地域での健康診断に参加する機会を得た．その認知症対策のプロジェクトチームは，地域の保健師，社会学研究者などを含んでおり，ソーシャルサポートの概念など，医学部であまり習わなかったことを学べる面白い機会だった．振り返ってみると，こういう機会は本当に貴重で大きな可能性を秘める．その頃の自分にはその機会の貴重さが理解できておらず，それ以上の発展がなかったのは残念である．

公衆衛生との縁
　大学で臨床実習が始まってからもなかなか将来への方向性がつかめないでいたが，6年生の夏の学外臨床実習で糖尿病の臨床と研究の面白さと将来性を説かれ，卒業後は糖尿病について勉強することにした．また，その

実習で，健康診断のデータを用いて糖尿病発症を予測する研究プロジェクトができるのではないかということになり，そのようなスケールの大きなプロジェクトに魅力を感じた．

結局その病院で初期研修をすることにならず，またその研究プロジェクトに関わることはなかったが，今思うとその研究計画は déjà vu のようで，何かそういう縁があったと思える．

卒業後は東京都済生会中央病院で2年間内科研修を受けた．活気のある職場で，毎日本当に勉強になった．糖尿病の臨床，特に患者教育に力を入れていて，どの科を回っても糖尿病診療を学ぶ場となった．

その頃になってようやく糖尿病の「予防」に関わる仕事をしようというもう少し具体的な目標ができた．そこで，東京慈恵医科大学の内科で糖尿病の疫学の研究グループの門をたたいた．そのグループでは，1型糖尿病の予後の調査が主なプロジェクトだった．また，2型糖尿病の生活の質や下肢切断のテーマにも関わることになった．

プロジェクトでは国際比較をするため，しばしば海外の糖尿病疫学の研究者と交流する機会があった．また，このグループには私の前に3名の医師が米国ピッツバーグ大学の公衆衛生大学院（School of Public Health）のMPHプログラムなどで疫学のトレーニングを受けていた．

グループの勉強会では米国の臨床疫学の教科書を用いて，疫学と臨床のつながりとして，Evidence-based Medicine（EBM）の考え方と応用を学ぶことができた．先輩の助けで生物統計学も徐々に学んでいった．さらに，統計処理プログラムやリレーショナルデーターベースを使うことができるようになり，データ収集と解析の実際を学ぶことができた．

ネットワークづくり

短期セミナー，集中コースへの参加

さらにその頃，短期のセミナーや集中コースにいくつも参加した．国内

においては，いくつかの EBM ワークショップに参加した．海外では，糖尿病の疫学と公衆衛生学（Public Health）に特化しているコースで，下記のものなどに参加した．

The 6th Cambridge course in epidemiology and public health on diabetes mellitus, July 1996
The 1st advanced course in data collection and data analysis on diabetes epidemiology, March 1998

　また，疫学，生物統計学の方法論を中心とした下記のコースなども受講した．

The Summer Program of New England Epidemiology Institute, June 1997（最近の情報は確認できず）
The Summer EPI Institute of the Johns Hopkins University, June 1998[1]
The short courses at the Netherlands Institute of Health Science, March 1999[2]

　特定の分野（糖尿病など）に特化したコースは，講師陣，受講者ともにいろいろな国の同じ分野で研究者や Public Health の実務者との交流がもて，ネットワークづくりに非常に役に立った．方法論を中心としたコースは，たいてい大学院レベルの内容を短期間で学ぶ形になっている．New England Epidemiology Institute で受講した生物統計学のサマーコースでは，日本で教科書で勉強してもあまり理解できなかったことが，目からうろこが落ちたように短期間でよく理解できた．
　こういう経験から，日本で勉強するより，米国などの大学院でしっかりと基本を学ぶ大切さと効率のよさを目の当たりにすることになった．ちなみに，このようなコースの内容は，普段の大学院レベルのクラスと変わら

ないが，短期間であるため，進行が早い場合がある．

　コースに参加している受講者は，社会人として仕事をしている人（医師，公衆衛生関係者など）が多い．経験もあり，動機の高い人が多く，刺激になる．大学院の授業がどういうものか試してみるには非常によい方法と思われる．参加するための審査などは比較的緩やかと思われる．上記のみならず，多くの School of Public Health がこういったサマーコースを開催している．

　また，サマーコースに関しては，正規の単位が取得できる場合も多く，後に MPH の正規のプログラムに入ることを考える人には，ここで履修することを考慮に入れてもよいかもしれない．ただし，一般に，米国の授業は成績のつけ方は厳しいので，初めてであまり自信のない場合には，正規の単位として取ることはあまりお勧めしない．米国は日本以上に点数社会であり，特に大学院レベルでも高い成績が重要視されることが多い点に注意すべきである．そのうえ正規の単位として取る場合には授業料が高くなることも多い．

アドバイザーとの出会い

　そんなことで，ジョンズ・ホプキンス大学（Johns Hopkins University）のサマーコースに参加した際に，後のアドバイザーとなる教授と面会することができた．

　日本にいると，誰かの紹介がないと教授と面会できないのではないか，などと考えがちだ．米国は日本以上にコネ社会の面もあるので，もちろん紹介があるといろいろスムーズに進むことも多い．しかし，米国ではほとんどの場合，誰かの紹介がないからといって，面会を申し入れるのをためらうべきではない．断られたとしても，特に失うものはない．

　基本的なことかもしれないが，このように面会等を依頼する際には，自分の経歴を Curriculum Vitae（CV）としてまとめて，Cover Letter と一緒に送ることが最低限必要である．CV あるいは Cover Letter の書き方に関しては，インターネット上，あるいは出版物など情報も多いから，

よく研究されることをお勧めする．また，あらゆる自分の職務上での活動（職歴，資格など）を日付などとともに記録，整理しておくことが必要である．

話を元に戻すが，そのときに出会った教授とは30分くらい面会して，アドバイザーになっていただけることになった．結局，その後，MPHからPhDを終えた後まで，引き続いて本当にお世話になった．

ジョンズ・ホプキンスでMPHを取得

インターネットプログラム第一期生

同じ夏に，Johns Hopkins Universityの事務所で，その次の年からインターネットでのプログラムを始めることになっているといわれた．私はその頃日本で仕事をしており，インターネットで勉強できるのは都合がよいように思われた．どういうふうに教育がなされるのか，具体的にはあまりよくわからなかったが，とりあえず，TOEFLとGRE（Graduate Record Examination）を受け，エッセーと推薦状を準備した．推薦状に関しては，その将来のアドバイザー，当時の日本の上司，および共同研究者にお願いした．

入学許可の手紙が来たときには，よかったと思う一方で，自分がこのプログラムを最後まで続けられるかどうか自信もなかった．学費も高く，このMPHがどのくらい役に立つか，あまりよくわからなかった．しかし，日本での研究グループの先輩に励まされ，結局始めることにした．

なお，学費についてだが，一般に米国の大学，大学院の授業料は非常に高いので，準備に際してよく考えておく必要がある．1999年頃の記憶だが，入学から修了までの授業料は現地でのMPHは3万6000ドル，インターネットでは授業の取り方にもよるが4万ドルほどであった．インターネットの場合は，現地で取得しなければならない単位もあり，旅費，滞在費などさらに費用がかかる．一般にMPH取得のための奨学金は非常

に限られている．

　さて，インターネットによるプログラムも，修了に必要な80単位のうち最低20単位を現地で取得しなければならないことになっており，1999年の夏にさっそく現地で授業を受けた．現地ではおそらく200名ほどの新入生と一緒になった．オリエンテーションで，その年からインターネットによるプログラムが始まったことが紹介された．関係者の挨拶の中で，「インターネットでのプログラムといっても，卒業証書にMPHドットコムと書かれるわけではない」というジョークがあったのを覚えている．インターネットでもインターネットでなくても，プログラム上は入学選考基準も卒業基準も同じ，ということだった．

　インターネットによる教育は，先に述べたとおり私のクラスが1期生であり，記憶にたよるが，同期生はおそらく15名くらいとこじんまりしていた．1999年といえば，インターネットの技術的な面でも今とはずいぶん違ったと思われる．講義は短時間（15-30分程度）の録音としてまとめられていて，スライドを見ながら聴くという形式だった．

　宿題や小テストは現地のプログラムと同じくとても頻繁であった．また，これも現地と同様，クラスメートとグループでプロジェクトをまとめることが多く，インターネット上の掲示板やチャットなどを利用する仕組みになっていた．中間，学期末試験がある場合には，試験官を指定して，その監督のもとで郵送された試験を時間内に受けるようなシステムだった．

　このようなシステムは，今でも同じなのかどうか調べていないが，時代とともに大幅に進化したと思われるので，詳しくは最新の情報を得ていただきたい．

　全体を通してみると，インターネットでの教育の質を高く保つことに非常に配慮されていると感じた．いまでは，現地の学生もインターネットのクラスをとり，スケジュールに柔軟性をもたせることもできるようである．私の始めたころは，インターネットで取得できる授業は限られていたが，今では100以上の授業がオンラインになっているようである．10年以上経った今となっては，インターネットでの高等教育は米国では当たり前の

ことになった感がある.

　インターネットによるプログラムの場合には日本で仕事を続けることができるので，授業で習ったことを即仕事につなげることができること，日本での収入があるため授業料が多少払いやすいことが長所といえる．逆に，グループプロジェクトや疫学・生物統計学の実習などはやはりインターネットで深く経験することは難しいかもしれないと思った．授業の選択時に，どの授業がインターネット，あるいは現地で取得することに向いているか，多少考えてみるとよいと思う.

"Problem Solving" と "Goal Analysis"

　MPH の初めの頃の必修の授業としては，"Problem Solving" と "Goal Analysis" が印象に残っている.

　Problem Solving は，Public Health の問題を 1 つ取り上げ，どのような立場の人がどのような異なる意見をもつか解析し，まとめて発表してレ

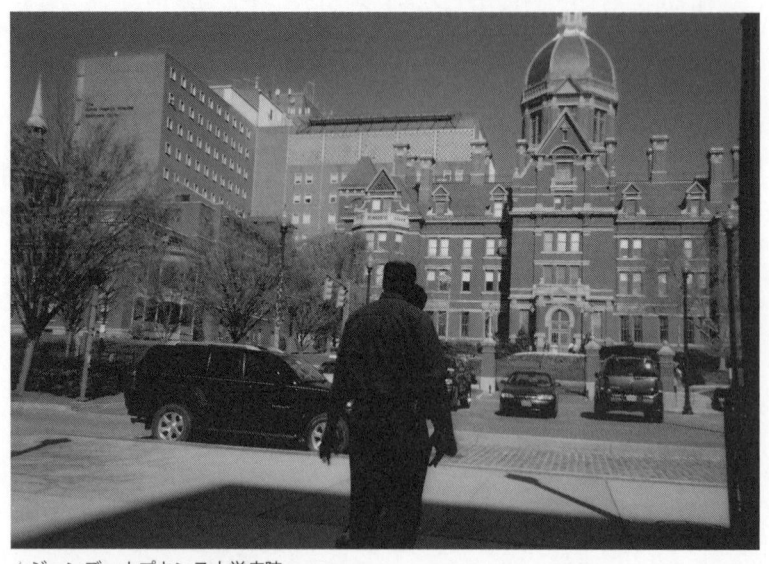

▲ジョンズ・ホプキンス大学病院

ポートを提出するというものだった．私のグループは妊娠中絶問題をテーマにした．

　もちろん，その内容も大切だが，さらに重要なのは，ここでグループワークをするということである．米国の学生は小さい頃からグループでプロジェクトをするのに慣れているが，少なくとも私の経験では，日本の教育は個人単位のものだった．グループで話し合い，仕事を分担し，まとめる中で，自然発生的なリーダーシップも生まれ，お互いの得意な分野を持ち寄って効率よく仕事を進めることを学ぶ1つの場であった．その後も，MPHプログラムではあらゆるコースで，グループ討論・グループプロジェクトが多かった．ハンディのある英語力で不慣れなグループワークには最初多少苦労したが，慣れると何とかなるものだと思う．

　Goal Analysis は授業というより，アドバイザーと相談してレポートをまとめるという形式であった．その時点での自分の Public Health に関係する経験や知識，技術をまとめて，自分に何が足りないか，そして何を得

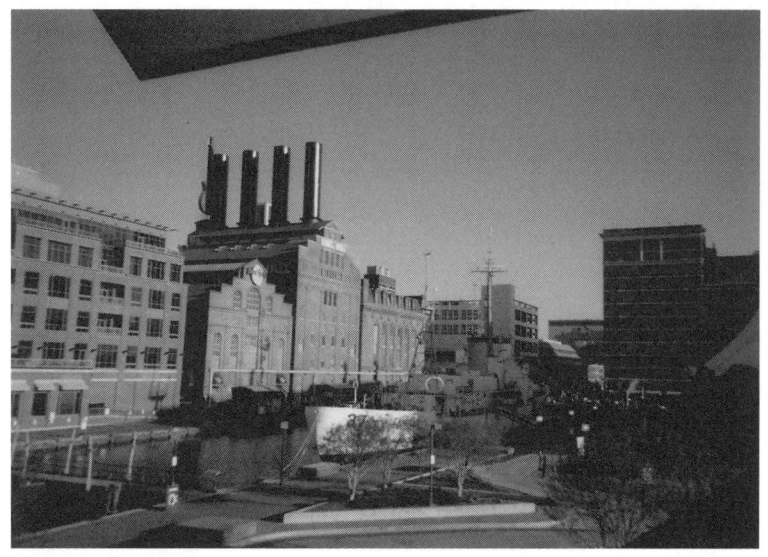

▲ボルチモアの街並み

たいか，目標を明確にする．そして，その目標に合うように，履修科目の計画を立てる．いってみれば当たり前だが，こういうレポートが必修になっていることは，経験，知識，文化背景の異なる学生が入学する中で，多くの学生がプログラムの構成を理解し，自分の将来のキャリアに最も役立つ選択をし，また決められた期間内に卒業することに役立っているかもしれない．

いくつかのコースを取得した後，日本に戻った．その後2年間にわたって，インターネットと現地の授業で修了に必要な単位を揃えた．私が履修した科目を右の表に示す．

MPHは名前のとおり，Public Healthすなわち公衆衛生学を学ぶプログラムであり，公衆衛生の現場で働くための基本的な知識，考え方を身に着けることを目標としている．そのため，コースはそれぞれ疫学・生物統計学，環境保健学，健康政策，行動科学などに分類されており，その分類の中で必修科目と必要単位数がある程度決まっていた．プログラムにもよると思うが，Johns Hopkins Universityでは，例えば私の場合は特に疫学に関心があったが，環境保健学，健康政策，行動科学など他の公衆衛生の基本的な分野の授業を受講することも必須であった．

Public Healthを学ぶためのさまざまなパス

日本にいたときには，School of Public HealthでMPHの他にどのような学位をとることができるのか，あまりよく知らなかった．後にわかったが，そのころJohns Hopkins Universityでは修士としてMPHのほかに，Master of Health Science（MHS）とMaster of Science（ScM）のプログラムがあった．

MSHおよびScMは公衆衛生学一般ではなく，疫学，生物統計学，環境保健学など，ある特定の分野を学ぶためのプログラムである．MHSは研究のキャリアに進むことを念頭に置いたプログラム，ScMは実務経験を伴うPublic Healthのキャリアに進むのを念頭に置いたプログラムという位置づけのようだった．

学期	科目番号	科目名	単位	備考
1999年夏学期	140.609	Statistical Computing PH	2	現地
	140.610	Intro PH statistics	2	
	221.639	Health Information System	4	
	301.603	Political Context of PH	3	
	302.690	Social Behavioral Aspects PH	4	
	550.603	Scientific Writing I	1	
	550.605	History of Public Health	2	
	550.608	Problem Solving PH	4	
1999-2000年 1学期-2学期	300.601-602	Introduction to Health Policy Management	4	インターネット
	303.616-617	Implementation of Community-Based Health Program	3	
	340.621-622	Principles of Epidemiology	5	
	340.840	Special Studies/Research Epidemiology	2	
	550.863	Special Topics MPH Goal Analysis	1	
3学期-4学期	180.605-606	Environmental Health	5	インターネット
	260.603-604	Biological Basis PH	4	
	260.629-630	Sexually Transmitted Disease	4	
	340.840	Special Studies/Research Epidemiology	2	
2000年夏学期	340.635	Clinical Trial: Issues and Controversies	3	現地
	340.650	Nutritional Epidemiology	3	
	340.622	Methods in Epidemiology A	3	
	222.641	Principles of Human Nutrition	4	
2000-2001年 1学期-2学期	140.611	Statistics in PH 1	3	インターネット
	140.618-619	Health Administration Statistics	5	
	221.703-704	Health of American Natives	4	
	340.840	Special Studies/Research Epidemiology	1	
3学期	140.612	Statistics in PH 2	3	インターネット
	312.619	Fund Budgeting & Financial Management	3	
	340.840	Special Studies/Research Epidemiology	1	
4学期	306.675	Ethical Issues PH	3	インターネット
	550.866	Special Topic: MPH Integrating Experience	2	

表　筆者が履修した科目（PH: Public Health）

Johns Hopkins University では，最近はさらに，Master of Health Administration, Master of Science in Public Health, および Master of Public Policy が設けられている．それぞれプログラムに入る選考基準（実務経験が必要な場合もある），入学後のプログラムの構成，学位取得のための条件などが異なるから，MPH のみならず，各個人のこれまでの経験と将来のキャリアの方向性を考えて十分検討することが有益だろう．もちろん，大学によってプログラムはバラエティーに富むので，よく情報を集めるとよい．

　さらには，日本ではあまり知られていないようだが，米国では医師のための予防医学のレジデンシー（内科レジデンシーなどと同様）がある．予防医学レジデンシーの一環として MPH を取得できるプログラムも多く，レジデンシー修了後，試験などの要項を満たすと予防医学認定医となる[3]．さらに，内科など臨床のレジデンシー修了後のフェローシップ（専門医研修）の期間，あるいはその後大学病院などで教職についた後に，必要に応じて MPH を取得する医師もいる．米国の医学部では，MD/MPH のプログラムがあるところもあり，医学部卒業時に MPH の学位をもつ人もいる．

　米国の医師が MPH を取得するのは，Public Health 関係のキャリアパス（連邦政府，州，市や郡の公衆衛生職や Non-Governmental Organization (NGO)/Non-Profit Organization (NPO) での公衆衛生職）あるいは大学などで臨床系の仕事をする場合において有用と考えられているからだろう．一般に，米国の医療界では MPH に対する認識が高いので，各自が競争力を高めてよりよい仕事を得るための資格として取得する場合も多いと思われる．

　ある人は，MPH はすでに知識も経験もある人が資格を取るためのプログラムだと言っていた．現実は当たらずとも遠からずかもしれないし，そう思わせるだけの錚々たるクラスメートが多い．ただし，医師が Public Health あるいは臨床のキャリアを進むにあたって，MPH は必要条件でも十分条件でもないというのが私の印象である．

米国における大学院レベルの公衆衛生学教育

　School of Public Health のプログラムの質に関しては，米国連邦政府の教育省により認められた独立機関である Council on Education for Public Health (CEPH) により認定される仕組みがあり[4]，プログラムを選ぶ際に，ある程度参考になるものと思われる．また，*U.S.News* という雑誌が毎年発表する大学院のランキングを目にすることがあるかもしれない[5]．

　しかし，ランキングだけで大学院を評価するのはあまりにも表面的である．私の印象だが，米国の大学・大学院レベルの教育にはそれぞれの学校に特色があり，大学・大学院の間で健全な競争が存在する．例えば，私の専門分野である疫学にしても，がん，栄養，感染症，心血管疾患などに分けて考えると，それぞれに強い大学というのがあるように思われる．

　さらに，自分が関心をもつ分野で，人柄などうまく合うアドバイザーやメンター（指導者）が見つかるかどうかは，非常に大切な点であろう．MPH の一環として，何らかの実務経験（インターンシップなど）を積むことがプログラム修了のために必須としているところも多いので，自分にあった実務経験が積めるようなプログラムを選べれば，なお有益だろう．

疫学をさらに学ぶために博士課程へ

MPH 修了後の進路の選択

　MPH 修了後は，多くの人はそのプログラムで学んだことを生かしてキャリアを積むことを望むだろう．日本から留学し，米国の大学院で MPH を修了した場合に，日本，米国，第三国あるいは国際機関での就職などキャリアの可能性がある．

　米国で就職を希望する場合には，ビザのことを考えなければいけないが，学生として現地で MPH を取得した場合，学生ビザであれば，修了後に Optional Practical Training (OPT)[6] を利用して，関連のある分野でさ

らに実地経験を積むのもひとつの可能性だろう（ただし，ビザに関する規則はしばしば変更になるので，詳細は自身で確認されたい）．

　米国の Public Health 関係の学位取得後の就職先は幅広く，大学など研究機関，政府・地域自治体，さまざまな企業や NPO などが考えられる．仕事の内容もさまざまと思われる．大抵の場合，各大学院では，Public Health 関係の就職情報を提供している．また，Public Health Employment Connection[7] などのウエブサイトも参考になる．友人やアドバイザーやメンターからの助言及び情報はこういうときに非常にありがたい．

　また，臨床医として MPH で得たことは，Public Health に基づいた考え方が研究のみならず，日常臨床でも非常に役に立つと思える．これは特に疫学を中心に学んだためかもしれないが，臨床上の症例に出会ったときに，どのように問題点を整理し，文献を検索し，批判的に読み，さらに症例の管理にフィードバックするという EBM の考え方に通じる．特に，臨床文献を批判的に読みこなすことができるようになるというのは，強みだろう．

米国で研究者としてキャリアを積む決意

　私の場合は，MPH をインターネットで始めた頃から，いずれは現地でさらに疫学の勉強をしようと思っていた．これは，先にも書いたとおり，MPH が公衆衛生を全般的に学ぶプログラムであるため，疫学をじっくり学ぶという目標が MPH では十分達成されなかったように思えたことも理由の1つである．また，現地での大学院教育を垣間見て，米国の系統だったプログラムでさらに学びたい，またもっと研究プロジェクトに関わって，米国の疫学研究がどのようになされているのか体験したいと思った．博士課程に進むか，ポストドクトラルフェローとして研究活動に関わるかなど，アドバイザーやメンターとも話し合った．

　幸い，平和中島財団の奨学金を得ることができ[8]，2001 年9月から MPH を取得した Johns Hopkins University の博士課程で疫学を学ぶことになった．その後，米国での疫学研究の状況をさらに知るにつれ，米国でいずれ研究者としてキャリアを積みたいと思った．

米国の疫学関連分野の研究状況としては，1）共同研究がごく日常的に，効率よく，自由に執り行われていること（共同研究者同士がお互い利益になるように手を組む——英語では win-win situation と言われる），2）データの共同利用がしやすいこと（ある一定の政府の研究費で行なわれた研究はいずれデータを他の研究者等と共有しなければならない），3）研究者の層が厚く，さらに研究チームのメンバーとして仕事をする人たち（プロジェクトコーディネーター，看護師，データベース管理者，統計処理のプログラマーなど）の層が厚く質が高いこと，などは特筆すべきだろう．

　しかし，臨床の面白さも忘れられず，また研究と臨床活動を同時に執り行なうことのよい点など考え，博士課程修了後に米国で臨床研修をすることにした．結局，米国で内科レジデンシーと内分泌内科フェローシップを終えることができ，現職に至っている．時間はかかったが，この間，一貫して糖尿病，肥満に関する Public Health の視点からの疫学研究あるいは臨床研究に関わってきたし，これからもその方向でキャリアを積んでいくつもりである．

チームワーク，ネットワーク，リーダーシップ

　Public Health は，チームワーク，ネットワーク，リーダーシップが必要なダイナミックな分野である．MPH は，そのキャリアの登竜門ともいえる．MPH の先に何を見出すか，大きな目標をもって Public Health の分野に進んでいただきたいと思う．

[参考 Website]
1) http://www.jhsph.edu/departments/epidemiology/
2) http://nihes.nl/short-courses/
3) http://www.theabpm.org/

4）http://ceph.org/
5）http://grad-schools.usnews.rankingsandreviews.com/best-graduate-schools/top-health-schools/public-health-rankings
6）http://www.uscis.gov/portal/site/uscis/menuitem.749cabd81f5ffc8fba713d10526e0aa0/?vgnextoid=3cc62d07e05a8310VgnVCM100000b92ca60aRCRD&vgnextchannel=3cc62d07e05a8310VgnVCM100000b92ca60aRCRD
7）http://cfusion.sph.emory.edu/PHEC/index.cfm?CFID=6815711&CFTOKEN=23547728
8）http://heiwanakajimazaidan.jp/

chapter 10

本多智佳
大阪大学大学院医学系研究科附属ツインリサーチセンター

私の公衆衛生の原点

August 2004- August 2006
Health Services Organization, Master of Public Health
The University of Texas School of Public Health at Houston

August 2006- May 2012
Doctor of Philosophy in Public Health
The University of Texas School of Public Health at Houston

要旨………

　日本で大学院時代に学んだ「医療経済学」，地域での保健師活動で目の当たりにした「健康格差」，地域における公衆衛生課題を解決するための「保健施策」．これらは私の公衆衛生看護におけるテーマであり，その学びを深めるために，アメリカに留学を目指しました．

　留学を通じて，アメリカ社会のもつ多様性に触れることで，私自身の公衆衛生活動観の裾野が大きく広がりました．また，日本，アメリカ両方の大学院教育に触れることで，日本の公衆衛生分野におけるよりよい大学院教育のための手がかりを学ぶことができたように思います．

現場と大学の研究を繋ぐ橋になりたい

二人の恩師

　公衆衛生の道へ進むことを決めたのは，看護学専攻4年生のときでした．人々の健康を守る仕事がしたいと思い，看護の道に進みましたが，学部の前半は東南アジアの国々を旅行するなどし，国際医療を意識した学生生活を送っていました．多様な環境において，療養生活，健康づくりが実践されている現場に触れる機会に恵まれるなかで，疾病の治療が中心となる病院ではなく，日常生活の場である地域における保健活動の重要性を強く感じるようになりました．

　そんな折に，地域実習を経験し，そこで出会った保健師の方々の実践に触れました．地域で住民の健康を守る保健師の姿に感銘を受け，自分の専門を公衆衛生と決め，将来は保健師として地域で働きたいと思うようになりました．

　大学を卒業後，大阪大学大学院に在籍していたときに，指導教授の早川和生先生から大阪大学社会経済研究所助教授（当時）で医療経済学を専門にされていた大日康史先生を紹介していただきました．当時の日本では，医療経済学は経済学分野の外ではあまり知られていませんでしたが，大学院生の間に学ぶ機会に恵まれたことは，私の留学への大きなきっかけとなりました．

　早川先生と大日先生のお二人は，ご自身の経験から留学によって広がる学術活動の可能性をいつも説いてくださいましたので，留学を強く，また具体的に意識することができました．このお二人がいなければ，私が留学することはなかったと思います．

保健師としての限界

　保健師として地域で働くようになると，大学にいるときにはわからな

かったことが多くあり，現実を目の当たりにしました．しかし，地域での保健師活動はとても楽しく，住民の方々が健康な生活を営む一助となっていることを実感できる，学びの多いものでした．

その一方で，大学で学んだことを十分に活かせない，また地域で起こっていることが十分に反映された研究が大学で実施されていない感覚がつきまとっていて，現場と大学での研究の乖離を強く感じていました．そして，その架け橋に自分がなれないだろうかということを意識し始めました．

保健師として，地域住民の方々とともに健康な社会づくりを進めることは1つの取り組み方ですが，並行してそれら実践を施策に繋げることを可能にするエビデンス作りの研究が不足していると感じていました．

保健師という活動は大切ですが，同様に保健師の活動を学術的に発展させることも重要な課題であると認識したときに，自分ができるのはどちらかと，自問しました．そして，現場とアカデミアの橋渡しをしたいという思いが，強くなっていきました．

特に，保健師活動で目の当たりとする健康格差を解消する取り組みや，罹患してからではなく罹患しないための予防的な取り組みといったものは，保健サービス提供者である保健師ひとりでどうにかできるものではなく，より大きな枠組み，「施策」として行なわなくては結果に繋げることは非常に困難であると感じるようになりました．

苦渋の選択

大学院時代に学んだ「医療経済学（Health Economics）」，地域での保健師活動で目の当たりにした「健康格差（Health Disparities）」，地域における公衆衛生の課題を解決するための「保健施策（Health Policy）」．この3つが私の公衆衛生看護におけるテーマとなりました．

しかし，これらについて学びを深めたいと思っても，どのようにして学ぶのか，とても悩みました．医療経済学を学ぶために経済学研究科の門を，健康格差について学ぶために医学系研究科の門を，保健施策を学ぶために政策学科の門を叩けばよいのか，決めかねました．

今は随分改善されたように思いますが，当時はさまざまな学術背景をもった人たちが同じ公衆衛生という課題のために集うことは非常に限られていましたし，実際に大学院で公衆衛生学修士号を取得できるところは，ほとんどありませんでした．

　そのため「医療経済学」，「健康格差」，「保健施策」といった分野を系統的に学ぶためには，アメリカに留学することが最善だと思い，アメリカ留学を決意しました．留学自体は，高校生の頃から漠然と考えてはいましたが，実際に具体的なテーマに基づいて準備を始めたのは，社会人になってからでした．

　夢でもあったし，とても楽しく取り組んでいた保健師の仕事を辞めて留学することは，苦渋の選択でした．体が2つあれば，ひとつは保健師として継続して働いて，もうひとつは留学して学ぶことができるのにと，体がひとつしかないことをもどかしく思ったものです．

　今，目の前にいる住民の方とのかかわりを通して，将来同じように健康を損なってしまう人々を少しでも減らしたい，「公衆衛生の原点はやはり実践にある」という思いに後ろ髪を引かれました．幸いなことに，理解のある同僚や上司に恵まれ，退職して公衆衛生大学院へ留学することとなりました．

　退職を目前に担当者の引き継ぎをしていたときに，ある住民の方が「あのときかかわってくれて，ありがとう」と仰ってくださいました．この方が地域で療養生活ができるように，ご本人，ご家族と一緒に東奔西走したものでしたが，公衆衛生活動の現場の学びをたくさん与えてくださった方でもありました．アカデミアにいると，研究を通して貢献したい対象の方々，地域住民に直接お会いすることがとても少なく，私はこの方のことを時折思い出しては，公衆衛生の原点を忘れないようにしています．

日本ではできない経験，学び

経済学的視点の重要性

　Master of Public Health（MPH）のときは，中心テーマをHealth Services Organizationとし，博士課程ではHealth Economicsをメジャー，EpidemiologyとBiostatisticsをマイナーに選択しました．

　学生として，「マネジメント，施策と地域保健（Division of Management, Policy and Community Health）」という部門に所属し，指導教員が経済学者，疫学者，統計学者という，私が願っていた環境の中で学ぶことができました．特に，私は日本で公衆衛生の現場を経験していたので，大学院で学ぶことが実践で得たテーマを学術的に取り組むよい機会になりました．

　現代社会の生活は経済と切り離せないので，医療，保健においても，ミクロ，マクロのレベルで経済学的な視点を取り入れることが大変重要といえます．最近は保健師の国家試験にも費用対効果という概念が設問として出るようです．そういった経済学的評価だけではなく，健康アウトカム分析に社会経済学的指標を含むことでその影響をみたり，国民医療費や病院数，医療従事者数といった保健医療システムを評価する上で経済学的要因の影響をみたりといった形で，公衆衛生の実践，施策形成における経済学的視点の重要性を学ぶことができました．

　健康格差としての医療の利用や健康状態の差に，所得水準の影響がどの程度あるのか，それを緩和するにはどのような取り組みが可能か，そういった形で公衆衛生の向上を目指した実践に資する研究がまさに公衆衛生学大学院（School of Public Health）のスペシャリティです．

　日本でも健康格差に対する認識が高まっています．学生に授業を行なう際にも，社会経済的要因をはじめとするさまざまな要因が人々の健康状態に影響をもたらしているということが意識づけられるような内容を心がけ

ています．

多様性に触れることからの学び

　さて，学術的学びはもちろんありますが，それ以上に留学を通して経験した中で紹介したいことは，「多様性に触れることからの学び」「研究スキルの習得」「アカデミックなリソースの豊富さ」です．

　アメリカの多様性は，国籍，使用言語，文化，所得をはじめ，すべての側面での多様性でした．私が在籍した大学では，30カ国以上からの留学生がいましたし，住んでいた市は白人人口が半分以下でヒスパニック系，アジア系が多かったため，まさに人種のるつぼでした．

　日本でなくアメリカで公衆衛生を学んだことのメリットは，アメリカがもつ多様性に触れたことです．この多様性は，どのような地域においても存在するものです．つまり，サービス提供者側が設定した環境である病院に出向いてもらい，失った健康の回復をサポートする場合とは異なり，地域ではそれぞれの住民がそれぞれの環境で生活をしているので，国籍にとどまらず，言語や文化，慣習といったものの多様性を理解して対応につなげていくことが不可欠となります．これは公衆衛生の活動の根幹をなすものであると考えています．

　また，公衆衛生をめぐる行政の多様性についても，大きな学びがありました．アメリカは残念ながら公衆衛生の課題が非常に多い国です．医療は私的保険で行なわれていますが，無保険者は今も4000万人を超えている状態です．保険をもっていても十分ではなく，治療費が支払えない人も多く，個人破産の理由として最も多いのが医療費という現状があります．

　公衆衛生の課題が大きいがゆえに，学術的な研究が進んでいるという皮肉な側面があるのかもしれません．

　日本は皆保険制度や介護保険制度がありますが，人口の高齢化が深刻になっている今，アメリカで盛んに行なわれている研究に基づいた保健施策へのニーズは高まる一方だと考えます．ただ，状況改善にふさわしいと考えられる施策を立てるのではなく，課題を解決するためにその施策が適切

であることを経済学的評価に基づき，示すことで初めて政策提言に繋がります．アメリカの公衆衛生大学院で学ぶことができる保健施策の提言のための分析は，日本においても公衆衛生の一分野として重要になるでしょう．

研究スキルの修得──研究計画書の作成，プレゼンテーション──

　もう１つ，アメリカ留学では研究スキルの中核となるものを学ぶことができたと感じています．特に勉強になったのが，研究計画書の作成とプレゼンテーションです．

　アメリカの大学院では授業の課題として，研究計画書を書く機会が多くありました．授業で課題として提出した研究計画書がそのまま修士論文の研究になる学生もいます．背景から始まり，研究する意義，データ収集，具体的な分析予定などを記していくので，研究計画書がしっかりと書かれていれば，その段階で論文のかなりの部分ができている状態となります．

　研究計画書を作成するトレーニングには他にも，授業そのものがNIH（National Institutes of Health）などの予算を取得することを目的とした研究計画書の作成方法を学ぶといったものもありました．英語が母国語でないという不利は常につきまとっており，この授業はかなり大変で最後まで辛かったので，とても印象に残っています．厳しい評価コメントをもらった授業でしたが，このときの経験が今，日本で研究計画書を作成あるいは指導する際に非常に役立っています．

　プレゼンテーションに関しては，授業をはじめとしたさまざまな機会を通じて，貴重な学びをすることができました．アップル社の創業者であるスティーブ・ジョブズは，その卓越したプレゼンテーション能力で知られていましたが，アメリカ留学中には実にさまざまな授業，セミナーや講演会を通して，参考となるプレゼンテーションに接する機会が多くありました．

　私は在学中にGraduate Assistantとして，所属していた部門の先生方が行なう研究の補助や，授業準備の補助などを行なっていました．そのときの経験は研究プロジェクトを開始する際の第一歩である文献検索や学生

にわかりやすい授業資料の作成を行なうトレーニングともなり，現在に活かされていると感じます．

　専攻や興味が似通った学生同士で開催していたジャーナルクラブや，授業の一環として，プレゼンテーションをする機会はとても多く，そのスキルを磨くことができました．

　今，大学で教員として学生と接していて，日本ではその機会，また，指導ができる教員が非常に限られていて，学びの機会が限定的だと感じています．私が日本で大学院生をしていたときと，それほど大きく変わっていないように感じ，残念に思っています．

　プレゼンテーションのスキルは研究遂行能力と同様に，非常に重要なスキルだと考えます．大学にかぎらず，地域で行なわれるイベントなどのプレゼンテーションは日本とは大きく異なったスタイルが多かったのですが，良い点も多く見受けられ，今も講義を始め，いろいろな場面で意識して取り入れるようにしています．

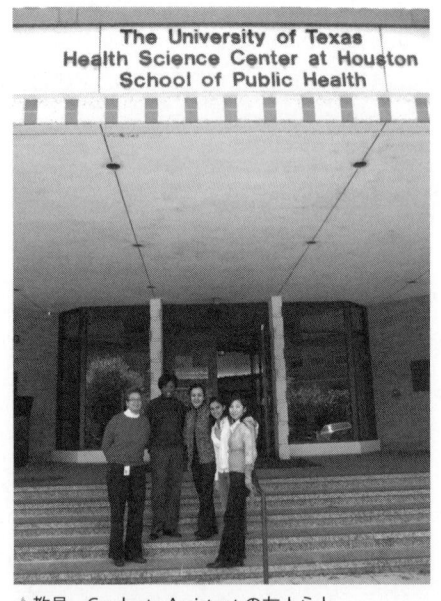

▲教員，Graduate Assistant の友人らと

アカデミックなリソースの豊富さ

　アメリカの大学に在籍していて感動を覚えたこと，そして今でも恋しく思うことは，種々の研究リソースへのアクセスです．図書館はとても身近な存在で，司書のアシスタンスを得ることが容易であり，いつも助けてもらいました．夜間や休日も利用できる図書館がありましたし，端末も数多く設置されていました．何より，収蔵されている図書の多さに圧倒されました．オンラインジャーナルも数多く，幅広く購読されていた上に，購読のない文献はPDFで請求できたため，文献が手に入らずに困ったということがまったくありませんでした．

　図書だけではなく，大学には学生が利用できる端末が整備されており，統計ソフトをはじめとして，学生個人では購入しにくい高価なアプリケーションを利用することができました．自宅など学外からのセキュアなアクセスも可能で，日本に帰国中でもストレスなく，学業および研究を継続できることは実にありがたく感じていました．

　アメリカは広大な国土面積を有するがゆえでしょう，大学にかぎらず，さまざまな統計資料がオンラインで整備されています．日本であれば，管轄官庁に申請を出さないともらえないようなデータがオンラインでダウンロードできることもあり，研究の迅速な実施に繋がっていると感じました．

　このように研究を行なう上で基本的な設備が整備されている環境は，研究の基盤としてとても大切だと思います．日本の大学においても研究環境の整備がいっそう進むことを願っています．

これからは"健康長寿社会づくり"に研究で寄与

アメリカでPhDの取得

　現在は大阪大学大学院医学系研究科附属ツインリサーチセンターという双生児研究（ツインリサーチ）の専門機関で疫学研究に従事しています．現在主に行なっているプロジェクトは，成人の双生児の方々に研究協力し

てもらい，疾患の発症や健康状態に遺伝因子や環境因子がどの程度影響しているかを研究することで，双生児だけでなく人類における疾患の予防に繋げることを目的としています．

　当初，留学を決めたときは，MPH を取得後は帰国して，大学または地域に戻るつもりでした．しかし，アメリカの大学院教育の素晴らしさを認識して，いつかは博士号も取得したいという気持ちもあったので，そのままアメリカで博士課程に進みました．

　認定試験を終え，PhD 候補になってから，恩師である早川和生教授にツインリサーチセンターの疫学プロジェクト立ち上げの話をうかがいました．日本で唯一の高齢双生児疫学研究であること，またその研究を通して健康長寿社会づくりを目指すという意義に共感し，応募しました．

　アメリカ留学で学んだことのいろいろが日々の研究活動にさまざまな形で活かされていると感じています．疫学や統計の授業での学びだけではなく，研究計画書を書くときや大学内外でプレゼンテーションを行なうときなど，折に触れ，アメリカ留学がもたらした影響を意識しています．

　特に最近は国際的な活動が多くなっています．ツインリサーチの国際的なネットワークに参加したり，複数の国がかかわっている共同研究プロジェクトに参加したり，国際シンポジウムを企画したりといった活動をしています．海外の研究者と会議や交渉をする場面も多く，アメリカ留学で身についたコミュニケーションスキルが役に立っています．地域での保健師としての活動や留学を通してのさまざまなバックグランドの人と交流した経験が，"ふたごフェスティバル"という研究情報発信と交流の場を作るイベント企画や研究協力者とのコミュニケーションに，とても役立っています．

良かったこと，悪かったこともありのまま伝える

　ツインリサーチに携わっている大学院生を指導する機会もありますが，学部生，大学院生から留学の相談を受けることもしばしばです．

　留学は決してポジティブな出来事ばかりではありませんし，自分が生ま

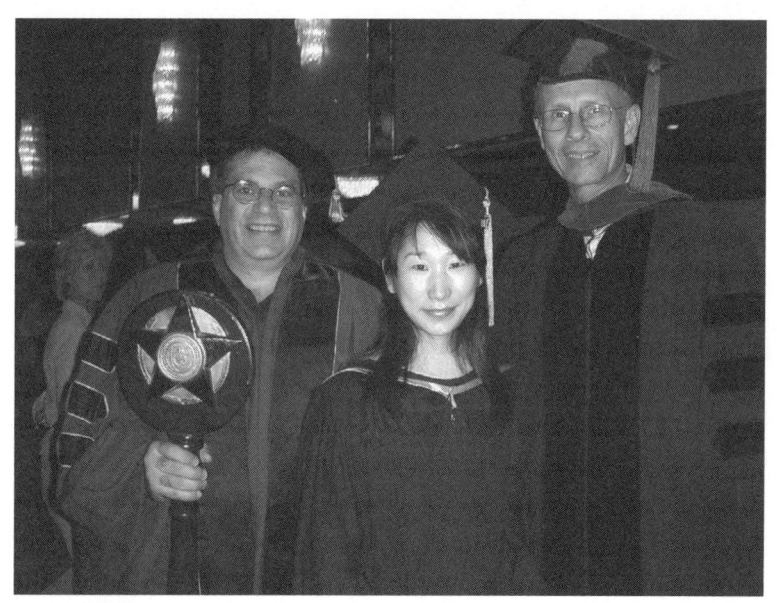

▲ MPH 授与式にて

れ育った文化とは大きくかけ離れた異国の地で,母国語ではない言葉で生活するわけですから,心身への負担が大きくなる傾向は否めません.それでも,留学して現地で生活しないと経験できないこともたくさんあり,自分のキャパシティを拡げてくれると考えます.できるだけ多くの学生に,日本の外でしか経験のできないことを経験し,自分の裾野を広げてもらいたいと願っています.だからこそ,敢えて,自分が経験したことの中で,良かったことも悪かったこともありのままに伝えます.もっとこうしたらよかったなと今だから思えることもあります.学生が同じ轍を踏むことのないよう,私の失敗から学んでもらいたいという気持ちで接しています.

公衆衛生の可能性,魅力をもっと伝えたい

日本で公衆衛生を専門としていくことの苦労としては,「公衆衛生」という日本語の意味が社会に浸透していないこと,そして,この専門分野の

可能性や素晴らしさが学部教育において十分に伝えられていないことを挙げたいと思います。結果として、公衆衛生に魅力を感じ、公衆衛生学を自分の専門分野に選ぶ人が増えにくい状況を生んでいるように見えます。

看護学の分野においては、特にそのように見受けられます。授業で「保健師になりたい人はいますか？」と聞くと、数人程度は手が挙がりますが、「保健師ってどんな仕事かイメージできますか？」と聞くと、首を傾げる学生がほとんどです。看護師の仕事をイメージできない学生はさすがにいませんが、保健師となるとどうも勝手が違うようです。看護学を専攻し始めるまで保健師という専門職者に出会ったことのある学生はほとんどいないので、仕方ないかもしれません。私自身もそうでした。ですから私は、学生と接する際に、「公衆衛生」という分野の可能性とそこにおける看護職の重要性をできるだけ、イメージしやすい形で伝えるように努めています。

人々の健康は単一の要因によって作られるものではありません。「公衆衛生」は赤ちゃんからお年寄りまで、世界中どこに行っても、人々の営む生活全般に大なり小なりさまざまなかたちで必ずかかわっており、それぞれの場所でより健康で質の高い生活を達成できるような取り組みを目指しています。よって、「公衆衛生」はグローバルで多角的な活動分野かつ学術分野です。人間の健康に携わる人々が皆、「公衆衛生」的視点を有することは、より健やかな未来を創る上で、大きな一助となるでしょう。

誰にでもかかわりがある、本当はとても身近な学問領域なのですが、対象が広範囲過ぎて見えにくい、またはあまりに身近すぎて意識されにくい、そういったものとなってしまっているのかもしれません。

もう1つの苦労というか、原因になっていることは、やはり公衆衛生大学院という制度が確立されていないことだと考えます。公衆衛生大学院を擁する大学もいくつかあり、また総合大学の医学系研究科には公衆衛生学専攻修士課程をもつところもありますが、広く学際的である公衆衛生の特性に基づいた教育カリキュラムの提供には、まだ課題も多くあるように見受けられます。ですから、公衆衛生に携わるもの自身が、学際的である

という認識が十分にもちにくい現状があるように感じます．
　公衆衛生は，日本はもちろん，世界中のすべての人々がより健康な生活を営むことのできる社会づくりに不可欠であり，中核を成す学問だと考えます．より多くの方が公衆衛生を学ばれ，日本の，そして世界の人々の健康の保持増進に向けて，それぞれの専門性をもって，共に歩んでいけることを心より願っております．

chapter 11

佐藤文子
千里金蘭大学看護学部看護学科

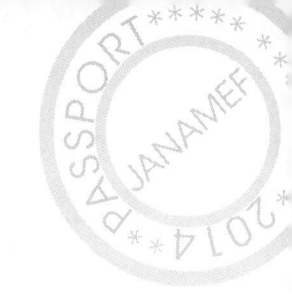

国際保健分野で働くということ

July 2002-July2004
Global Health Department
University of South Florida, College of Public Health

要旨………

　2002年から2年間，サウスフロリダ大学大学院で国際保健学を学びました．その後，国際協力の経験を積むためにコンサルティング会社に入社し，必要なノウハウを学びました．そして2005年から2007年にかけて，アフリカのマラウイにて保健セクター企画調査員の仕事に従事し，現在は千里金蘭大学看護学部看護学科の教員として働いています．私自身のこれまでのキャリアパスが，今後，留学を目指す医療・看護系の皆様に少しでも役立てばとても嬉しいです．

夢のはじまり～大学院留学まで～

国際保健に進むことになった動機

　そもそも海外に関心をもつようになったのは，英語を習い始めた中学1年生の頃です．これまでに触れたことがなかった英語に強い興味をもち，その当時から将来は英語を使って広く世界で働きたいと思っていました．使える英語を身につけようと，中学生当時から外国人と英語で文通を始めました．当時は韓国，香港，アメリカ，オーストラリア，イギリス，マルタ，スウェーデンの同世代の方々と性別に関係なく，手紙のやりとりをしていました．

　その後，高校生になり，具体的に自分の進路を決めていく上で，海外で働くならば，語学だけではなく，医療知識を身につけたほうが，より必要とされる人材になれるのではないかと思いました．そこで当時新設予定だった大阪大学医学部保健学科看護学専攻に入学しました．

　あくまでこの大学生活は自分の夢を実現していく上での通過点にすぎないと客観的に捉えており，大学の課題を淡々とこなしながら，英語の勉強を着々と進め，大学卒業後数年以内にアメリカの大学院で国際保健学を学ぶことを意識して過ごしていました．当時は，大学院修了後の自分の姿を具体的にイメージできてはいなかったのですが，漠然とWHO（World Health Organization）やUNICEF（United Nations Children's Fund）などの国連機関で働けたらいいなと思っていました．

留学準備に奮闘

　大阪大学を1998年に卒業し，その後，短い期間ではありますが，産業保健師および看護師として臨床経験を積みました．臨床経験を積もうと思ったのは，実際の現場で使える知識や技術を身につけたかったと同時に，留学費用を貯めることが目的でした．また，卒後すぐに産業保健師になっ

たのは，働く場における労働者の健康づくりに興味があったことが理由として大きいのですが，それに加えて，大学院留学の準備を並行して行なう上で夜勤がないことも非常に魅力的でした．

　社会人1年目から，給料のほとんどを貯金に回し，大学院留学に必要なTOEFLとGRE（Graduate Record Examination）の対策をひとりで進めていきました．大学院留学の試験対策や手続きについては，業者を通して準備していくという方法もあったとは思いますが，1円でも貯金に回したい私はそういったものに頼ることはせず，すべて自分で模索しながら準備をしました．その結果，予想以上に時間と労力を費やしてしまいましたが，今，思い返せば非常にいい経験になったと思います．

　大学院情報については，当時一般に普及してきたインターネットを利用して行ないました．また，学部時代のゼミ教員より，大学院留学に関する書籍をお借りし，国際保健を学べる大学院を1つずつ調べ，まずはコスト，次に治安，気候などを考慮して，3つ選択しました．

　試験対策については，GREは早々にアプライするに十分な得点を得ることができましたが，TOEFLがどうしても550点を超えることができずにいたため，一念発起して語学留学から開始することにしました．語学学校の選択には，目指していた大学院の1つであるサウスフロリダ大学（University of South Florida）付属の語学学校が安価かつ日本人留学率も低かったことから，入学を決めました．

　語学学校ではTOEFL対策のクラスを受講し，そこに通いながら，TOEFLを複数回受験しました．そして，目標とする550点を超えた時点で3つの大学院にアプライし，その結果，University of South Florida, College of Public Health（以下，USF）を含む3校すべてから合格通知を受け取りました．ちなみに合格した他の大学はハワイ大学とロマリンダ大学です．

大学院での日々

　大学院を選択するにあたり，すでに大学の環境に慣れていたUSFに入

学を決意しました．日本人向けの奨学金制度があったことも魅力的でした．
　大学院では疫学や HIV/AIDS，結核，マラリアなどの国際感染症に関する科目などを履修しました．大学院の2年間はグループワークやペーパーの課題が多く，それをこなすために図書館に通い詰める日々でした．しかし，その合間に息抜きをすることも忘れず，友人たちと現地の学生が行くようなスポーツバーなどに顔を出し，リフレッシュするように努めました．
　また，USF はその立地のせいか，南米からの留学生が多く，大学のいたるところでスペイン語が飛び交っていました．また，同大学の3割がインド人留学生といわれるほどアジアからの留学生も多いという特徴を有していました．そのため大学院では，専門科目について幅広い知識を得るだけではなく，普段から異文化交流が体感でき，非常に刺激的な日々を送ることができました．特にアジアからの留学生とは語学で苦労しているという共通点もあり，互いの存在が励ましとなっていました．

夢の実現へ〜ラオス，マラウイでの経験〜

コンサルタントの卵として

　入学する前は，卒業後は国際公務員として WHO などで働いてみたいと思っていました．しかし，国際色豊かな大学院で学んだことで，自分は日本人であるということを強く自覚するきっかけにもなり，卒業後は国連機関ではなく，日本人として国際協力を担っていく道を考えるようになりました．
　日本に帰国してからは，国際協力にまったく経験のない私が下積みをする場所として，コンサルティング会社を選択しました．当時，社会開発系分野で有名なアイシーネット株式会社が若手人材の養成目的で，タイミングよく募集していたので，それに応募しました．
　当時，看護職の臨床経験を有する人間がコンサルティング会社に応募するのは非常に珍しかったこともあり，会社側に有資格者の私を高く評価し

てもらい，採用が早々に決まりました．そして，アメリカから帰国して2カ月後には，地元から埼玉県に引っ越すことになり，関東で新たな社会人生活をスタートさせました．

　コンサルティング会社ではJICAやJBIC，外務省などから受注した国内外の案件について，チームを組んで事業を運営していきます．入社直後にチームの一員として担当した案件は，ラオスを対象とする「公共投資プログラムの運営監理能力向上プロジェクト」でした．

　具体的な業務は，この事業を関係者間に周知するための会場探しを現地スタッフとともに行なうことでした．滞在期間は1カ月に限定されていたため，その期間のうちにできるかぎり多くの施設を見て回り，施設規模や館内の雰囲気，施設サービス，コスト等々を比較検討しました．そして，場所を決定した後は，施設のスタッフとともに，会場設営などについての入念なやりとりを幾度も繰り返しました．

　このようないわゆる裏方業務はこれまでのキャリアではまったく経験したことのない分野であり，戸惑うことの連続ではありましたが，1つの事業を展開していくにはチームのメンバーが各々置かれた立場で，それぞれの役割を確実に担っていくことの重要性を実感しました．また，チームにはラオス人の方ももちろん参加していたため，彼らとうまく協働できるように，文化的背景や習慣などを理解するように努めました．幸いにしてラオスは日本人の国民性にとても近く，価値観の相違などでトラブルが生じることは一度もありませんでした．

　また，それ以外にはミャンマーの教育に関する案件にもかかわる機会に恵まれました．その中で国内業務調整員として，社内のコンサルタントだけではなく，日本の大学関係者らとも協力して事業を運営したことは非常によい経験となりました．コンサルティング会社で働いている際に，国際協力の案件を競合受注するまでの下準備や，受注後に実際に事業を動かしていく上での請負側としての一連の業務を経験できたのは，一見，華やか（？）で楽しそうに見える途上国の事業が，実は現場でスタートさせるまでに相当の時間と労力をかけて準備していることを知るきっかけになりま

した．

　スタート後の事業運営についても，その事業を支える国内外のスタッフや，発注側との協働・連携があってはじめて成り立っているということを実感しました．

JICA の企画調査員として

　2005 年の夏に JICA がマラウイ保健セクター企画調査員を公募していることを知り，会社からのバックアップも受けつつ，何とか企画書を作成して応募しました．その後，JICA 本部での面接を経て，幸いにも採用されることになりました．

　実際にマラウイに派遣されるのは 2 カ月後ということで，限られた準備期間の中で，これまでの業務の引き継ぎや派遣前研修への参加，予防接種，引っ越し準備，現地で使用するための車の購入の手続き等々を行ないました．実に出発日前日の夜までドタバタはありましたが，何とかやりこなし，2005 年 10 月，1 年間の任期でアフリカ南東部にあるマラウイに出発しました．

　マラウイはタンザニア，ザンビア，モザンビークに囲まれる内陸国であり，農業を主産業として，煙草や砂糖，コーヒーなどを輸出しています．マラウイの人々は非常に温厚で，アフリカの中でも治安が非常にいいので，JICA のボランティア事業で派遣される青年海外協力隊やシニアボランティアの数も非常に多く，彼らはそれぞれの専門性を生かし，それぞれに割り当てられた土地で活動しています．

　マラウイの保健・医療の課題としては，医療施設の不足，既存施設の老朽化，基本的な医療器具・消耗品の不足，医療人材の不足等々が挙げられます．このような状況のため，マラウイの人々は必要なサービスをタイムリーに受けることがとても難しく，また，予防知識も有していないため，いまだマラリアや上気道感染症，下痢症，結核などで命を落とすことが多いのです．

企画調査員として奮闘の日々

　現地のJICAマラウイ事務所に在籍し，事務所が当時運営していた保健・医療・水案件を前任者から引き継いで，それらのマネジメントを行なうことになりました．抱えていた主事業は「地方医療施設改善計画」や「母と子の健康対策特別機材供与」「マラウイ医療機材維持管理プロジェクト」などです．

　「地方医療施設改善計画」は，マラウイ北部を対象に医療施設を新たに建設するという予算規模の実に大きい事業でした．実際に建設が開始する前の予備調査やマラウイ保健省および国連機関，諸外国からなる支援機関側への説明，対象となる医療施設側との用地の決定に必要なやり取りなどに，JICA側の担当者としてかかわりました．

　実際に工事が始まった際には，現地のJICAスタッフとともに，工事の進捗状況の確認を行ないました．もちろん，私は建設工程についてはまったくの素人ですので，現場の作業監督者から説明を受けながら，現場を視察していました．

　また，「母と子の健康対策特別機材供与」では，UNICEFとの連携のもと，ヨーロッパから母子保健に係わる医療器材や消耗品の購入手続きを行ない，マラウイじゅうの医療施設を対象として配布しました．もちろん，ただ，現場に配布して終わりではなく，それらが現場スタッフの手で適切に使用されているかどうかのモニタリング調査も行ないました．

　企画調査員としての役割，主業務はプロジェクトのマネジメントです．つまり，手掛けている事業が目指すべきゴールに向かえるように，ヒト・モノ・カネをうまくマネジメントするということです．また，その一方で，マラウイ国民がより健康になれるように，新たな案件を作り上げていくことが求められます．そこで私は，前任者が帰国前に立ち上げようとした「マラウイ医療器材維持管理プロジェクト」の内容を，現地関係者間との折衝の中で，より現実に即したものに加工して立ち上げることにしました．

　この案件は，現地の病院で医療器材管理を担うマラウイ人エンジニアた

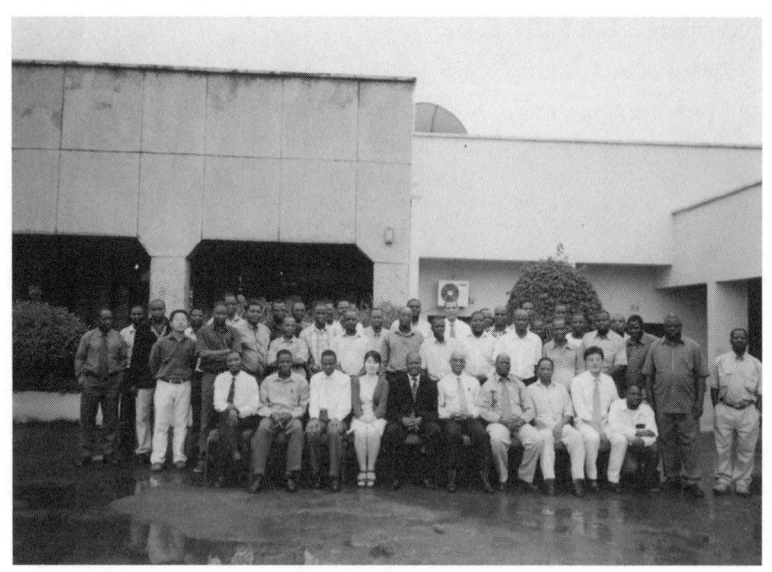

▲新たに立ち上げた「マラウイ医療器材維持管理プロジェクト」のメンバーと

ちが適切なメンテナンスをできるように，彼らの知識や技術の向上を目的としていました．この案件を立ち上げていく上で，JICA本部との密なやりとりやJICAマラウイ事務所関係者などとの協議，マラウイ保健省関係者らへの根回しなど，途上国で事業を形にしていくために現地スタッフとともに走り回りました．その甲斐あって，事業を無事に立ち上げることができ，その後の手続きとして，事業にかかわる人事採用も行ないました．コンサルティング会社では採用される側の立場でしたが，今回は採用する側に回ったことで，受注側と発注側の両方を体験することができました．

　また，事業のマネジメントは過去の案件も対象となります．以前，外務省の事業でマラウイの首都近辺に200基の井戸を建設しましたが，それらがその後，現地住民によってきちんと管理されているか，また水質の状況は衛生的であるかなどのフォロー調査を行ないました．もちろん，200カ所すべてを調査するわけにはいかないので，ランダムにいくつかを選んで抜き打ちで調査をしに行きました．

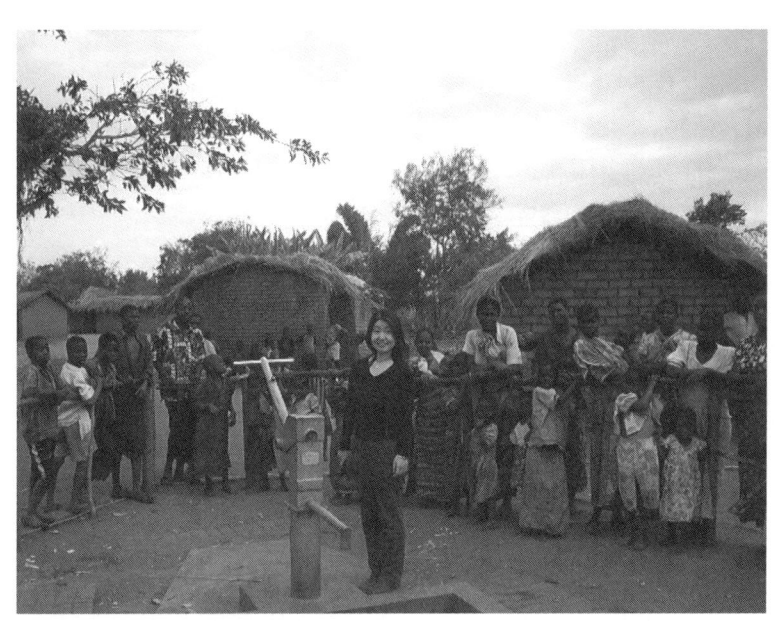

▲井戸のフォローアップ調査時の風景

　いつもは事務所でデスクワークをしている私にとって，現地調査はとても魅力的な仕事でした．現地の人々と直に触れ合うことができますし，また，日々の業務の中で必死に行なっている関係者とのやりとりや作成している大量の書類が，現場ではこのように形となり，そして動いているのだと実感することができるからです．

　事業の成果は短期間で出るわけではないため，根気のいる仕事ではありますが，日々，より良い方向に少しずつでも向かって動いているのだと思うと，やりがいを感じるとともに，確実に実施していかねばという責任を感じます．

　企画調査員の仕事はそれ以外にも，保健セクターに関する会合への積極的な参加やマラウイ保健セクターに関する情報収集・報告書作成，そしてインターンの受け入れや，日本からのマスメディアへの対応，青年海外協力隊への教育機会の提供など，ここにすべてを書き切れないほど多岐にわ

たります．

　現地で仕事を進めていく上で，相棒となってくれたのは同世代のマラウイ人女性です．彼女はとても優秀で，幅広いネットワークをもち，私の突然の指示にも臨機応変に対応してくれました．それでも当初は価値観の違いから，彼女の振る舞いに戸惑ってしまうことが多々ありました．例えば，締切りがたとえ明日に迫っていても，終業時刻の 17 時になると私に何も告げずに帰ってしまうなど，日本ではなかなか考えられないような態度がみられました．

　彼女だけでなく，事務所のマラウイ人スタッフの皆も同じで，17 時になるとあっという間に帰宅してしまいます．そのため，17 時以降は日本人スタッフのみが夜遅くまでパソコンに向かっているので，一見，アフリカにいるのに日本の企業で働いているような錯覚を覚えました．

　当初は 1 年間の予定でしたが，せっかくなのでもう少しやってみたいという気持ちになり，さらに 1 年間の延長をしました．ちょうどその頃に，学部時代にお世話になった恩師より，今度，看護学部を新設するので帰国後に来てほしいとのお話をいただきました．大学生を相手にする仕事など考えたこともありません．また，教員という仕事に自分が向いているのかもわからずにあれこれと悩みましたが，これも何かの縁だと思い，引き受けることにしました．そして，帰国してから半年後に大阪に転居し，現在の職場である千里金蘭大学看護学部で教員生活をスタートすることになりました．

国際保健について探求する日々

　現在の所属先では地域・在宅看護学領域に属し，主に保健師の養成に関わる科目や実習に携わっています．国際保健学という科目を担当し，学生には私のこれまでの経験だけではなく，日本の国際協力の仕組みであるとか，外国人とかかわる際には異文化理解が必要などということを伝えています．

本学の学生の傾向として，海外で働こうという意識はあまり感じられませんが，それでも各学年に数名は強い興味を示す学生がいるので，その学生たちの卒後の道標になれたらと思っています．

　また，現時点ではそれほど興味のない学生たちについても，看護職が活躍する場として，国内の医療や介護施設だけではなく，海外も選択肢として存在するということを認識してもらい，卒後，もし興味をもつことがあれば，この大学で学んだことを思い出し，是非挑戦してもらえたらと思っています．

　現在，私が取り組んでいる研究テーマは，インドネシア人看護師・介護福祉士候補者を対象とした精神健康度についてです．私自身，これまでにさまざまな国で生活する機会を得ましたが，その度に価値観の違いを強く認識しており，時にはストレスとして感じることがありました．幸いにも，私自身はそれほど深刻な状況に陥ることはなかったものの，人によっては，心身の症状として現れる方もいます．

　そういったことを踏まえ，近年，経済連携協定で来日しているインドネシア人候補者を対象に精神健康度の実態について調査し，彼らが日本での生活にうまく順応し，そして職場でも日本人の同僚とうまく協働していけるよう効果的な介入方法について考えていきたいと思っています．

　現在のポジションでは，以前のように海外に頻繁に出向くということは難しくなりましたが，今でも教育や研究という観点から国際保健について探求する日々を送っています．場所はどこであろうとも，自身が興味をもつかぎり，国際保健にいろいろな形で携わることができるのだと実感しています．

10年計画で挑戦する覚悟

　今回，大学院入学から帰国後のことまでを文章にする機会を与えられたことで，改めてこれまでの自分自身の歩みを振り返ることができました．今，実感として思うのは，私にとって"20代"はまさに挑戦の連続だった

と思います．ここまで自分のやりたいことを思う存分できたのは，いつも私に深い理解を示してくれた家族の存在と，学生時代の友人や行く先々で出会った人々の支えがあったからです．

　私はとてもせっかちな性格ですので，大学を卒業してすぐにでも国際保健の分野で働きたいと思っていました．しかし，途上国の現場では，誰かに必要な知識や技術を教えてもらう機会も余裕もまったくありません．"即戦力"となる人材であることが求められます．自分には何が必要かを考えて，海外で働くために必要なスキル（専門知識や技術，語学力，マネジメント能力など）を身につけようと一歩ずつ歩んでいった結果，大学を卒業してから国際保健の分野で実際に働くまで8年の準備期間を要しました．

　その歩みの途中途中には，これで大丈夫なのかと不安になることもありましたが，今にして思えば，1つひとつの経験が国際保健の現場で役立ったと実感しています．

　国際保健の分野で働きたいという強い気持ちがあるならば，10年計画で今後の歩みを考えるということがあってもいいのかもしれません．もちろん，女性にとって（男性もそうかもしれませんが……）10年という期間を費やすのはとても勇気のいることだとは思いますが，それでもやってみたいという気持ちがあれば，是非挑戦してもらえたらと思います．

　私の経験が，後に続く皆様方にとって1つでも有益な情報となれば幸いです．

chapter

12

金子典代

名古屋市立大学看護学部国際保健看護学

MPHの取得と
エイズ予防研究の10年

June 1999-June 2001
Health Behavior, Master of Public Health
University of Alabama at Birmigham

要旨………

　アラバマ大学でのMaster of Public Health（MPH）取得から12年の時が経ちました．修了後は，大学の助手として採用され，4年近い勤務の後，日本の大学の博士課程に進学し，ポスドクを経て現職に就きました．研究テーマはエイズ予防のための行動疫学であり，10年近く取り組んでいます．博士をどこでとるか，研究の続け方など，進路選択には悩みがありました．MPH取得後のキャリアパスやMPHはどう活かせたかなど，現在日本で公衆衛生関連の研究を行なう上で感じていることを率直に述べたいと思います．

1994年に開設された国立大学の看護学専攻に入学しましたが，学部生のころから看護のみの視点ではなく，より広く人の健康と環境，社会の関連について学びたいと考えるようになり，公衆衛生や環境学に興味をもつようになりました．

　当時は公衆衛生を学べる大学院は日本にはなく，海外への留学を真剣に考えるようになりました．大学時代の恩師であり，卒業研究の指導教員であった教授が看護系の大学卒業後にアメリカのMaster of Public Health（MPH）を取得されていて，アメリカの教育環境が優れていることを教えてくださったこと，留学を薦めてくださったことも影響しています．アメリカの公衆衛生大学院（School of Public Health）の専攻の種類や入学要件は大学によりさまざま異なりますが，疫学，生物統計学，環境保健，健康行動学，母子保健，国際保健を置いてあるところが当時は多かったです．私は化学や数学に自信がなく看護学に近い領域である健康行動学を専攻しましたが，疫学の専攻も汎用性があってよいと思います．やはりランキングが高い大学のほうが講義や教授陣も充実しているようです．

　なお，留学の準備や留学中の学業の実際については，『アメリカ・カナダ医学・看護留学へのパスポート vol.2』に記載があり，そちらで記載した内容はまとめて再掲するにとどめます．

現在も役立つ当時の講義

　公衆衛生大学院は本来専門職大学院であり，職務経験があることをベースに講義内容が展開されることもありました．そのため，私は臨床経験がないこともあって，実感をもって学べないというハンデはありましたが，思っているよりもはるかにどの講義も面白く，学ぶことの面白さを感じ，夢中で勉強ができた日々だったと思います．

　アラバマ州バーミングハムという街は犯罪発生率も全米でワースト10位以内に入っているほど高く，いまだに居住地域や使用する商業施設が人種により暗黙の了解でほぼ分かれているなど差別が根強く残る街でした．

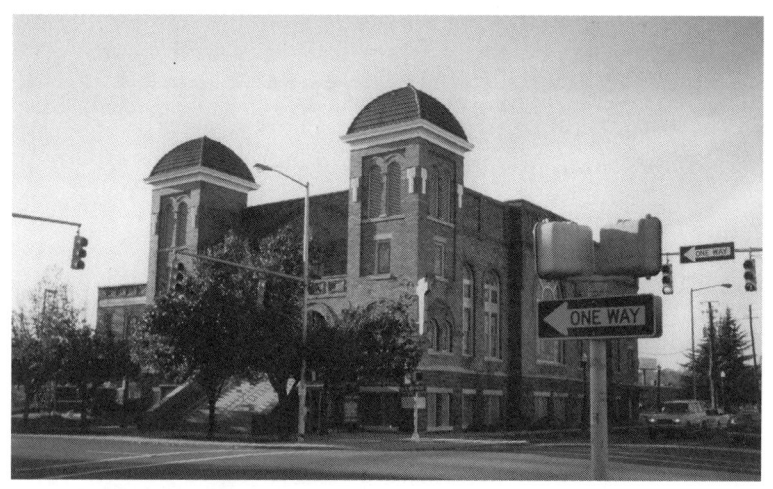

▲キング牧師が演説した教会——演説後，教会は爆破されたという

このような街で2年間生活をしたことも何にもかえがたい経験となりました．多くのアジア圏やアフリカ圏の留学生と自国の公衆衛生のことを語り合ったのもよい思い出となっています．

表1に2年間で修得した講義について，現在での活用度別に分類してまとめました．今もう一度受けたい講義が数多くあります．就職経験や社会経験があるともっと学べることが多かっただろうと思います．

留学後，日本でキャリアを積むことを選ぶ

帰国後のキャリアパスを表2で紹介します．幸運なことに，MPH取得後に間隔をおかず，国立大学に助手として採用が決まりました．本当は新年度4月1日からの採用だったのですが，アメリカ疾病予防管理センター（Centers for Disease Control and Prevention: CDC）でのインターンが5月末まであったため，大学や所属の上司からの配慮で6月からの採用にしてもらいました．

ただし，このように配慮してもらったため，インターン修了後直ちに帰国する必要があり，大学院卒業式にも参加できずに悲しい思いをしました．

表1. 受講した講義一覧と現在への活用度

現在での活用度	講義名
高い	・疫学 ・統計学〈Ⅰ〉〈Ⅱ〉 ・社会科学　研究方法論 ・修士論文作成・指導
まあ高い	・健康と疾病と社会の関連（国際保健学） ・健康教育論　導入 ・健康科学とコミュニケーションテクノロジー ・健康行動理論応用
時代の流れにより重要なポイントが変わる講義/印象が薄い	・環境保健基礎 ・行動変容・健康教育プログラムの評価（グループワークのため主要な役割果たせず．もう一度聞きたい！） ・ヘルスコミュニケーション論 ・女性の健康と社会 ・ヘルスケアマネジメント基礎 ・公衆衛生学統合演習（グループワークのため主要な役割果たせず）
忘れてしまった	・ESL（留学生用の英語特訓コース） ・データ収集とマネジメント（今もう一度聞きたい！）
全く役立ててない	・SASプログラミング（日本ではSASを使える環境に身を置かなかったため）

表2. 留学での主要なコースワーク修了後のキャリアパス

年次	事柄
2001年冬学期	講義　修士論文作成終了
2001年3-6月	CDC/ATSDRインターン
2001年6月	アラバマ大学公衆衛生大学院健康行動学MPH取得
2001年6月	岡山大学医学部保健学科に助手
2005年3月	岡山大学退職 →名古屋市立大学博士課程進学，学業に専念
2007年1月	エイズ予防のための戦略研究，流動研究員
2008年3月	博士号取得　研究員続行
2009年4月	名古屋市立大学看護学部講師（2012年より准教授）

やはり一生に一度のアメリカの大学院修了式の写真くらい収めておきたかったと悔やんでいます．

当時は看護教育の専門化（看護学部・大学院の設立）が勢いよく進行していた背景もあり，保健師や看護師としての臨床経験がない私でも教員としての就職が可能でした．分野にもよりますが，現在は看護学分野では少なくとも3年の臨床経験が必要なところが多くなっています．

助手の4年間

日本の看護系大学を卒業していたため，日本の看護の教育・研究現場については，ある程度馴染みがありました．したがって，日米の教育環境の差に大きく落胆するといったことはありませんでした．しかし，なにせ初めての就職で，職場では年齢が一番若く，根回しなど日本の職場でのしきたりを理解していない，でもアメリカでの2年を無事に終えて勢いづいていたこともあり，周りにも迷惑をかけて失敗ばかりでした．重要な会議の場でも「こんなことはしたくないです」と言ってみたり，いま思えば顔から火が出そうな発言や態度ばかりとっていました．

ただ直属の上司がアメリカのMPH取得者であり，私のもっていた能力や経験を活かす場（スリランカでの海外疫学研究の実施，質的調査の実践）を与えてくださり，多くのことを学ばせていただきました．もちろん多くの実習や演習，事務作業，学会の運営など，大学教員はこんなに仕事が多いのか!?と驚きも多かったですが，大学に身を置いて働くことの実際を理解する上でよかったと思っています．上司に恵まれなければ，自分の能力を活かせず悶々としていたと思います．生涯の師となる上司や同僚に恵まれ，教育者とはどうあるべきか，研究はどうあるべきか，実践とともに学ばせてもらうことができました．

ただスリランカでの疫学研究を行なってみて，日本の地方の国公立大学（看護系）の体制では国際的な研究を行なうのは困難であることもわかりました．

博士の取得―海外か？日本か？―

　大学に就職できたのはよいのですが，やはり研究者や教育者として身を立てていくには博士号が必要なのは明白であり，どこで博士を取得するかを考えていました．アメリカでエイズや性感染症の予防といった研究テーマに出会って以来，エイズ，性感染症の予防，コミュニティレベルでのHIVの予防に非常に関心があり，このテーマを博士の研究に選びたいと考えていました．

　博士取得までには最低でも3～4年かかります．もう一度海外に身を置くか，アラバマ大学に戻るか，ほかの大学院にもアプライするか，それとも日本で取得するか悩みました．

　講義・演習や研究のコースワークからの学びが多いという点ではアメリカ，イギリスなど，海外のほうがよいことは重々わかっていました．しかし一方で，日本で今後就職して研究のキャリアを構築していく場合，特にエイズ予防の対策に役立つ研究を行なうことを目指すならばフィールド，研究者のネットワークを作ることが必須であること，そしてそれはとても時間がかかる作業であることも感じていました．

　いくら見た目にはよい研究計画ができても，研究の場や一緒に研究をする仲間，チーム体制がないと研究は成り立たないということです．海外で博士を取得する場合，自分がその後も長く働けるような研究フィールドの確保や研究者とのネットワークづくりをするのは非常に難しいことも想像できました．

　今になってみて振り返れば3～4年なんてあっという間であるし，海外に行ってもよかったのかもしれないと思いますが，そのときはその3～4年が非常に長く感じられ，将来的には日本でキャリアを積みたいと考えていたことから，最終的には日本の博士への進学を選びました．

エイズ研究の実践から

日本が立ち遅れている理由

　10年近くHIV/AIDSの予防疫学に取り組んできています．大学に初めて就職し，研究費を自分で獲得でき始めた頃から，男女間のHIVを含めた性行為感染症の予防教育介入について研究を行なってきました．

　しかし，日本では女性のHIVやエイズの感染者報告は非常に少なく，男性では感染者報告が急増していることを目の当たりにし，日本でのHIVやAIDSの疫学，予防の研究を行ないたいと考えるようになりました．そこで大々的にHIV感染の予防対策研究が行なわれていた名古屋市立大学の博士課程に進学し，博士号を取得しました．

　HIVエイズをめぐる環境もこの10年間で大きく変わりました．全世界でいまだに感染が深刻なのは男性同性愛者，薬物使用者，セックスワーカーという状況です．このような通常の公衆衛生サービスが届きにくいマイノリティに対するHIV/AIDSの予防対策に直結する研究を実施していくためには，当事者との協働が欠かせません．当事者から話を聞き，協働することの重要性は，アメリカの大学院の講義で幾度となく聞きました．健康教育の教科書にも頻出していました．

　しかし，実際に当事者や研究者，行政，NGOとの協働を行なうことは，『言うは易し行なうは難し』であり，それぞれの専門性を活かした協働というのは時間もかかり，難しさを感じています．

　また日本はそもそも公衆衛生にかかわる人材や働ける場所が非常に少なく，優秀な活動家がいても活動できるポジションが確保されていないため，別の仕事にかかわらざるを得ないといった問題があります．

　HIVをめぐる多くの問題の解決には陽性者支援グループや当事者からなるNGOの力が必須であり，マイノリティの人たちに情報を届けるためには，その人たちがいる場所に出向いて，真摯に向き合っていかなければ，

その人たちに情報を受け取ってもらうことはできません．しかし，そうした活動を行なう能力を有した人たちに働ける場がないという現状を多く目にしてきました．日本では力のある NGO も公衆衛生の領域では少ないのが実情です．

エイズのように複雑な要素がからむ健康問題や社会的に差別を受けやすい人々が抱える健康問題へのアプローチには，研究者のみならず，多彩な人材が必要とされます．このようなマイノリティに対する公衆衛生学的な対策というのは日本がまだまだ立ち遅れているところなのです．

成果にシビアなアメリカの研究者

博士課程に進学してから，指導教官の紹介により，カリフォルニア大学サンフランシスコ校のエイズ予防研究センター准教授（当時）から 3 年近く，研究の指導を受けることができました．そのときにアメリカのエイズ予防研究にかかわる研究者がどのような職務環境で働いているのか興味があり，尋ねました．

すると，そもそも彼女の所属するエイズ予防研究センターだけでも 100 人近い職員がいること，研究センター直属の研究者は自分のプロジェクトにかかわるポスドクの研究生の指導以外にはほとんど講義をしないということでした．データ分析は指示を出したら，あとは統計専門家に任せる（もちろん作業を依頼するための研究費確保は必要）といった仕組みです．

研究計画の策定から当事者とのミーティング，統計分析まで，すべてを行なわなければならない日本の状況とは大きく違います．ただアメリカでは成果を出すことが非常に厳しく求められ，研究費獲得が少ないとポストが危うくなったりすることもあり，その点は日本とは異なるシビアさがあることも感じました．

私の場合，博士課程にいる間から，大型の厚生科学研究プロジェクトにかかわり，日本のエイズ予防に関する予算はどのように決められているのかなどを学ばせてもらいました．おかげで，日本のエイズ対策の大きな流

れを見ることができました．アメリカの博士に進学していたら，今のようなレベルでエイズの予防研究や対策の実情に触れることはできなかっただろうと思います．

教育者として考えさせられたこと

アメリカ流の教え方，学生とのかかわり，教育の質

　教育環境については，アメリカでは学生はお客様のように丁寧に細かく指導教員から指導を受けることができます．学生本位に考えてアドバイスを与える姿勢も徹底しています．

　健康行動学という専攻の特質もあるのでしょうが，私がアメリカで出会った教員（アカデミックアドバイザーの先生方）は非常に学生の力を引き出す能力に長けていて，とにかく褒めるのがうまく，学生のやる気と意欲次第で学力を向上できる可能性が高まるのだということを感じました．このアメリカ流の学生のやる気の引き出し方，教え方の技術はもっと身につけたいと思っています．

　特に公衆衛生大学院のコア科目（専攻にかかわらず，MPHを取得するために必須となる科目）は，講義の質が非常に高かったです．これはその教育の歴史が長いこと，そもそも高等教育に国が予算を使っており，人材も豊富であるからできることなのでしょう．日本およびアメリカの政府の大学・大学院などの高等教育に支出する予算を比較しても，その差は歴然としています．

　授業の内容も厳しく学生から評価され，学生からの評価点が講義を担当した専攻への予算配分に大きく影響しているということも聞きました．日本の大学では，大学にもよるのでしょうが，本当に少ない教員数で数多くの講義，演習，研究，膨大な事務作業，委員会業務をこなしていかなければならないのが現実です．私も初任時は考えられないコマ数の講義や演習をひとりでこなさなければならず，大変苦労しました．もう少し量より質

の体制になる必要があるのではないかとも考えています．
　ただし，アメリカのすべての教員が教育に熱心で，素晴らしい講義を提供できるかというと，それは違っていて，研究資金を多く獲得し，大型研究を多く進めている方は論文作成に邁進するあまり，教育が疎かになっている場合もみられ，教育にウェイトを置くか，研究に重きを置くかにより，ある程度違いがあることも感じました．こうした状況は日本も同じなのかもしれません．

面白く，考えさせる講義を
　日本では大きな政治面での働きかけがないかぎり，大学院教育に充てられる予算が拡充することは考えにくく，限界も感じます．ただ学生は熱意をもって学びに来ているのはどこの国でも同じです（ただしアメリカでは堂々と寝ている学生は皆無といった違いはありますが……）．
　大学院時代に受けた疫学の講義は本当に素晴らしいものだったのですが，やはりそういう素晴らしい先生の講義のときにはオーラが出ていて，学生を惹きつける何かがありました．そのときの講義ノートを見ても，まだOHPシートを活用したものだったのですが，非常によくまとまっていて組み立てがきちんとなされていることを感じます．
　講義をいかに面白くできるか，いかに学生に考えさせる講義にできるか．私の講義はアメリカで受けた講義にはまだまだ及びませんが，学生の将来に役立ちかつ面白い講義となるよう，学生からの反応をみながら講義を進めていく，面白い話を入れて興味をもってもらうといった，アメリカの講義で学んだコツを取り入れつつ頑張っています．

将来設計の描き方

いろいろなコース，パターンがある
　女性研究者として身を立てていく上で，どのように将来設計を描くかは

（思うようにいかなくとも!!）多くの人が悩むところではないでしょうか．学位，就職，留学の順をどのようにするか，プライベートなイベント，出産と重なるとどうするかなどいろいろと昔はよく考えていたものです（齢を経ると，なるようにしかならなかったと思うようになりましたが）．

　私は留学→就職→博士取得→ポスドク→就職→育児というコースを辿りましたが，特に出産については，女性はいつまでも先延ばしできることではないため，焦るのが本音だと思います．私が大学卒業後すぐの留学という道を選んだのは，遅くなればなるほど留学できるチャンスが低くなるのではないかと思ったこと，学部時代の恩師が若いうちに留学をしたほうがよいと強くアドバイスしてくださったことが影響しました．

　実際に留学してみると，出産育児と合わせて留学をしている人，パートナーの海外留学に合わせて自分も留学するなどいろいろなパターンがあり，意志があればなんとかなることも多いかなと思います．その時々に一番よい方法を考えていくしかないのでしょう．

　日本でも男女共同参画の推進ということで，女性研究者に対する政府からの支援が行なわれるようになってきました．アメリカでもアカデミックの分野を支えているのは女性の進出だとよく言われていましたが，確かに公衆衛生大学院では女性教員の比率が高く，学部長も女性であったりと，女性の進出が進んでいるのを感じました．特に，私が所属していた健康行動学専攻は心理学，教育学をバックグラウンドにもつ教員が多かったこともあり，比較的女性の比率は高かったのでしょう．

　私のアカデミックアドバイザーであった教員は講義中に陣痛が来たにもかかわらず，平然と授業を終え，すぐにキャンパス内の大学病院で出産しました．1カ月後には復帰しており，そのことを平然と笑い飛ばして学生に言っており，日本ではなかなか考えられないパワフルな姿が印象に残っています．研究と教育，育児を両立させていく女性に対して，そのパートナーたる男性が子育てを協働していく姿勢が日本よりは（表面上かもしれませんが）浸透していて，すごいものだなと感じたものです．

　ただ，やはり現実は日米ともに，女性がキャリアを積んでいくのがまだ

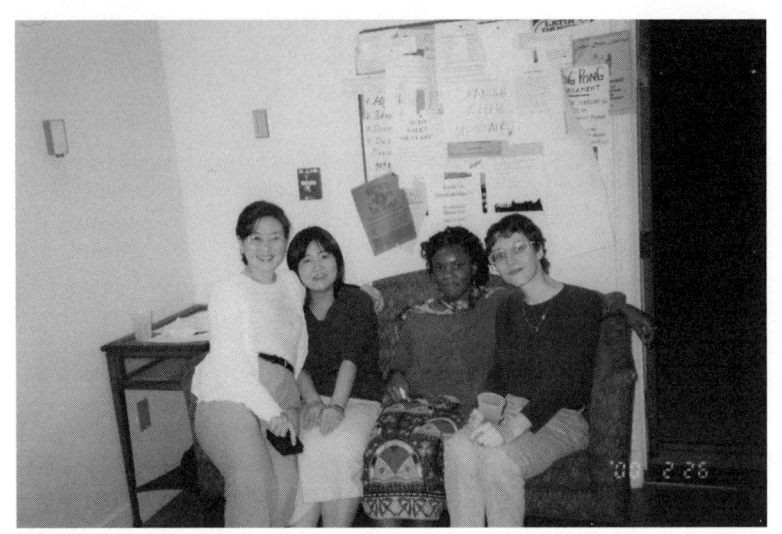

▲留学生仲間と（向かって左から 2 人目筆者）

まだ難しい状況ではないかと思います．女性研究者をめぐる環境をよくするということも重要な課題だと考えています．

いつ留学するのがよいのか？

　公衆衛生大学院は専門職の大学院ですので，基礎研究に進む場合を除いて，何らかの公衆衛生の現場，医療機関，研究所での臨床経験や就職経験があるほうが学びは多いと思います．しかし，留学にはある程度体力もいるので MPH 取得の留学は 20 〜 30 歳代，遅くても 40 代前半のほうがよいのかなと個人的には思います．日本の大学でもかつては在職中に短期の留学を認めてもらえる制度もあったようですが，人員不足が深刻な現在，このようなまとまった留学の機会を教員在職中に得るのは難しくなってきているようです．

看護職の教育・研究レベルの向上に貢献すること

　私がアメリカに行った 10 年前でも，アメリカでの看護師の社会的役割，地位は日本のそれとはまったく異なるものでした．留学していたとき "I am a nurse."というと，アメリカ人からはある程度，尊敬の眼差しで見られて，日本での看護師の地位との違いを肌で感じてびっくりしたものでした．

　少なくとも日本で10年以上前にはあった看護師のイメージはアラバマ大学の看護学部生や大学院生とずいぶん違うものでした．アラバマ大学の看護学部は全米でも非常に有名なところで，学生たちは猛烈に勉強をしていました．グループワークもしょっちゅうあるようで，みな必死に夜中まで討議していたのを思い出します．もう少しアメリカの看護教育事情を見ておきたかったなと今になって思います．

　アメリカでも看護師の地位が向上するには，非常に長い時間がかかっています．アメリカの看護学部，大学院の講義のシラバス，教科書などを少し気にかけてみると，やはり日本とはずいぶん差があり，内容，教授陣，実習環境などが充実していることが感じられました．

　看護分野でも研究実践の必要性が高まっています．私は疫学，保健統計学，健康行動学などを講義で教えていますが，これらの内容は看護教育の質や研究実践能力を高めるうえでも重要な位置づけを占めると考えられます．日本も時間はかかると思いますが，講義の充実，学生指導を通じて専門能力の高い看護職の育成に貢献したいと思っています．

世界としのぎを削る分野で

　海外では，エイズの予防に関する疫学は公衆衛生学の中でも人気の高いテーマであり，多くの研究者がしのぎを削って新しい研究に取り組んでいます．私も把握するのが到底困難なほどの数のエイズ予防に関する論文が，毎月世界中で出されています．

　しかし日本では，エイズ予防の疫学研究に取り組む研究者が少ないこともあり，エイズ予防に関する日本での疫学や成果を上げた予防介入研究を日本から世界へ情報発信することが依然としてすすまない現状があります．

　私自身も論文を通して国外への情報発信をできる能力をつけることが今

後の課題です．日本でエイズ予防研究に取り組む若手の研究者を育てること，そして増やすことも大きな将来の課題です．

海外の研究者とのネットワークづくり

　留学してからしばらくは大学院で知り合ったクラスメートとやりとりが続いていましたが，悲しいことに年月が経つと疎遠になってしまいます．ただエイズ関連の国際会議に出たときはアラバマ大学でのクラスメートに再会できることがあります．また，新しい海外の知り合いができたときには，その人の出身国の自分の友人の名前を挙げて，「この人知っている？」と聞くことで，新たな繋がりをみつけることもしています．

　可能な限り専門分野の国際会議で発表すること，そして日本の学会などで海外の研究者との交流の機会があれば積極的に話しかけてネットワークを広げることが大切だと思います．国際学会では時間も限られているため，新しく海外の研究仲間を作るのは難しいこともあります．そこで，ここ数年はイギリス，韓国，そしてモンゴルの研究者を私どもの大学に招聘することで，研究仲間を広げること，大学での国際交流促進にも取り組んでいます．

いまだ強烈な体験

　留学していたのは2年ほどなのに，今でもよく思い返して，あの時はこうだったな，もっと自分が行なっている授業を面白いものにできないかな，アメリカで出会ったような研究ができないかなと考えてしまいます．そのくらい印象に残る強烈な経験でした．

　インターネットによって海外の研究成果や最新の動向が手に入りやすくなり，公衆衛生に関する講義も遠隔教育で提供している海外の大学院もあるようです．ただライブの講義の魅力，厳しい筆記試験とレポート，アカデミックアドバイザーとのコミュニケーション，クラスメートとのかかわり，海外での実生活体験など，インターネット上の交流では得られないものが多くあるのだなと今更ながら痛感しています．

また不思議と留学時代に出会った仲間と国際会議で再会したり，共同研究をすることになったり，公衆衛生の世界は意外と狭いとも感じます．大変なことも多い一方で，体力のある時期に海外で MPH を取得するというのは得難い体験でした．皆さんのキャリアパスの参考にしていただけたら嬉しく思います．

chapter 13

成松　綾
バイエル薬品マーケットアクセス本部
医療経済&アウトカムスリサーチ

アウトカムリサーチに
どっぷり浸かる日々

September 2004-April 2006
General Epidemiology, Master of Public Health
University of Michigan

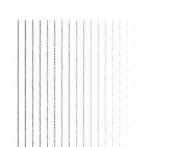

要旨………
世界は待ってはくれないし，次から次へと変化していく．だからこそ，この先どうなっていくのか，そして今，何をすべきなのかを自分で考えて行動していれば，後悔の少ない人生になるのではと思いながら，これまで辿ってきた道．自分は何をすべきか，何が合っているのかなんて悩んでいてもよくわからない．興味をもったら取りあえずある程度やってみる．そんなことを繰り返している中に Master of Public Health（MPH）留学という選択肢が含まれていた．

薬の良し悪しはどうやって決まるのか？ 医療は？

進路選択に迷ったら

　Master of Public Health（MPH）留学をすると決めるまでの経緯を端的にまとめると，日本の大学で薬学部に入学後，以下の3点について考え，最終的に辿り着いた結果だったように思います．もちろん，当時はこんなすっきりと進めたわけではなく，「結果として」辿った道でした．
・現状の医療における課題は何だろう？
・その課題を解決するために，どんなスキルをもつ人が必要とされるのだろう？
・将来的に必要とされそうなスキルのうち，興味のあるもの，自分にやれそうなものは何だろう？

　進路というのは，最終的に決めるのは自分であり，そのためには自ら考えなければならないですが，自ら考えるというプロセスにおいて，「人との出会い」は欠かせないものでした．
　なぜかというと，とにかく私は世間知らずの無知な学生であり，現状の医療における課題をすぐに思いつくほど優秀な学生ではなかったのです．しかし今，冷静に考えてみると，学生の段階でそんなことがわかる人はほとんどいないと思いますし，とにかく先輩やあらゆる先駆者の話を聞くことこそ，学生のうちにやっておくべきことなのかもしれません．

まだ誰もやっていない分野への興味

　そもそも薬剤師になりたいと思って薬学部に入ったわけではありませんでした．高校までずっとバスケット部に所属して朝から晩までバスケットをしていたせいで，高校3年生まですっかり受験勉強の機会を逃していました．そんな中，学校の成績と課外活動結果をもとに推薦入学できる

チャンスがあるよと，担任の先生が紹介してくれたのがきっかけで，薬学部に入学しました．入学当初はもちろん Public Health なんてまったく知りませんでした．

　MPH 留学の最初のきっかけは，大学 2 年のときに生物有機化学というクラスで，先生が雑談として話してくれた内容でした．薬学部での授業なので，話の中心はもちろん薬にかかわる話．そのときの先生からの問いかけは「薬の良し悪しはどうやって決まっているのか」というものでした．

　一般的に，医療用医薬品といわれる薬はその開発の段階において，動物実験をパスしたシーズに対して，その後人間を対象とした臨床試験 (Phase 1, 2 & 3) を行ない，その結果を製薬会社が国へ提出し，国が承認の許可を判断します．しかし，薬は承認されたら終わりではなく，使用者がいるかぎり，評価され続けます．承認後も薬のリスクとベネフィットをきちんと評価するにはどうすればいいのか？　今の日本にその体制はあるのか，ないのか？　そんな内容だったと記憶しています．

　薬に効果や副作用があることは知っていましたが，薬が世の中に出ることで利用者が増え，その薬に対する利用者の反応に関する情報（＝薬のリスク・ベネフィット）が増える．でも，それをどう評価すればいいのか？　当時の私は，最初は何を当たり前のことを言っているのだろうと思っていたのですが，じっくり考えてみても，その答えは簡単には見つかりませんでした．

　そこで，その先生の研究室を訪ね，より詳しい話を聞かせてもらいたいと伝えると，ある人を紹介してくれました．そして大学 2 年生の冬，実際にイギリスの公衆衛生大学院（School of Public Health）で Biostatistics（生物統計学）を学んだ大学の先輩と出会います．当時その先輩は，とある製薬会社で Biostatistician として働いており，そこでの経験や今後の展望など彼の熱い話を聞いているうちに，今の日本の状況をなんとなく理解し，私の中での Public Health という分野への思いがさらに膨らんでいったのです．

　また，私はもともと，大勢の人がすでにやっている分野よりも，まだ誰

もやっていない分野のほうに心惹かれる性分なので，日本では先駆者が少ないと言われている点においても魅力的に見えました．こんな私でも何かの役に立てるようになるかもしれない，と．

なぜ海外に !?

この時点では，まだ MPH 留学を決めたわけではありません．なぜかというと，私は何でも取りあえずある程度やってみないと「自分が本当に情熱をもって頑張れるか」がわからないと思っていたからです．

そこで，まず関連する論文や本をネットで検索し，取りあえず辞書を引きながら読んでみることにしました．まだ英語もほとんど読めない状況だったので読み込むのにかなりの時間を要しましたが，読めば読むほど引き込まれる内容でした．

最終的には，その恩師と先輩の紹介で，富山の大学で教授をされていた生物統計学・疫学専門の先生を紹介していただき，4 年生の夏休みはその研究室に日参して，より広い範囲の情報に触れる機会をいただきました．ここまでやって，やっと「これはマスタープログラムでやりたいくらい面白い分野だ」と思えることを確認でき，卒後は留学することを決心しました．

なぜ海外だったかというと，Public Health という分野では，日本よりも欧米の教育機関のほうがはるかに体制が整っていたためです．富山の大学の教授は米国の公衆衛生大学院で PhD in Biostatistics を取得されており，受験先のプログラムや学校についても細かいアドバイスをいただきました．決心した後も，高額な留学費用捻出のための奨学金集めなど，問題はありましたが，親を含めた多くの方のサポートがあり，なんとか受験までこぎつけました．

条件付きでの入学許可

大学卒業後は，大学 4 年生のときにうかがった大学の研究室に 1 年間ほどお世話になり，先生が担当する授業のサポートをしながら自らも勉強

をし，その間に準備していたMPH受験に必要な英語やその他テストスコアなどが揃った時点で，米国のMPHプログラムを4校受験しました．最終的には，そのうちミシガン大学（University of Michigan）のGeneral Epidemiology, Master of Public Health プログラムから条件付きで合格をもらいました．

　条件付きというのは，英語力不足が原因によるもので，入学後に英語のクラスが数科目，必須科目として追加されるというものでした．学校からは，他の学生よりもこなすべき授業が多くなるため，退学のリスクが高くなるという説明を受けましたが，それでも過去に多くの人が卒業しているのだから最後はあなたの頑張り次第ですと言われ，入学の決心をしました．

効率よく質の高い医療を提供する方法とは

英語との格闘

　特に1年目は，英語力不足による苦労が絶えず，個人の勉強でもグループワークでも苦労しました．幼稚園レベルの英語力で大学院のクラスを受けているような状態だったので，当然といえば当然でした．

　グループワークなどでクラスメートとは多くの時間を過ごしましたが，とにかく人より時間をかけて予習する必要のあった私は，睡眠時間を削る必要がありましたし，生活していく中でどう気晴らしをするかが重要でした．勉強の合間を縫って，ストレス解消のためにランニングをしたり，映画鑑賞をしたりと，クラスメートと一緒にストレス解消をすることもあれば，週末は他の学部のパーティーに参加して飲み明かすこともありました．

　英語も十分にできないまま米国に住み始め，悪い成績を取ってしまえば退学を言い渡されるという現実が頭をよぎる日々．しかも慣れない外国生活のせいで，勉強だけでなく日々の生活においても苦労するような状況で，いかにストレスを溜めずに過ごしていくかということは，思いのほか重要でした．

アウトカムリサーチの面白さ

　私が在籍していたミシガン大学のMPHプログラムは，1年目は主にBiostatisticsやEpidemiologyなどを中心としたPublic Healthで基礎となる必須科目をこなし，2年目は各自の専攻（私の場合はEpidemiology）に応じた，またはそれ以外の選択科目を自由に選択する形になっていました．

　School of Public Healthには5つの学科（Biostatistics, Epidemiology, Environmental Health Science, Health Behavior and Health Education, Health Management and Policy）があり，MPHプログラムは各学科から提供される科目が入り混じって構成されていました．また，ミシガン大のMPHの特徴として，プログラムで指定された必須科目を取得しさえすれば，（School of Public Healthが提供する科目だけでなく）他学部の科目も選択できるシステムになっており，「自分が本当にやりたい分野はどんな分野だろう」と模索しながら学んでいた私にはぴったりの環境でした．

　選択科目が多くなる2年目は，元々の専攻であったEpidemiologyの応用科目と，興味を持ち始めていたHealth Management関連の科目を中心に学びました．

　そこで特に印象に残ったのが，アウトカムリサーチ関連の科目です．Health Management and Policy学科のHealth Economics専門の先生によるクラスでした．

　アウトカムリサーチとは，患者集団において，さまざまなヘルスケアサービスの後の結果を定量的に測定・評価し，その最終的な結果（アウトカム）への理解を深めるための研究全般を指します．評価には，主に臨床的視点，患者視点（QOLなど），経済的視点などが使われます．ヘルスケアサービスを提供する側（医療関係者など），提供される側（患者やその家族など）およびヘルスケアサービスに対して支払う側（医療保険システムなど）といった，異なる立場によってさまざまな視点から「アウトカム」を総合的に評価します．

薬もヘルスケアサービスの一環で使われるものの1つであることから，こうして多角的に評価されるべきだと感じ，直観的にこの分野が好きになりました．

ヘルスケアサービスの分析および評価方法を学んだ後は，それをどう意思決定に結びつけるかということを学びます．意思決定の際には，誰の視点であるかを明確にする必要があり，立場や置かれている環境によってさまざまなインセンティブが働くことを把握しなければなりません．治療を選ぶのも，患者側の視点，家族の視点，医師の視点，はたまた医療政策立案者（国など）側の視点とさまざまです．

また，日本を含む経済発展の進んだ多くの国では，GDPに対する医療費の占める割合は増えるばかりです．日本でも高齢化社会が進むにつれて働き手が減り，医療費の負担がどんどん大きくなることは明確でしたし，単に臨床的アウトカムだけで医療を評価するのではなく，限られた資源（人手・お金・時間など）を有効活用し，最も質の高い医療サービスを提供していくことが必要だと感じていた私にとって，非常に興味深い分野でした．

資源は常に限られています．その中でいかに効率よく質の高い医療を提供するか，それは今後超高齢化社会を迎える日本にとって特に重要です．アウトカムリサーチを通じて，今後の日本のヘルスケアの発展に貢献できれば，世界の他の国のモデルにもなりうるのではないか思いました．

大きな枠で物事をみる視点を養う

ヘルスケアの意思決定に関するクラスでは，製薬企業における臨床開発時の意思決定のケーススタディも出てきました．

ヘルスケアというと，私の中では公的なものであるとの認識が強かったので，企業側の視点に触れる機会は貴重でした．もちろんヘルスケアは公的機関だけで成り立っているわけではないので，いま思えば当然ですが，当時の私からすると同じ枠の中で学ぶこと自体が新鮮に思えました．とある製薬会社が臨床開発中の製品を複数有しているとして，今あるだけの資

源をどの開発品にどのように分配・投資すべきかといった内容だったと思います．ここでは社会的なインパクト，企業としてのビジネス上のインパクト，ファイナンシャルアウトカムなどをもとに，意思決定を行なっていくというプロセスに触れました．

　その製品自体が患者の状態を臨床的に向上させるだけでなく，ある程度の利益が見込めるような意思決定を行なうことで，次の開発（Research and Development: R&D）に回せる資金へと繋がり，次なる医薬品開発が進みやすくなることから，こうしたプロセスは長期的には多くの患者のための意思決定に繋がると理解しました．

　このような経験から，卒後はこのあたりを実社会で扱う機会を探したいと思うようになりました．ただし，「このあたり」の仕事が一体何なのかについては具体的イメージをもてていませんでした……．

厳しい就職活動

　1年目が終わり，夏休み中のインターンを終えたあたりから，なんとなく就職活動を開始しました．アウトカムリサーチ関連のポジションは欧米にはたくさんありましたが，外国人という立場の私がMPHだけで仕事を得るのは非常に困難であり，PhDを取得したら採用選考を受けつけてあげてもいいよ，という反応ばかりでした．ビザをもたない留学生の就職に関しては，現実はそんなに甘くありません．

　当時，実社会での経験を積みたいと思っていた私は，PhD学生としてミシガンに残るのではなく，日本での就職を考え始めます．まずはミシガンで心を動かされたアウトカムリサーチにかかわるポジションから探しました．しかし，日本にはそんなポストはまったくありませんでした．欧米では産業界や保険会社などにあるポジションが日本ではないのです．

　いま思えばそれは当然のことで，職を提供する側（例えば，企業や研究所）にこのようなアウトカムリサーチを行なう必要性やメリットが明確にないかぎり，そういった活動は必要とされません．当時はその必要性が多少なりとも叫ばれ始めた程度で，それを実践しようという体制にある組織

はありませんでした．保険制度を含め，そのヘルスケアシステムが日米間でもだいぶ違う上に，日本では産業界だけでなく研究機関などでも，そのニーズがまだ明確になっていませんでした．

　また，今になって思うのですが，たとえそのような組織があろうとも，まずは経験豊富なメンバーで実績を作り，その後に人を育てる余裕が出てくるのが通例ですから，新卒で経験をもたない私など必要とされるわけがありませんよね．

就職そして転職を経て

狭まる選択肢の中で

　やりたいことはあっても，やらせてもらえる場がないのでは仕方ない．では，どのような仕事をするか．自分は新卒なのだし，よく考えてみればMPHを卒業しただけで，大して何かができるわけでもない．そうだ，まずは日本のヘルスケアシステムというものを大枠で理解できる選択肢を選べばいいのではないかと思い始めます．最終的には，日本の医療行政や海外との連携にもかかわれるのではないかという思いから，日本の医薬品および医療機器の規制当局である医薬品医療機器総合機構（PMDA）へ就職しました．

　ここでしばらく，医薬品行政を広く学びながら，医薬品の安全性評価を中心に仕事をさせてもらいました．日本だけでなく，海外の安全性評価の動向やそれに応じた行政側の対応など広く経験し，マクロの視点で物事を捉えることを学びました．なにより国・アカデミア・企業・そして患者（国民）の立場それぞれで，ヘルスケアをどう捉えるかがかなり違っていることを身をもって学べたと思います．専門家と議論した内容を，いかに一般の方へわかりやすくコミュニケーションを取っていくか．どう伝えるかが医薬品の安全性を確保する上でいかに重要か．そういったことを実際の現場を経験しながら考える日々でした．

こうしてさまざまな経験をさせてもらいながら，自分がまったく役に立たない状況に何度も出くわすようになります．思い出すのも恥ずかしいくらいの失敗を何度も繰り返しては，上司や先輩に助けてもらう日々．日に日に，これは若いうちにちゃんと訓練しておかないと，いつまでたっても恩返しできそうにないなと，思うようになりました．

転職，成長する自分

　そこで，自分を置く環境を変えることで何か変えられないかと考え始め，コンサルティングという分野に興味をもちます．意思の弱い自分は，無理やりでも変わらないと生きていけない環境に行くべきではないかと考えました．また，ヘルスケアという枠の中でなら，私もやれるかもしれないと思って探したところ，ありがたいことに採用先が見つかり，主に製薬企業向けにコンサルティングサービスを提供する仕事を始めました．

　最初は，仕事のスピード感や若手に仕事を任せる風土に戸惑いましたが，ダメなことは直球で指摘してくれ，早く成長するよう発破をかけてくれる環境は私にはぴったりで，慣れるのにさほど時間を要しませんでした．仕事の忙しさは気にならなかったのですが，難しい判断を迫られる局面などで辛いことも経験し，最後はクライアントのためにできることをやるという思いで仕事をしていました．チームで何かを実行し，結果に結びつけるということの難しさも身をもって学びました．

　途中，会社の組織編成などもあり，所属先をかわりましたが，計5年間ほど，製薬メーカーや医療機器メーカーのクライアントとともに，さまざまな課題の解決に臨むことができたのはありがたい経験でした．医薬品開発体制のグローバル化，日本の製薬企業の海外市場への展開，製造工程における品質管理向上など，そのトピックもさまざまでした．また，ビジネスの世界でも常にビジネスインパクトやファイナンシャルアウトカムをもとに意思決定を行なっていくという現実は，ミシガンで学んだことの延長線上にありました．

　MPH留学の後にビジネスサイドで仕事をするという点について違和感

を覚える方もいるかもしれませんが，自分では好きなことをやっているうちに，それぞれの異なる経験が繋がっているように思えました．

アウトカムリサーチ部門への参画

　こうして，コンサルタントをしながら，世界の，そして日本のヘルスケア業界で何が起こっているのかを垣間見ている間に，とうとう日本の製薬業界でもアウトカムリサーチという言葉を実際に聞くようになりました．そうこうしているうちに，アウトカムリサーチ部門に参画しないかという話をもらったのです．どうやら，MPHを有しており，かつ製薬業界での経験があるというバックグラウンドから，声がかかったようでした．

　留学後はほとんどかかわっていなかったアウトカムリサーチにどっぷり浸かることができるのだろうかという不安もありましたが，昔やりたかった分野だけに，実際にチームの人と話してみて，すぐに引き寄せられました．そしてまた，こう思ったのです．「これもきっと何かの縁．とりあえず，やってみようか」と．留学から7年が経っていましたが，あの時の思いがあったからこそ，この決断に結びついたのだと思います．

アウトカムリサーチの実際

欧米と日本の異なる状況

　各国の医療保険制度などをみれば明確ですが，ヘルスケアは国によってその運営方法が異なり，社会的，文化的背景を考慮した上で，それぞれに最適な方法を試行錯誤した結果が現状の姿なのです．さらには，技術進歩とともに多くの医薬品や医療機器が開発されていますが，その増大し続ける開発コストにより，その恩恵を受けられる人が限られるという状況が実際に発生しています．

　このような状況を踏まえ，提供されるヘルスケアの質とそれにかかるコストをきちんと評価するために，研究機関のみならずインダストリー側

（製薬企業など）でも，欧米を中心にアウトカムリサーチによるエビデンス構築が盛んに行なわれています．

　私も製薬会社の社員として今の仕事を始めて半年程度が経ちましたが，欧米に比べると日本ではまだこのような研究を行なう基盤が整っていない状況だと感じています．0を1にする，または1を2にする過程の中でその大変さを日々感じていますが，私にとってはそれが面白くもあります．

　今は，実際にヘルスケアにおけるあらゆるステークホルダー（医療関係者，患者，医療政策立案者など）を想定し，その意思決定を助けるためのエビデンス構築を行なっています．医薬品のみならず，その治療にかかわるさまざまな背景を考慮する必要があり，やればやるほどその奥深さを認識する日々です．このように，エビデンスを蓄積し，医師や患者の治療の選択をサポートしたり，薬剤の価格を決めるときの判断材料にするといった活動が製薬会社でも行なわれるようになっています．

多角的な視点，エビデンスの構築

　ここで，実際にどのようなアウトカムリサーチを行なうのか，例を出して紹介したいと思います．繰り返しになりますが，アウトカムリサーチは患者集団において，さまざまな治療や医療行為後の結果を定量的に測定・評価し，その最終的な結果（アウトカム）への理解を深めるための研究全般を指し，主に臨床的視点，患者視点（QOLや治療満足度など），経済的視点などから評価します．

　とある糖尿病の患者さんが，治療薬Aと治療薬Bのどちらの薬を選ぶべきか悩んでいるとします．これら2つの治療の臨床アウトカム（この場合は病気の重症度とします）を比較したアウトカムリサーチで，その病気の1年後の悪化率が治療薬Aのほうが治療薬Bよりも5％高いことがわかった，といった結果が得られたとしましょう．一方で，これらの治療の経済アウトカムをみてみるとどうでしょう．治療薬Bは治療薬Aの2倍のコストがかかるとします．

　ここまでで，AとBのどちらがいいかを選ぶには，まず「糖尿病の悪

化率が5％高い」ということの意味をきちんと理解しないと判断できないことがわかるでしょうか．例えば，Ａ群での悪化率が６％，Ｂ群での悪化率が１％の場合と，Ａ群での悪化率が96％，Ｂ群での悪化率が91％の場合，その差は両方5％ですが，意味合いが違いますよね？　それに，この「5％の悪化」がどのくらい重要なのかも理解する必要があります．また，「治療薬Ｂは治療薬Ａの２倍のコストがかかる」というのも，１日あたり10円の治療薬Ａと１日あたり20円の治療薬Ｂというケースと，１日あたり１万円の治療薬Ａと１日あたり２万円の治療薬Ｂというケースでは，だいぶ意味合いが違いますよね．１日当たり10円の差なら簡単にＢを選んでも，１万円の差だとＢを選びにくくなりませんか？　このようにして，治療ＡとＢをさまざまなケースにおいてさまざまな視点から定量的に比較評価し，エビデンスとして蓄積していくのです．

　上記の例では糖尿病の悪化率とした臨床エビデンスも，血糖値の上昇率とすることもあれば，糖尿病を原因とした死亡率とする研究もあり，１つの病気でもさまざまなアウトカムが想定されます．経済アウトカムも，日本における治療費と米国のそれとでは，治療薬のコストが異なります．さらには，患者自身が支払うコストと，保険（保険加入者）が支払うコストの割合もそれぞれ異なるわけで，これについてはその国の医療政策などによって差が出ます．こういった面まで考慮した研究結果を積み重ねることで，さまざまな視点からの意思決定に役立てようというのが，アウトカム研究の目的です．

　また，ヘルスケアの質を評価する上で，昨今その重要性がますます高まっている患者アウトカム，Patient-Reported Outcomes（PRO：患者から直接報告されるアウトカム）も紹介します．

　例えば，骨折をした後に通院している患者さんがいたとして，骨折部分の骨はレントゲン上で治癒したことが確認でき，その他に臨床上は何の問題もないように見える場合でも，患者さんの普段の生活で何かしら不自由があったとすれば，それを患者さんから直接報告してもらい，治療の結果の１つとして評価するというものです．この場合，定量的な評価を行な

うために，患者から直接報告される情報をスコア化することで測定します．また，一般的によく知られているクオリティオブライフ（QOL）も，患者さんに記入してもらった質問票からスコア化した指標を用いる PRO の1つです．

課題を特定し，解決に向けた意志決定へ

　Public Health という分野は，マクロ視点で集団の健康に関する問題の特定やその解決に向けたアプローチを学ぶことができ，理論よりも実践的応用に主眼を置いたものです．特に Epidemiology では，よりマクロな視点で何が真の課題であるかを明らかにするためのさまざまな手法を学びます．これらのうちの多くのものは，ヘルスケアにかかわらずどんな社会でも生かせるスキルです．

　課題というのは特定するだけでも難しいですが，それを解決するためにとるべき行動が何であるかを考え，限られた資源の中でどの行動をとるべきかといった意思決定し，実際にその行動をおこした後は，得られた結果を評価・測定するという，一連のサイクルを回すことで，世界は進歩しています．私は MPH プログラムの中で，体系的な知識とともに「問題の特定からその解決に向けた意思決定」に至るまでの基礎を学んだと思っています．

　現状のヘルスケアにおける課題は何か，それをどうしたら解決できるのかを常に考えながら，これからも歩んで行きたいと思っています．

chapter 14

山下　純

千葉大学大学院薬学研究院医薬品情報学講座

公衆衛生を学ぶ理由

September 1999 – August 2000
Michigan Language Center

September 2000 – May 2002
Master Program
Department of Health Behavior and Health Education
School of Public Health, the University of Michigan

August 2002 – December 2008
PhD Program
Department of International Health and Development
School of Public Health and Tropical Medicine, Tulane University

要旨………

　阪神淡路大震災後，医療救護班の薬剤師として活動し，被災者のメンタルヘルスに災害がどう影響するのか勉強したいと思うようになった．公衆衛生学的アプローチからの災害精神衛生学的研究は当時日本ではほとんどなく，また公衆衛生学（Public Health）の基本として疫学・生物統計学を理解し，科学的な調査・研究の能力をもつことに意義があると考え，留学を考えた．事前に英語力の準備，教官との対話（社会言語能力），資金は考慮すべきと考える．留学により薬剤師・研究者としてのレベルを向上できたと考える．

災害がメンタルヘルスに及ぼす影響を知る

阪神淡路大震災──被災現場への派遣

　平成7年（1995年）1月17日，午前5時46分に，マグニチュード7.2という阪神淡路大震災が起こりました．早朝だったこともあり，多くの人は自宅の木造家屋の重い瓦屋根の下敷きとなりました．地震直後は生存していたといわれた多くの方たちも圧死，あるいは，あちこちから発生した火事のために命を落とすこととなりました．

　この阪神淡路大震災が，遠く離れた山梨県にいた私の人生の転機となりました．その頃，私は山梨医科大学（現・山梨大学医学部）附属病院薬剤部の薬剤師として勤務して，5年が経とうとしていました．当日の朝はいつも通り業務を行なっていましたが，誰かが当直室のテレビを調剤室に持ち込み，あちこちで黒々と狼煙のように立ち上る火の手をヘリコプターからライブで撮影している被災地の映像を，現実とは到底思えず，まるで映画でも観ているように感じていました．

　山梨医科大学からは他の国立大学と同様に，医師1名，看護師2名，薬剤師1名，事務員2名からなる医療救護班が神戸市灘区の小学校に，地震発生2〜3週間後から約2カ月間，3日交代のシフトを組み派遣されました．

　私は余震がおさまった2月と3月に1回ずつ，医療救護班に参加しました．薬剤師としての私の役目は，その小学校に避難している被災者に医療救護活動を行なうことでした．被災された方々の多くは，十分に暖の取れない寒い環境のために，風邪や下痢を起こしており，それに対して医師が処方した薬を調剤・監査・投薬しました．これまで通院していた医療機関が被災し，内服していた高血圧の薬がないという高齢の被災者も少なからずおり，当時はお薬手帳がなくて内服薬の確認ができなかったため，現地で先に活動した別の医療救護班の医師が新たに処方した薬を再度，調

剤・監査・投薬したりもしました．

　患者の中には，朝に自分が薬を飲んだかどうか，その日の午後にはすでに覚えていない被災者が少なくありませんでした．また，避難所だけでなく，その周りの地区一体にも，昼間から飲酒をしている被災者を多く見かけました．医療活動をしながらも，災害がどのように人のメンタルヘルスに影響するのかを知らなかった私は，これらの状況を理解することができませんでした．

災害精神衛生学を学ぶには
　2回目の医療救護班での医療活動を終え，大学の用意したマイクロバスに乗って高速道路で帰る途中，立ち寄ったサービスエリアで販売されていた夕刊には，東京でおこった地下鉄サリン事件のニュースが一面で報道されていました．これらの出来事をきっかけに，メディアは心的外傷後ストレス障害（PTSD）を取り上げ，災害後のストレスによってアルコールや薬物に依存する人が増えるという報告が海外にあることも報道されました．

　そうした報道によって，現地で接した被災者の中には，自宅倒壊や家族の消息不明などの強いストレスが内服の有無を忘れさせたり，昼間からの飲酒を続けさせたりしているのかもしれないと考えることができるようになりました．知識不足のために，被災者に心から寄り添えていなかったことに気づき，災害が被災者のメンタルヘルスにどのように影響するのかを勉強したいと思いました．

　調べたところ，災害直後のメンタルヘルスを取り扱うのは，一個人の精神疾患の治療を目的とした治療医学の他に，人間集団の精神疾患の予防を目的とした公衆衛生学（具体的には災害精神衛生学）があることを知りました．治療医学は医師や心理療法士が担う分野であり，薬剤師の私は公衆衛生学的なアプローチからの災害後メンタルヘルスに興味をもつようになりました．

　災害精神衛生学分野の研究を行なうための技能を修得するには，集団に主眼を置いた公衆衛生学的なアプローチを身につけなければなりません．

その上で，個別的なアプローチとして，災害後の人間のストレス反応に影響する心理社会学的因子にはどのようなものがあり，またそれらの作用機序はなにかを解明するストレス科学やPTSDをどう評価診断し，治療につなげていくのかを究明する精神医学の知識も必要とされます．

公衆衛生とPublic Health

公衆衛生学や疫学は古い学問？

しかし，残念なことに，当時の日本では治療医学が主流であり，災害精神衛生学は多岐にわたる公衆衛生学の分野でも特にマイナーな分野であることから，国内ではほとんど研究されていませんでした．

そもそも，公衆衛生学の基本は，疫学（Epidemiology）と生物統計学（Biostatistics）です．日本でも最近は統計学の必要性が認識され，統計値の計算法に習熟することよりも，「統計リテラシー」を習得することに重点が置かれ始めていますが，私が大学生だった頃は，薬学系でも，これらの教科を1コマあるいは2コマの授業として履修させる程度でした．

日本の薬学分野では，当時，公衆衛生学や疫学は古い学問と考えられていました．米国留学をすべきかどうか相談を持ちかけた大学恩師から「なぜ，今，公衆衛生学や疫学をアメリカで勉強するのか」と質問されたことを今でも覚えています．今でこそ，ヒトの健康問題について科学的に調査・研究するためには，疫学・生物統計学を理解し，それらを運用できる能力をもつことが欠かせないと認識され，また，それらの学問を根幹とする公衆衛生学（Public Health）（あるいは予防医学：Preventive Medicine）は治療よりも対費用効果があるといわれてきていますが，当時はこれらの学問はまだまだ認知度の低いものでした．そのため，日本で学ぶよりも，「疫学部」や「生物統計学部」などを設置して，その教育に力を入れており，公衆衛生学的アプローチに基づいた災害精神衛生学分野の研究が進んでいる欧米で学ぶ必要があると感じました．

疫学と生物統計学の重要性

　米国内の公衆衛生大学院（School of Public Health）で上位にランクされるミシガン大学（the University of Michigan）で学んだ経験により，薬剤師・研究者としての自らのレベルを向上させる目的は十分に到達でき，さらに帰国した現在のキャリアにおいても十分に発揮できていると思います．

　現在は留学のきっかけとなった災害精神衛生学ではなく，薬剤疫学の一部である医薬品情報学という分野で研究を行なっています．医薬品情報学とは，薬剤師が医薬品情報を提供する専門家としての本分を全うすべく，どのように医薬品情報を創出，収集，伝達，評価，活用すべきかについて幅広く調査研究を行なう分野です．新しい学問ではありませんが，近年の高齢化社会への急速な移行や皆保険制度の弱体化にともなって推進されているセルフメディケーションにみられるように，医薬品の適正使用について，薬剤疫学手法を使った研究として，その重要性が認識されてきています．

　この分野においても，基本となる学問は疫学と生物統計学であり，これらに精通した研究者として活躍することができます．医薬品情報学会は平成10年に初めて総会が開催され，15年ほどの歴史をもつ学会ですが，平成25年現在の個人会員数はまだ約850名と少ないため，薬剤疫学すなわち疫学と生物統計学の基礎知識を有する薬剤師・研究者に活躍の機会が十分にあると考えられます．

留学に必要なスキルとは

　米国の大学院では，日本人だというだけで，英語力を期待できないというバイアスをもつ教授も残念ながら少なくありませんでした．これを払拭する意味でも，受講に問題が生じない程度の英語力を有していることを，普段の授業を通してアピールすることが必要となります．そのため留学前に，英語（あるいは日本語以外の言語）の能力についてはできるだけ向上

させることをお勧めします．
　「書く」「読む」「聴く」「話す」に分けて，私にとって実際に効果があった英語力向上の方法を紹介します．

・「書く」能力は留学前に現地の語学学校に通って習得すること
　基礎系や臨床系，実験系など，研究の目的・方法・結果・結論の形式が決まっているような分野とは異なり，公衆衛生学は社会学すなわち文系の学問分野の一部とみなされることが多いため，外国人の英語力について理解のある担当教官や教授もいるかもしれませんが，ネイティブなみのレベルの高い文章力を期待されることがあるかもしれません．
　そのため，大学院レベルの「書く」能力は，大学院開始前に現地の語学学校に通って習得することをお勧めます．幸運にも，私はたまたま教え方の上手な先生と出会えました．現在でも，英文の投稿論文にはネイティブ・チェックを使用していますが，それはあくまでも自らの英語表現が稚拙なものではないかというチェックのためであり，英語がまったくわからないがために，論旨を必ずしも理解しているわけではない他人に翻訳してもらうことは，あってはいけないと思います．

・「読む」力は「プレビュー」に習熟すること
　「読む」力では，どれだけ速読できるかが大切となります．速読の方法はいくつかありますが，大学院ではできるだけ多くの文献に触れ，その中から自分にとって重要な論文を探し出し，さらに詳しく読み込んでいく必要がある場合が多いので，「クラスター（いくつかの言葉を意味のひとまとまりとして読む）」や「スキム（重要な言葉を選択的に読む）」よりも，「プレビュー」に習熟する必要があります．
　プレビューは，①最初の2つの段落をすべて読む，②それ以降の段落は第一文だけ読む，③最後の2つの段落をすべて読む，という作業です．プレビューを行なうことによって，詳細に読む価値がその論文にあるかどうかの判断ができるので，必要なければ次の論文を読み進めることができ，

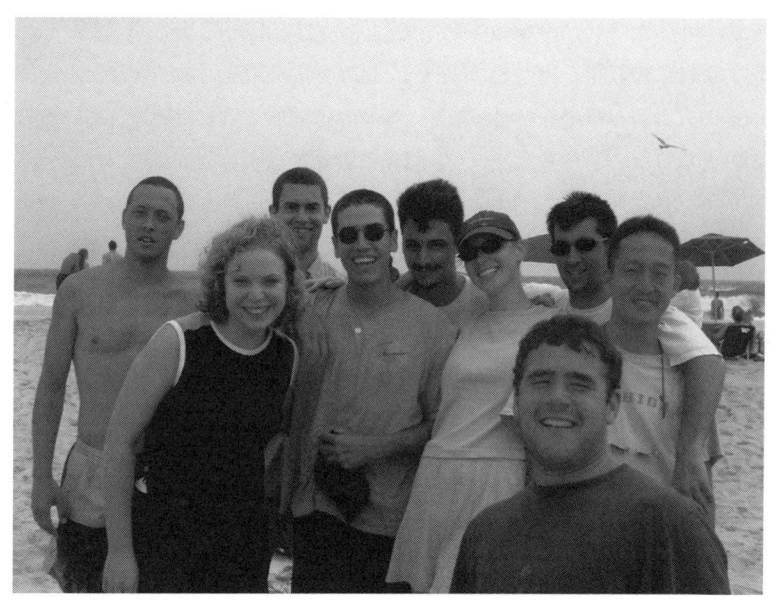

▲ニューヨークでの夏季インターンシップ中に海岸へ，同じ寮に宿泊した学生たちと（筆者，2列目向かって右端）

時間を有効に使えます．

・「聴く」力を養いながら，「リピーティング」で「話す」力も身につける
　「聞く」力を養うため，昨今は様々な優れた教材が世の中に出回っているため，自分に合ったものをうまく活用していただきたい．そうした教材に説明されていた「リピーティング」という方法を活用すれば，「話す」力も同時に身につけることができます．
　「リピーティング」（あるいは「シャドウイング」）はニュース素材などの教材を聴きながら，それを正確に文字化されたものを目で追い，少し遅れて発音するという方法です．私の場合は，このような月刊の教材を2年半購入し，後はその中から選択して練習しました．
　英語力の練習で「聴く」「話す」はとにかく単調で機械的な作業なので，継続していく癖をつけるのに苦労しました．自宅ではどうしてもやる気に

公衆衛生を学ぶ理由……chapter 14　　217

なれなかったため，職場の1時間の昼休みの後半の10分から15分を使い，これらの教材を用いて，「聴く」「話す」の練習を行ないました．当初は他の人の目が気になりましたが，慣れれば同僚も「また練習しているのか」となり，こちらも抵抗なく続けることができました．

現地に住んで感じたことは，「聴く」ことは英語圏に長く住むことで可能となるかもしれませんが，「話す」ことに関しては，意識して練習しなければ改善しないということでした．実際に渡米後に日本人女性のお宅を間借りして住んだ際，戦後に米国人と結婚し，その後50年近く米国に住んでいるにもかかわらず，大家の日本人女性の英語は語彙こそ豊富なものの，日本人の発音（アクセント）のままだったことに驚いたことを覚えています．

留学して浮かび上がった問題

実際に留学してみて問題となったことがいくつかありましたが，なかでも大学院（特に博士課程）での担当教官——特に論文主査との対話がうまくいかなかったこと，そして学位修得を成功させるための資金が不足していたことが，大きな問題でした．

論文主査との対話（社会言語能力）

英語力があっても，担当教官あるいは論文委員とウマが合わないことがあるかもしれません．米国に限らず，他人とどうしてもウマが合わないということはあるので，それ自体は解決できないことかもしれませんが，相手は先生であり，こちらは学生であるため，失礼と思われないように行動する必要があります．たとえこちらはまったく間違っていない，あるいは相手が一方的にこちらに対して失礼だったり，意地悪だったりする（あるいは差別的な発言がある）と感じる場合でも，それが必ずしも事実かどうかはわかりませんし，価値観や文化が異なる先生だから仕方がないと受け止めて，敢えて問題にしないほうがいいかもしれません．

私の場合はロバート・L.ピーターズ『アメリカ大学院留学――学位取得への必携ガイダンス』(木村玉己／訳,アルク,1996)を参考にして,担当教官と問題を起こさないように注意しました.また,学部に秘書として働いている方が1人は必ずいるので,友達になってもらい,ウマが合わない教官にどのように対応すべきか助言を求めてもよいかもしれません.今までも同様の悩みをもつ学生の相談に乗っているかもしれないし,秘書本人が同じことを感じているかもしれません.

　私の場合は,論文委員の主査がなかなか約束の期日を守ってくれなくて困っていました.論文を読んでもらって助言をもらい,書きすすめていきたいと思っていても,まったく読んでもらえないまま1カ月,2カ月,3カ月と経ってしまったこともありました.他の論文委員は問題ないと感じているのに,日本人の私が書く英文に問題があるとまで言い出すこともありました.このときは周囲からの助言を受け,まず「わかりました.他の論文委員と相談しながら,問題のないものに書き換えます」と伝え,実際は(他の論文委員の助言通りに)少しだけ手を加えて再提出し,事なきを得ました.

　教授の中には,学生は苦労すべきで,その苦労が十分でない場合は,自分がその苦労をさせるべきだという間違った認識をもっている人さえいます.それに合わせる必要がある場合は,諦めてそれに付き合うしかないのかもしれません.

資金不足に窮した博士課程

　公費での留学とは異なり,私費での留学および学位修得を成功させるために,そのための資金をどう確保するのかというのが大きな問題となります.公衆衛生学の修士号は1年半から2年で習得できるので,きちんとした資金計画があれば,学外での就労が認められていない学生ビザでも問題なく生活することができます.

　博士課程を私費で修得する場合は少し話が違ってきます.具体的にお話しすると,学位修得までの数年分の収支報告をすることになるので,ここ

ではやめておきましょう．米国では食材も，家賃も，生活も，すべてを安くしようとすれば可能だったという一文で，苦労はわかっていただけると思います．

災害精神衛生学分野と薬剤疫学分野がひとつに

現在の活動ですが，災害精神衛生学分野の博士論文から査読論文を 2 報出版したり，東日本大震災後のメンタルヘルス医療の現状についての章を Craig L. Katz MD, Anand Pandya MD『Disaster Mental Health: Around the World and Across Time』(Elsevier, 2013) という本に寄稿したりしています．

また，千葉大学大学院薬学研究院において，マツモトキヨシホールディングスの寄付講座である医薬品情報学講座の客員教授に就任し，薬剤疫学分野の知識を用いて医薬品情報学の研究・調査などを行なっています．

これらの一見相容れない研究分野について「なぜ一人の研究者が？」と質問されることがあります．しかしそれぞれの研究分野の基礎にあるのは米国大学院で学んだ疫学と生物統計学の知識であり，それぞれの分野で，あるいは今後それらの分野を融合した新しい分野で研究および調査を行なうことが十分可能なポジションにいます．目に見えない放射能の被曝（の可能性）に不安を訴える被災者の中から，抗不安薬をどの人にどのくらいの期間，どのくらいの投与量を処方するのが適切か（あるいは対費用効果があるのか）といった研究が将来可能かもしれません．

「最強」の学問である統計学理解のススメ

現代社会では，自らが蓄積してきたビッグ・データをどのように処理し，活用するのかといった統計リテラシーを有しない企業は，今後生き残っていけないとまでいわれています．今後はどの分野でも「最強」の学問である統計学を理解していないと取り残されたり，騙されて利用されてしまったりしかねません．

したがって，留学する，しない，あるいは私費や公費に関係なく，公衆衛生学の分野を学ぶことは自らの成長と知識習得のために必要なことではないでしょうか．そして，疫学や生物統計学を基礎とする公衆衛生学の分野の研究やその普及が立ち遅れているといわれる日本よりも，公衆衛生学先進国の欧米で学ぶことの利点はあるのではないでしょうか．

　この原稿がおそらく公衆衛生学に何かしらの関心をお持ちのみなさんにとって，参考になることを祈念しています．

chapter 15

今村文昭
ケンブリッジ大学医学部アッデンブルックス病院
英国医学研究会議疫学ユニット

栄養疫学の世界水準へ

September 2002 - August 2003
MS in Nutrition, Institute of Human Nutrition
Columbia University, College of Physicians and Surgeons
New York City, New York, United States

September 2003 - February 2009
PhD in Nutritional Epidemiology, Nutritional Epidemiology Program
Tufts University Friedman School of Nutrition Science and Policy
Boston, Massachusetts, United States

March 2009 - March 2013
Postdoctoral Research Fellow, Department of Epidemiology
Harvard School of Public Health
Boston, Massachusetts, United States

April 2013 - present:
Investigator Scientist, Medical Research Council Epidemiology Unit
Institute of Metabolic Science, University of Cambridge School of Clinical Medicine

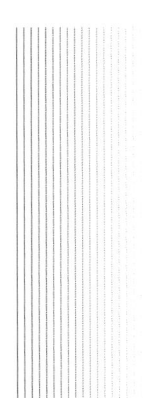

要旨………

　漠然と基礎科学を学ぶうちに，環境学，生命倫理学といった学際領域に興味を抱いた．大学院留学を決意し，基礎科学を武器にして社会に貢献できる公衆衛生学領域を迷うことなく選ぶ．そしてバングラデシュやグアテマラの公衆衛生学に触れ，栄養疫学の理論と実践，フラミンガム研究などを通じて，栄養疫学者として歩む．現在，英国にて日本人栄養疫学者として，日本や発展途上国への貢献，公衆衛生学研究のあり方などに考えを巡らせる．

留学をすると，世界における日本の姿を強く意識するようになる．必然的に日本を客観的に見ることとなり，異なる文化や考え方に接して日本人の常識との違いを常に感じさせられるからだ．そうした経験をしながら，世界各国の人と話をし，発展途上国の土を踏んで，研究者の道を歩んできた．

　自分が日本人であることを最大限生かして，どのように日本と世界に貢献できるのか，留学する意味は本当にあったのかをずっと考えている．日本人の留学の系譜を辿ると，ドイツ留学を果たした北里柴三郎博士の名がでてくる．英国医学雑誌 Lancet に寄せられた氏の業績を代表する論文[1]には，細菌学の研究にかぎらず，臨床所見，予防手段，さらには必要とされる研究についても記載され，すでに予防医学研究を踏襲していた．これまですでにたくさんの先駆者が公衆衛生の土壌を作り，日本の誇るべき衛生や長寿を築いてきた．さらに現在，公衆衛生学修士課程への留学を果たしたり，日本で育った多くの公衆衛生学者らが，日本における医療や社会の課題と向き合っている．

　では今後，どのようなことに留学の価値を見出すべきなのだろうか．いまだ確証はないものの，日本人がその素養をもって欧米の公衆衛生学（Public Health）を吸収して，日本と世界とで旗を振ることに，まだまだ価値があると考えている．私の中でその考えが芽生えたのは，模索しながら栄養学（Nutrition）と疫学を両刀とする栄養疫学（Nutritional Epidemiology）という領域に身を投じた頃で，さらに博士号を取得し，研究してきたゆえにほかならない．その経験や考察をここに紹介したい．私の寄稿が公衆衛生学を視野に留学を考えている人の一助になれば光栄である．

医療について未経験な理工学部出身者

海外留学の考えをかためていく

　大学院留学を意識したのは，上智大学で理工学部に入学した1年目で

あった．理系でも英語が重要と父から聞いていたこともあり，英会話を学んでいた．父は京都大学卒業後，企業の研究者として米国ボストンにあるマサチューセッツ工科大学（MIT）に留学しており，留学は縁遠い話ではなかった．

また，90年代にジャーナリストの秋山豊寛氏や医師の向井千秋氏が宇宙飛行士として活躍した．私にはその人選がまったく理解できなかったが，そのことも海外への興味を掻き立てていった．

また，幼少からサッカーが好きだったので，三浦一良のブラジル留学を経たキャリアに憧れていた．歴代の日本サッカー協会会長の中に，ハーバード大学に留学した人がいるらしい．調べると，第4代会長の野津謙氏が1934年にハーバード大学公衆衛生大学院修士課程（Harvard School of Public Health）を卒業していた．こうした事柄すべてが大学院留学を思い描かせる糧になった．

学部3年の夏に，ボストンに2週間だけ旅行し，そこで海外の大学院を本格的に目指すことに決めた．しかし何を学ぶかについては，4年の夏まではっきりとは決まっていなかった．

当時，上智大学の全学部で環境学が好評だった．複数の学部の教授陣が，多くの学生の興味を惹いていた．化学科でも『沈黙の春』『奪われし未来』といった書籍が紹介され，社会でも「環境ホルモン」などが話題になっていた．

また，私が魅力を感じた講義に生命倫理学があった．文学部，法学部，生命科学の教授や近所の慶応大学医学部の教授たちが講義をした．環境学と同様に，科学ではどうにもならない事例，そしてその学際性に惹かれた．また問題提起をする事例にも海外の事例が多く，学問の有り方の違いを感じていた．

日本の理工系科学は高度成長を支えた柱で，日本人は未来永劫誇りに思うべきことである．しかし，足尾鉱毒事件や水俣病などの公害を生んだ歴史もある．私が大学院留学を具体的に考える前にも2つの原子力発電所で事故があった．もんじゅナトリウム漏洩事故と東海村臨界事故である．

生命倫理の課題には医療工学や薬学を含む医科学の発展があるからこそ生まれたものもある．そういった問題の根源は科学者であるにもかかわらず，解決に奔走しているのは医師や法曹，政治家だ（真実ではないがそう思えた）．科学者が責任をもって情報を提供するなど，もっと果たす役割があるのではないだろうか．

　上智大学の誇る研究にベトナムの環境保全がある．枯れ葉剤の使用はマングローブや農地への環境汚染を通して地域経済へ大打撃を与えた．奇形児の出産は医学界でも問題とされてきた．そしてこの問題に長年取り組んでいたのは，上智大学の外国語学部である．「外国語学部」と聞いた際，日本の科学の狭さを感じてしまった．

日本に必要な学問―公衆衛生学，そして栄養学―
　こうした事柄に思いを巡らせ，私は公衆衛生学に興味を抱いていった．「公衆衛生学」など聞いたこともなかったが，知るのに時間はかからなかった．図書館や新宿駅南口の紀伊国屋に足を運んで調べていくと，公衆衛生大学院（School of Public Health）というものが北米にはあり，公衆衛生学修士（Master of Public Health：MPH）という学位があることを知った．迷うことなく，「これが日本に必要な学問だ」とわかった．基礎科学を武器に，まず公衆衛生学を修士課程で学び，特定の領域に的を絞って博士号を取ろうと決めた．

　公衆衛生学について調べていくと，栄養学の関与がすぐに理解できた．学生時にダイオキシンの問題で，埼玉のほうれん草はダイオキシンに汚染されている旨をあるキャスターが述べた．そして，日本中でほうれん草の消費が減るという風評被害が起きた．また同時期に，和歌山毒物カレー事件でヒ素毒が注目され，ある化学者が「ひじきにはヒ素が多い」と発言したことによって，ひじきの消費が減った．こうした食と健康の話題には栄養学者が音頭を取ればいいと思ったが，彼らの活躍で娯楽の域を超えたものは私の目には映らなかった．そして公衆衛生学と同様に，栄養学にも留学する意義を確信した．

私は理工学を学び，医療や公衆衛生の仕事などは未経験だったので，MPHプログラムへの出願は不利と思ったが，お構いなしに準備を進めた．EpidemiologyやEnvironmental Healthなど，基礎科学者なら応用が利きそうな部門を複数設けている大学院には，一校につき複数の願書を用意した．そしてコロンビア大学医学部栄養学科（Columbia University, College of Physicians and Surgeons, Institute of Human Nutrition）への出願も行なった．

出願，進路は白紙

　出願時のエッセイでは上述したような科学と社会との違和，日本人として欧米のEvidence-based medicine（EBM）を学ぶ必要性や日本人が世界に貢献できる可能性などを述べた．私のエッセイは未熟さも露呈しているが，興味のある方は参考文献[2]に匿名で掲載されているので手に取ってもらいたい．仮に私が医療従事者であったなら，日本の衛生，結核の予防や環境汚染の歴史および問題に触れ，日本人が世界の医学に貢献する価値や欧米から学ぶべき事柄を述べたことだろう．

　学部4年の秋には卒業研究をこなし，留学希望先への出願を終えた．学科100人ほどのうち，進路が決まっていない学生は私だけという，奇妙な状況を迎えた．

　このような状況は，大学院留学を果たす人は誰しも体験することだろう．TOEFLとGRE（Graduate Record Examination）の準備と受験，推薦状を複数の人にお願いしたものの自分で書くことになったり，エッセイを書いて吟味する時間をとったりと，やることが多く予想以上に時間がかかった．

　成すべきことを期日以内にこなすことが，留学を果たす最初の難関なのだ．日常の仕事をこなしていると，ついつい留学への意思が揺らいでしまう．GREの模擬試験を受けたり，友人に留学を公言したりと，大志を失わない戦略が必要になる．私はドイツに留学経験のある恩師の話をうかがったり，無料の模擬試験や説明会に参加したりすることでモチベーショ

ンを維持していた．

　出願と卒業研究を終えてしばらく経った2月にコロンビア大学から分厚い封筒が届いた．薄い封筒だと不合格とわかっていたので，その厚さに北米行きが決まったと安心し呆然とした．医師でない場合，大学院課程は2年のものが多いが，コロンビア大学の課程は1年間だった．後日，いくつか別の入学許可を得たものの，1年で終えるほうがいいに決まっていると思い，コロンビア大学に決める．こうして私は栄養学の扉を開いた．

コロンビア大学医学部栄養学科修士課程へ

疫学こそ目指すべき学問

　コロンビア大学医学部の栄養学修士課程は，ニューヨークのマンハッタン北部の医学部キャンパスにオフィスを構える30人ほどの小さなプログラムだった．私を含む留学生が5人ほど，専門家として栄養学を勉強したいという医師が5人ほどであり，他は1年間でコロンビア大学の箔をつけ，北米の医学部へ進まんとする野心の塊のような米国人たちだった．

　1年間のプログラムは異常な密度で栄養化学から臨床栄養，国際栄養学と網羅した内容だった[*]．国際連合の本部があるニューヨークの利を生かして，国際栄養の講義は国際連合児童基金（United Nations Children's Fund: UNICEF）の専門家が出向いて講義をしてくれた．また，コロンビア大学公衆衛生大学院（Mailman School of Public Health）にて栄養疫学も学んだ．

　＊ http://www.cumc.columbia.edu/ihn/courses

　複数の講義を受けて，Epidemiology が最も自分の目指すべき領域と思えた．基礎科学と応用科学を結びつける役割を果たす学問だからだ．臨床医学，国際栄養や公衆栄養を学んでも，根幹にあるのは疫学だとわかった——そしてその後，ボストンのタフツ大学の栄養疫学博士課程に進むこ

とになる．

一言に集中

　私は日本で英会話に通っていたので，講義についていくのは問題ないだろうと思っていたが，実際のところまったくの無力だった．日本の英会話では「がんばって会話する」ことが認められる．ところがコロンビア大学大学院の講義では，聴き慣れない専門用語が飛び交い，議論する相手は誰もが自己アピールして良い評価をもらうことばかり考えている人たちである．結果は明らかだった．

　慣れない医学論文を1日で10報読むというような課題が要求される日々であり，ほぼ諦めていた．うつうつとした日々が続く中，妥協案を考え出した．どの講義でもクラスルームの空気を変える一言だけを述べることに集中した．自分の基礎科学の理解と知識を総動員して，その一言を練り出すための予習をした．最初は空回りしてばかりだったが，次第に「彼は無口だが侮れない」という空気を作ることができていたように思う．余裕ができた頃，他の学生も同じだと気づいた．抑揚をつけて流暢に話す人は，内容の乏しいことしか言わない．そして他の学生も課題をこなせてはいなかった．皆，うまくごまかしていただけだったのだ．

　さらに試験時にカンニングが発覚した．私は関与しておらず，詳しくは不明だが，クラスの半数が罪を犯したとのことだった．結局，クラスの全員が再試験という連帯責任を負わされた．その数日後，偶然にも日本のある大学で，携帯電話を使ってカンニングをするという事件が報道された．学生の質は日米でそう変わりはないのだと痛感し，気が楽になると同時に悔しさを覚えた．

　自分のサバイバル術が実ってきた頃，冬の間にできることを捜すため，教授の1人に相談しに行った．そしてコロンビア大学公衆衛生大学院でバングラデシュのヒ素研究を紹介してもらう．プロジェクトを率いる教授と面接をし，年末年始の3週間，バングラデシュに赴くことになった．

栄養疫学の世界水準へ……chapter 15　229

途上国で活躍するには―バングラデシュでの健康調査―

　バングラデシュは公衆衛生上の問題を多く抱えている．飲み水がヒ素で汚染されている問題もその1つであり，首都ダッカから車で3時間ほどの農村地帯でヒ素中毒関係の健康調査が行なわれていた．私はベンガル語ができなかったので，何度か同行させてもらい，状況を把握するのみだった．調査にかかわる若手の医師や学生などと仲良くなり，英語で話をした．誰もが日本に強い好奇心をもっていた．彼らにとって日本は太陽の出ずる国なのだ．

　3週間ではできることが限られていた．化学研究の経験を有していたことから，血液分画と尿の検体のプロセシング，ニューヨークに郵送するプロトコルの作成とパイロット試験を行なった．化学科では空気に触れたら壊れるような化合物を扱っていたので，それと比べたら難しいことはなかった．さらにバングラデシュの医学部生の指導をすることとなった．サンプリングと郵送を済ませて，短期の滞在を終えた．

　ニューヨークに戻り，バングラデシュより届いたサンプルから遺伝子多型が問題なく測定できるか検討した．問題ないことがわかったまさにその時に，小さな貢献を果たしたことを実感できた．その後はボストンに発つまで，公衆衛生学の研究室で白衣を着て，研究のアシスタントとして仕事をした．

　「発展途上国で活躍する」というとさまざまな形があると思うが，日本人の技術を生かすことが1つの形だと身をもって知った機会となった．一方で，技術の貢献であれば，留学する必要もないように思えた．そんなことも考え，迷いながら，自身のキャリアをタフツ大学栄養疫学プログラムの博士課程に賭けることになる．

修士は修める学位，博士は究める学位

修士課程は研究者を育てない

　マサチューセッツ州のタフツ大学フリードマン栄養科学政策大学院大学栄養疫学博士課程（PhD in Nutritional Epidemiology, Tufts University Friedman School of Nutrition Science and Policy, Nutritional Epidemiology Program）のプログラムの門をくぐった．

　そこで修士課程と博士課程の違いがすぐにわかった．修士課程では学を「修める」ことが目的とされている．最先端を幅広く知ることに重きをおき，その後の専門性は個々の大志に任せている．実際，コロンビア大学の修士課程では，卒業生は医学部や基礎科学の博士課程，国連機関，報道機関などに羽ばたいていった．そういった修士課程の大意はおそらく今でも共通していることだろう．

　日本の公衆衛生学者は，欧米などの修士課程で公衆衛生学を学んだのちに，公衆衛生学研究を行うケースが多いと思う．この仕組みの問題点の1つに，MPHプログラムが研究者を育む課程ではないことが挙げられる．MPHプログラムにて研究の方法論などを学ぶが，それは机上の理論と捉えるのが無難と思う．

　実際に日本で公衆衛生学者として活躍している研究者たちの多くは（私の専門上，疫学領域で感じるかぎり），研究のいろはを日本で学び，欧米で公衆衛生学を修め，日本と欧米の知見の相乗効果を日本の公衆衛生にもたらしている．

　日本では，公衆衛生学教育が充実してきている一方で，研究のための指導をしっかりと受けずに公衆衛生学研究に従事する人が増えている．同様に，公衆衛生学を学ぶことなく，公衆衛生学研究を模倣する研究者も増えてきている．そして，スポーツのようなアマチュアとプロの隔たりがないため，公衆衛生学に混乱が生まれているように思える．これは程度こそ違

えど，多くの公衆衛生学者が問題視，疑問視していることだろう．MPH 修士課程はあくまで学を修めるものであり，その先，物事を究めるには，またさらに峠を越える必要があるのだ．

混沌とする栄養疫学の世界

　栄養疫学博士課程のカリキュラムでは栄養学はもちろん，疫学や生物統計学に特化した内容も設けられていた[*]．公衆衛生に貢献するためには，栄養疫学だけを学んでも無意味であることを表している．栄養疫学は栄養学に加え，疫学の基礎や生物統計学の基礎があって初めて成り立つ応用領域である．しっかりとした基盤がないと，研究を行なうのはもちろん，たとえば研究や政策の質を正しく評価することもできない．

　＊ http://www.nutrition.tufts.edu/academics/epidemiology

　タフツ大学の栄養疫学のプログラムは一連の必要な科学を網羅していた．また研究のプロポーザル，口答試験などの機会も得ることができた．近所のハーバード大学も同様のプログラムを有していた[*]．

　＊ http://www.hsph.harvard.edu/nutrition/prospective-students/nutritional-epidemiology/

　栄養疫学とは，簡単に述べれば，食べ物や栄養素の摂取の状況を把握し，それらと病気や生活習慣との関係などを検討する．そしてその検討に必要な方法論が研究対象となる．日本でも食への関心の高さを反映するかのように急速な発展を遂げている．

　栄養疫学の世界は混沌としている．インターネットが普及したことで，たった1つの研究の概要だけが娯楽の一部のように扱われることも少なくない．研究者が複数の研究を踏まえて客観的に吟味すべき内容であるにもかかわらず，である．公衆衛生学の教育を受けたとは思えない医療従事者が栄養学と疫学の深みのない知識をブログで解説したり，非科学的なダイエットの書籍の出版が相次ぐなど，挙げていけば切りがない．

栄養疫学の研究は増え続けている．データがなくとも総説を書いたり，メタ解析を行なうことは可能だ．あるデータベースを検索すると，栄養関係の雑誌は総説のみのものを除いて 300 誌以上にもなる．論文を書けば，どんなものでもやがては受理される状況である．

　2005 年，Lancet と BMJ という著名な医学雑誌にて，地中海ダイエットに関する研究報告の捏造の問題が挙げられた．おそらく氷山の一角だろう．赤ワインの研究で捏造を認めた北米のある研究室と日本のとある研究室は姉妹関係にあるが，共著で書かれた論文などに問題はないのだろうか．

　栄養疫学を真似た論文は多いが，心から拍手を送れるものは本当に少ない．医学界に従事する人なら誰しも，代替医療の専門家らしい人物がテレビに出演して根拠のない持論を述べるのを観て，野放しにしてよいのかと感じることだろう．同様の事態が栄養疫学にもある．タフツ大学にて，実例をもって栄養疫学研究の力，そして多くの過ちに触れたのだった．

グアテマラでの研究

　バングラデッシュで得た手ごたえを胸に，発展途上国で博士研究をしたいと考えるようになった．そこで選んだ機会がグアテマラでの栄養疫学研究である．まず 1 年目の秋と春の講義を終えて，夏の期間の 4 カ月の間にグアテマラで仕事をさせてもらった．

　グアテマラはメキシコと隣接した国である．山々の自然が豊かで，マヤ遺跡を除けば，日本の景色を思い出させる．50 年にもわたる内戦が終息したのが 90 年代で，歴史の傷跡が残っていた．パン屋は鉄格子越しにパンを売り，ピザ屋には銃を持った守衛がいる．貧富の差が激しく，過去の貧しさを示すように大人は一様に背が低く，さらに近代化のためか，栄養失調で肥満が多いという問題が蔓延していた．

　私が所属したのは The Center for Studies of Sensory Impairment, Aging and Metabolism（CeSSIAM）という小規模ながら重要な栄養学研究を 20 年以上続けている研究施設であった．スペイン語はボストンで学んでおいたものの，一般人に生活習慣を聴くなどの即戦力とはいかず，

地元のスタッフとともに研究情報の整理と解析とに終始した．ジョンズ・ホプキンス大学の女子医大生も一緒だったのだが，彼らはスペイン語も堪能で現地のスタッフと一緒に乳母の母乳を集めるという仕事を担っていた．

現地スタッフの仕事振りは本当にのんびりしており，ジョンズ・ホプキンス大学の学生もそのペースに合わせていたのと，夏休み感覚もあったので，結果的に私は誰よりも仕事をしていた．博士論文の研究の題材にしたいという意識があったことも要因だろう．

そして最終日を意識する頃，共に仕事をしたスタッフと話をする機会があった．研究施設での私の評判はよいとのことだった．その施設は多くの学生を欧米から引き受けてきた．公衆衛生の分野で国際貢献したいという人が多いからだろう．しかし現地スタッフにとっては外部者を受け入れることになるため，実際にはその体制に疲れているとのことだった．

言葉や生活面の面倒などが伴うこともあるが，それ以上に学生の多くは夏休み感覚だったり，出しゃばりが多く，仕事のペースやチームワークが乱れるのだという．私が淡々と仕事をする様は異例とのことだった．買いかぶりかもしれないが，日本人であることに価値があると感じた瞬間でもあり，心に残っている．

疫学の最前線

グアテマラを去る前，スペイン語で成果を発表し，好評を得てボストンに戻った．CeSSIAM のディレクターから博士研究で戻ってくるように言っていただいた．しかし結局，博士研究は米国で行なうことにした．グアテマラでの経験は楽しく，可能性も秘められていたが，グアテマラにて疫学や生物統計学のしっかりとした基礎を身につけることは期待できなかったからだ．それでは，栄養疫学博士として発展途上国で活躍しているつもりでも，付け焼刃の科学者を気取ることになってしまう．

バングラデシュとグアテマラの経験を通じて 1 つの確信を得た．日本の衛生感覚，環境汚染に対する取り組み，さらには高齢化の歴史とともに培ってきた医療などは他の国々に伝えるべきである．しかし同時に，いわ

ゆる発展途上国に足を運んで，日本の美徳を押し売りしてはいけないと知る．
　グアテマラのような中堅の途上国では，現地のスタッフが現地のために頑張っている．それを思うと中途半端な自分が発展途上国の現場でギクシャクするよりも，科学を武器に，世界のどの国に行っても揺るがない基礎を身につけ，発展途上国を陰で支えられるようになるのがよいのではないだろうか．それが当時，自分を納得させた考えだった．
　そうして複数の教授と相談した後にアドバイザーを替え，博士課程の内容も変更した．その研究の1つが1948年から続くフラミンガム心臓研究である．
　タフツ大学の栄養疫学はフラミンガム研究の栄養学的な研究を担っていた．質のよい情報が集められ，さらに研究を通して多くを学ぶことができる．近所のボストン大学にはModern Epidemiologyという有名な専門書の著者がおり，さらにフラミンガム研究の知見や理論が集う拠点となっていた．
　発展途上国での研究も魅力的だが，ボストンの英知を吸収するのは今しかない．基礎科学を応用科学に展開する基盤を作るのが今だと考えるに至った．そしてタフツ大学での栄養疫学とともに，疫学・生物統計学の深部をボストン大学で学んだ．
　他の学生よりも長い時間をかけて勉学に励み，5年半が経ったところで博士号を取得した．方法論にも着手した私の研究は，メディアや栄養士などが興味をもつような研究ではなく，おそらく玄人向けの内容であった．その背景にある科学の地盤こそ，ハーバード大学公衆衛生大学院での研究職，そしてケンブリッジ大学（University of Cambridge School of Clinical Medicine）での永久職を私にもたらしたものと断言できる．

ハーバード大学公衆衛生大学院博士研究員として

指導の違い

　2人の教授，そして6人の若手研究者とインタビューをし，1時間弱の講

演を行なって，博士研究員としての採用が決まった．私の栄養疫学の方法論への理解を，循環器系医学の世界に生かすことが命題になる．科学研究費を獲得したり，病院のカルテから循環器系疾患の情報を引き出して疫学研究に生かしたりと，またとない経験を得ることができた．

　タフツ大学の博士課程では，私に指導を施した教授は疫学者，栄養政策に強い生命科学者，そして統計学者の3人だった．一方，ハーバード大学公衆衛生大学院での指導は，医学博士（Doctor of Medicine: MD）と公衆衛生学博士（Doctor of Public Health）を有する教授より授かった．着任後，まず指導のスタイルの違いに驚いた．医師，栄養学者，疫学者，統計学者の視点はそれぞれ異なるのだ．長年，幅広い領域の研究者と交流を図ることの価値を知った．

　またタフツでも博士論文を仕上げるべく厳しい指導を受けたが，ハーバードでの指導はさらにシビアであった．基本的に北米では博士号を取得した後に博士研究員になるのはそれほど難しいことではない．しかしその後，さらに駒を進めるのは非常に困難で，それが生活習慣病の疫学という人気の領域となればなおさらだ．そのためにハーバードの教授からは，一連の研究を仕上げるには収まらない研究者として独立するための指導を授かった．

　また，他の研究者との交流を重ねるうちに，教授陣からの指導はケースバイケースで異なることを知った．よく諸外国から研究留学やMPHの学位留学という形で，公衆衛生大学院に人材が集うが，そういった若手には北米の競争社会で生き残るための指導をする必要がないためか，厳しい指導は行なわれない．

　教授に論文の共著者になってもらえたとしても，厳密には読んでもらえない，訂正があっても細かい説明や議論まではしてもらえないということも多い．プロポーザル，医学論文，メディアへのレポートの書き方やプレゼンテーションの方法などの指導はほぼないといっていい．MPHの学生のレポートの英語や論理の構造に著しい改善の余地があっても，提言してもらえることはない．

私の指導教授は新しいアイデアについて寛容だった．ハーバードの教授に私が提示した研究のアイデアの1つは，医学界やメディアの興味を惹くことは期待できないが，科学的に新規で誰もが着目してこなかった疫学研究だった．医学界では臨床の意義の有無が非常に重要であり，必ずしも科学の新規性が重宝されるわけではない．そのため論文を書いても，臨床応用への可能性が低い内容は，その科学的な価値にかかわらず，見向きもされない可能性を伴う．

　教授は当然そのリスクを理解しつつも，私の話に耳を傾け，全面的に私を支援してくれた．膨大な時間がかかったが *Circulation* という循環器系医学のトップ雑誌に掲載された[3]．査読に "exceptional science" という評価をしてもらったその論文は私の自信になっている．これまでの経験から，他の国に比べ米国ではチャレンジ精神を尊重し支援する寛大さがあると感じている．

査読より思う…

　私に自信を与えてくれた事柄に，2011年，2012年と2年連続の米国内科学会による表彰がある．博士研究員として仕事をしている際，*Annals of Internal Medicine* という有力な学会誌の査読を行ない，その質が評価された形であった．

　査読の評価は個人のEBMの理解度だけが評価対象になるため，その表彰は自信になった（学会賞などは共同研究の賜物であり，個々人の実力が評価された形とは言い切れない）．最近は学術誌だけでなく，米国の心臓学会も含め，学会抄録の査読も行なうようになってきた．さらに経験を積んで，将来，医学論文のあり方を改善する活動に寄与できたらと思っている．

　ここ数年間，査読をこなして，論文の質のバリエーションに驚いている．疫学や生物統計学の専門用語や研究方法の誤用，誤解を生むような表現，歪曲した解析・解釈など，度を越しているものもあり，気持ちよく査読できないこともある．英語を母国語としない欧州やアジア各国の著者の論文

でも，英語の問題がネックになっているわけでは必ずしもなく，英米からの論文も含め，科学論文として成立していないものは多く存在する．そして多くの査読者は短いコメントのみだ．論文の執筆者は根本的な問題に気づかないまま，研究をし続けている構図がある．

　質の悪い研究論文が投稿されるのは，公衆衛生学の流行りも要因にある．医学界の強い関心が，公衆衛生学者に未熟でも論文執筆を急がせ，雑誌側はその維持も必要であるから多少の問題があっても雑誌を発行し，論文の量産という状況を生んでいる．

　フラミンガム心臓研究を含め，欧米の研究機関が抱える大規模疫学研究は公衆衛生学者，特に疫学者にはとても魅力的に映るだろう．良質で膨大なリソースが分析を待っている．ハーバード大学には世界中から研究者が集って疫学研究を行なう．MPHの学生も研究する機会を得る．著名な教授陣も共著者として，研究の質を向上させるべく責任を果たす．生物統計の不安については，専属の生物統計学者に頼れば妥当な答えが返ってくる．

　こうしたサポートが充実すると，研究者はその分，少ない努力で結果を出せてしまう．そして医学雑誌が大量にある中，「こうすればとりあえず論文が受理される」という基準が妙に定まってしまう．医学雑誌では，トップの医学雑誌を除いて，きちんと疫学や統計学の質を判断できる人が査読を担うわけではない．そのためEBMとしては質が高いといえない論文でも，いずれアクセプトされてしまう．業績の量が重要視されているものの，近年は然るべき科学者像がかすれているように思う．

　日本にかぎらず，MPHの課程を経る学者が多くなってきた．しかし，修士のプログラムでは研究手法の一部を講義しているものの，研究できる人材を育てる仕組みを設けてはいない．疫学や生物統計の講義がカバーできるのはほんの一部でしかない．MPHの課程ではカバーしきれない内容については，欠けている部分を見抜いて誠心誠意指導してくれる指導者が必須と考えている．

日本人にしかできない世界への貢献を

ハーバード大学公衆衛生大学院での博士研究員としての期間が4年目に入った頃、それまでの業績を揃えて次のキャリアステージを捜した。発展途上国へ貢献する機会はいまだ逸したままだが、公募の枠を通じ栄養疫学者としてケンブリッジ大学の永久職に就くに至った。

同世代の研究者に比べ業績は少なかったので、業績の量ではなく質や科学に対する姿勢を評価してもらったのだと感じている。その根源には日本で身に着けた基礎科学がある。創立から800年強、ケンブリッジ大学は純粋科学を創造してきた。その歴史に恥じない科学を栄養疫学領域にて振起できたらと考えている。

ケンブリッジ大学に着任して3カ月後の7月、University of College London（UCL）にて日英交流150年を祝う記念行事が催された。150

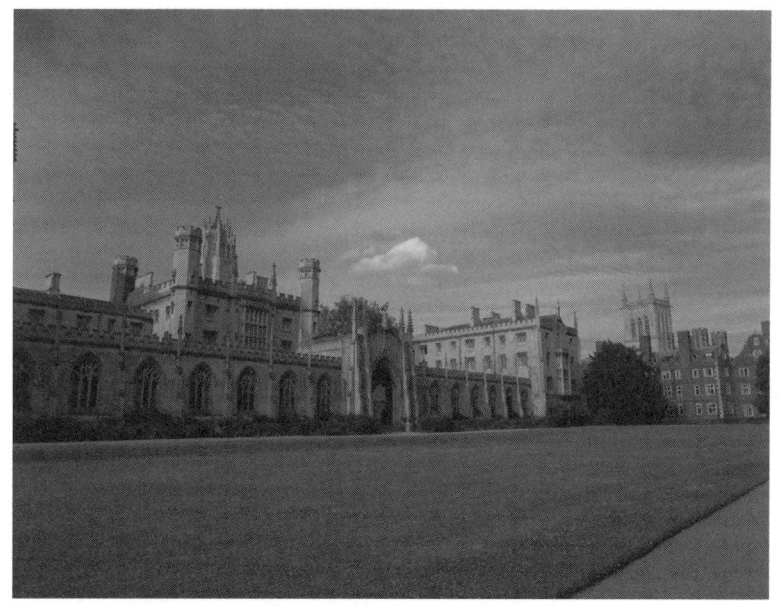

▲ケンブリッジ大学のセントジョーンズカレッジ

栄養疫学の世界水準へ……chapter 15　239

年前,伊藤博文を筆頭とする長州藩士5人が脱藩して渡英し,UCLにて勉学に勤しんだ後に帰国,日本の近代化に大きく貢献した.その長州五傑と呼ばれる英傑の大成を含め,19世紀から留学の価値が開花していった.UCLでの祝典は留学の意味を改めて考えるよい機会であった.

　日本の歴史や文化,著名な科学者,そして私自身の経験を踏まえ,私は日本人特有の慎ましい姿勢,科学者の然るべき姿勢こそが公衆衛生学を支える核であると考えている.日本は科学技術で高度経済成長を支えて世界をリードしてきたように,公衆衛生学においても世界をリードできる.その通過点としてMPH課程への留学は妥当な選択肢であろう.そしてこれからの将来,日本の医療従事者・科学者は,MPHを含む大学院課程を踏み台に,日本の歴史が保障する,日本人にしかできない貢献を日本と世界にもたらし続けるだろう.

[参考文献]
1) S.Kitasato, The Bacillus of Bubonic Plague, *Lancet*, 1894;144(3704):428–430
2) アルク入試エッセー研究会,留学入試エッセー 理系編, 2009
3) F Imamura et al., Long-Chain Monounsaturated Fatty Acids and Incidence of Congestive Heart Failure in Two Prospective Cohorts, *Circulation*, 2013;127(14):1512-1521

Ⅱ部

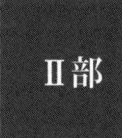

JANAMEF 留学セミナー 2012
──海外留学：世界にはばたく医師・研究者への道──

chapter 01

卒前留学の経験

1. オックスフォード大学の臨床実習を経験して

淀川キリスト教病院呼吸器内科後期研修医
吉松由貴
期間：2010年3月
場所：英・オックスフォード大学

留学と言っても多種多様な形があり，それぞれ現地での過ごし方や得られるもの，後に活かせるものが異なります．イギリス・オックスフォード大学（University of Oxford）での1カ月間の臨床実習を目指した理由や現地の様子を共有するとともに，在学中に経験した他の短期留学についても紹介し，何かひとつでも学生の皆様のヒントになればと思います．

イギリス留学と緩和ケア

私がイギリス留学を目指した一番の理由は，緩和ケアが世界で最も充実しているからです．大学3年生のときに訪米ホスピス研修に参加して以来，緩和ケアに関心をもち，国内のホスピス実習や緩和ケアチーム見学のほか，ヨーロッパや日本の緩和ケア学会に出席しました．

緩和ケアについて知れば知るほど，日本での認知度の低さや資源不足を実感し，ドイツの緩和医療学教授でさえ「圧倒的に世界をリードしてい

る」と言われたイギリスで，緩和ケアを勉強したいと思いました．

短期留学プログラムに応募

　公益財団法人医学教育振興財団の主催しておられるイギリス短期留学では毎年20名の医学部5年生を1カ月間，イギリスの5大学へ派遣しています．選考過程では学内選抜，IELTS（語学試験），財団での書類選考，英語面接を乗り越える必要がありました．準備には予想以上に時間を要するため，早くから準備にとりかかることをお勧めします．

Sobell House Hospice での実習

　オックスフォード大学には複数の附属病院があります．私が配属された緩和ケア科は Sir Michael Sobell House Hospice（通称 Sobell House）を拠点とし，18床のホスピス病棟のほか外来，デイケア，往診，各附属病院の緩和ケアチームなどを9名の専門医でこなしていました．実習の前半2週間は5年生28名とともに緩和ケアの Teaching を受けたり見学や Clerking（後述）をしました．後半2週間は選択実習で緩和ケアを選んだ6年生の Mary と2人で病棟業務を行ないました．

　初めは病棟にいても何をしていいか分からず，上級医について回り，指示に従うのが精一杯でした．決められた予定に従う動く日本の実習に慣れてしまい，「今日は何がしたい？」と聞かれても戸惑うばかりの自分が，大変情けなく感じました．

　そこで1週目は先生方の動きを注意深く観察しあらゆるカンファレンスや行事に出席し，いつどのようなことが起こっているのかを把握することに徹しました．その甲斐あって2週目からは，自分でスケジュールを組むことができるようになりました．患者さんとできるだけ関わり継続的な多職種ケアを学ぶこと，コミュニケーション能力を身につけることを目標に，数名の患者さんをとくにフォローしました．

　3週目からは6年生の Mary に，病棟での医学生の姿勢を教わりました．

イギリスでは学生も重要な働き手であり，医師やコメディカルの業務に積極的に参加します．例えば回診中での先生と患者さんのやり取りをカルテに記載したり，処方箋を書いたり，検査をオーダーしたり採血や心電図を実施したりと，一見すると雑用のように見えることを1つひとつこなすことで，診療の流れや患者さんのことをより把握でき，後追いではないリアルタイムの勉強となりました．

　先生方は外来や学会，外勤のため不在のことも多く，患者さんの日々の様子や入院後の細やかな経過をより把握しているのは実は学生の私たちでした．患者さんの日々のサマリーを更新したり，カンファレンスで報告したり治療方針について発言したりと，学生でありながら患者さんのケアに主体的に携わることができました．

　カンファレンスという場で医師や看護師と議論し自分の意見を述べるのは初めてのことで，自分の提案や考えが患者さんのケアに直接影響する状況に今までに感じたことのない責任感を覚え，身が引き締まる思いでした．

・Clerking

　イギリスでは患者さんの医療面接や身体診察をすることをClerkingと言い，医学生はどの患者さんでも自由にClerkingでき，それが実習の主体となっています．とくに入院時のAdmission Clerkingは必ず私が担当させてもらいました．

　患者さんが入院されるとまず私がベッドサイドへ行き詳しい医療面接および身体診察を行ない，カルテに記録し，上級医にプレゼンテーションします．すぐに良かった点や足りない点，プレゼンの組み立てや話し方について建設的なフィードバックがあり，その後，上級医とともに再びベッドサイドへ行き，聞き忘れた点を聞き直したり身体所見を確認し合いました．

　この一連の作業を日々何度も繰り返すことで徐々に医療面接での聞き忘れが減り，繊細な事柄を問う際の言い回しや間合いの取り方を覚え，また臨機応変なClerkingをする柔軟性を身につけることができました．

　どの患者さんも私のような外国の医学生を暖かく迎え入れてくださり，

「遠くから来てくれたのね，ホスピスは素晴らしいところだからしっかり勉強していいお医者さんになってね」と Clerking を歓迎してくださいました．

不治の病で癒えない苦しみを抱えながら，不慣れな外国人学生の質問や診察を受け入れてくださったイギリスの患者さんやご家族の方々から受けたたくさんのご恩は忘れません．

・Teaching

Teaching は，日本のような講義形式ではなく，学生の主体性や生きた経験を重んじる成り立ちで，驚きました．例えば疼痛緩和の Teaching ではまず学生が「何を学び，何をできるようになりたいか」を挙げ，学生の質問に答える形式で行なわれたため学生の知識レベルに合致した内容となり，全員が深い関心をもって参加する活発なセッションでした．

また遺族ケアの Teaching では，実際にホスピスでご家族を亡くされた方が6名来てくださり，5人の学生で1人のご遺族にじっくりとお話をうかがう時間を与えられました．各班の内容を共有し，最終的には6名のご遺族の体験や，嬉しかった言葉や改善点など生々しい意見を聞く貴重な機会となりました．

Complimentary Therapy の Teaching では実際にホスピス病棟とデイケアで音楽療法や Spiritual Therapy を受けてこられた患者さんたちがその経験を話してくださいました．

・Ward Round

Sobell House では毎朝，上級医と研修医，学生，看護師で全員の患者さんを回診します．1人ひとりのお話をじっくりうかがい，丁寧に診察をしながら，今後の方針を患者さんと相談していきます．1人につき毎日1時間以上かけてお話しすることもありました．

患者さんと医師ができるだけじっくり話せるよう回診は効率的に工夫され，薬の細やかな調節から退院や在宅ケアのプランまで，患者さんやご家

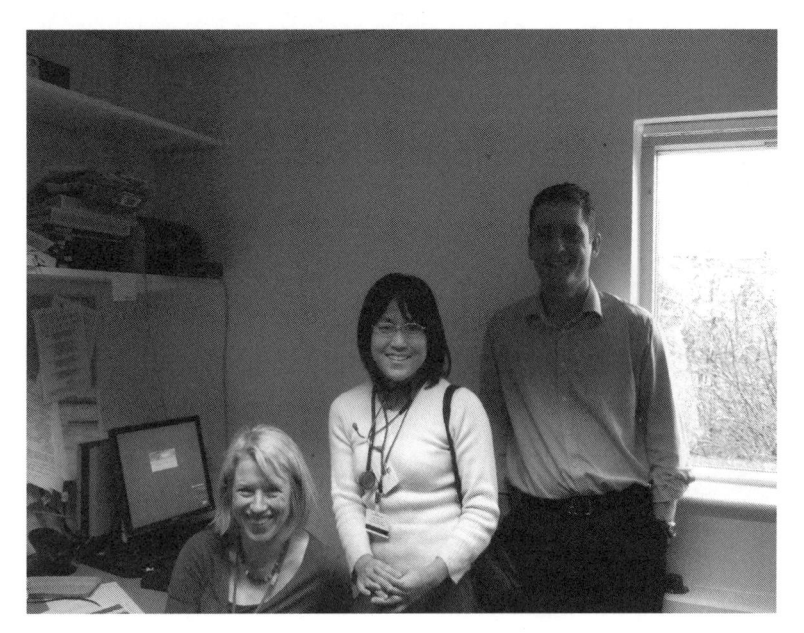

▲お世話になった先生方と，医局にて

族の希望が最優先されます．医師が方針を決定するのではなく，患者さんの話をとことん受け止めた上で選択肢を挙げ，それぞれの利点や欠点を分かりやすく説明し，相談しながらひとつのプランを形成していく様子がとても印象的でした．これこそが先生方がいつも言われる Patient Centered Care であると実感しました．

このほかにも往診や訪問看護，訪問リハビリ，スピリチュアルケア，各種カンファレンスや勉強会，患者会など希望に応じて緩和ケアの様々な場面を学ばせてもらいました．また当時私は日本とイギリスの緩和ケア医の思想を比較するインタビュー調査をしており，9名の先生方それぞれに緩和ケアの理想と現実について語っていただきました．

こうして異国の先生方が日々考えておられることをうかがうのは，診療現場の見学や実習で得ることとはまた異なる学びや気づきがありました．尊敬する師との出会いこそ，留学から生まれる，目指す将来への心強い架

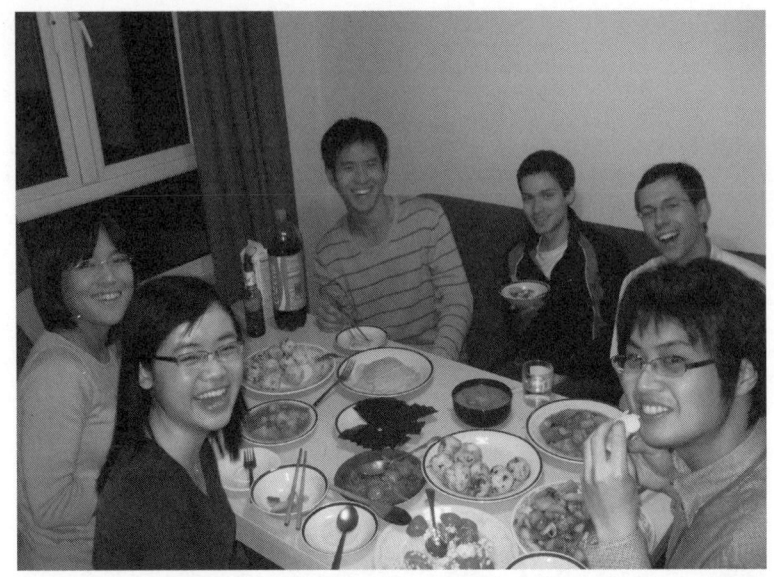

▲寮の「家族」と味わう夕食のひととき

け橋です．とくに緩和ケアのようにまだ走り出しの分野を目指す学生としては，日本では「変わったことに興味がある」と思われがちです．こうして暖かく応援してもらえることは，自信をもって夢を追う何よりの糧になるのです．

数々の出会い

　実習はもちろんのこと，学生との交流も留学ならではの醍醐味です．オックスフォードではイギリス中から集まった優秀な学生たちがイギリスの医療や医学教育について教えてくれ，学年行事やホームパーティーにも招待してくれました．

　世界各国の熱意あふれる留学生との出会いも貴重なものでした．とくに寮で1カ月間ともに生活したメンバーは生活のすべてをともにした家族のような存在でした．日々の出来事を話すことが日課となり，留学生ならではの悩みや悔しさ，喜びを共有しあい，週末には手料理パーティや日帰

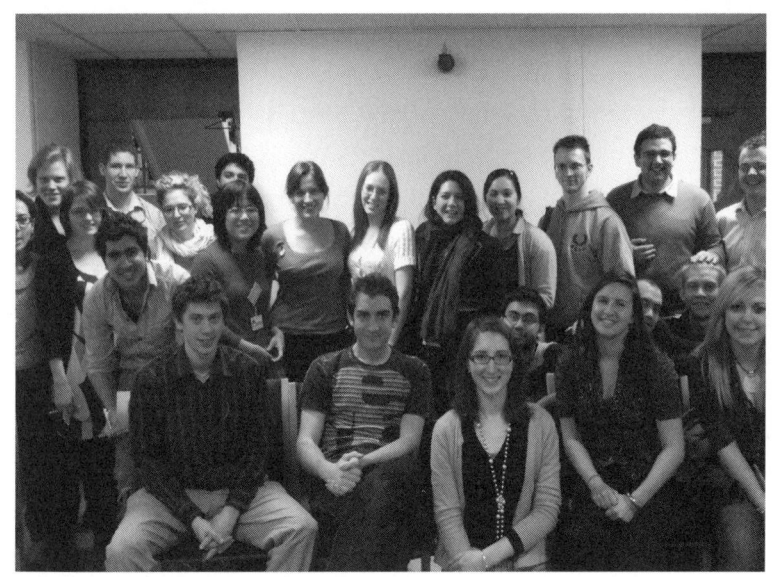

▲苦楽をともにした，多国籍の同級生たちと

り旅行をしました．彼らとは今も交流が続いており，日本や中国など各地で同窓会を開くほどの仲です．

また一緒に留学した日本の同期や先輩後輩たちともつながっていられるのは，財団の留学ならではの魅力です．

留学のさまざまなかたち

今回は主にイギリス短期留学の報告をさせてもらいましたが，このように既存のプログラムに応募する以外にも，大学同士の交換留学，現地の先生との直接交渉，海外の学会参加，国内留学など留学の形式は様々です．

既存のプログラムには医学教育振興財団のイギリス短期留学のほか，公益財団法人日米医学医療交流財団の夏期集中医学英語研修，米国財団法人野口医学研究所のハワイ大学エクスターンなどがあります．選考過程や書類提出，事後報告など手間はかかりますが，プログラムが確立していて安

心であり，個人では手の及ばないようなところへ行け，また留学中や帰国後の同窓生とのつながりも豊かです．

　大学同士の交換留学は書類関係の煩雑さは公募プログラムほどではなく，現地での交流や観光面もしっかり確保できる反面，あくまでも交換という条件のもと成り立つものであり留学生の受け入れが大変なほか，医療というよりは学生同士の交流がメインとなる場合もあります．私は大阪大学とつながりのあるタイのマヒドン大学（Mahidol University）へ交換留学しましたが，実際にタイへ行くのと同じくらい，タイの留学生の受け入れもまた異文化の勉強になりました．

　また，留学先との直接交渉も可能です．例えば私は世界屈指の癌センターであるアメリカ MD Anderson Cancer Center での 2 週間の見学のほか，イギリス Marie Curie Hospice での見学実習，アメリカ Sangre de Cristo での在宅ホスピス実習を行なうことができました．Marie Curie Hospice は恩師の紹介であり，Sangre de Cristo は知人からの誘いをきっかけに先方と交渉をしたものでした．前例がない場合，先方が慣れておらず見学のみのことも多いのですが，自身の関心のある分野をピンポイントで訪れることができ，時期や期間の自由度も高く，自身のビジョンに合わせた留学も可能です．

　さらに，海外で開催される学会参加も，同じ分野に興味をもつ学生や医師と出会え世界標準を知るまたとない機会です．海外留学はやはり壁が高いということであれば，沖縄や横須賀にある海軍病院でのエクスターンプログラムや，ハワイ大学 PBL ワークショップ，また日米医学医療交流財団やジャパン・チームオンコロジー・プログラム（J-TOP）が開催している国内のワークショップに参加するのも選択肢の 1 つです．これらは国内にいながら海外の医師に教わる貴重な場です．

未来へつながるベクトルに

　様々な留学の形について書いてきましたが，形や場所にこだわらず，ま

ずとにかく行ってみようと思えればそれだけで十分です．最先端の施設や，有名病院である必要はありません．先進国にこだわる理由もありません．普段と違う世界へ行くこと，異なる背景の人々とふれあうこと，価値観を分かち合うことで，学べることは非常に多いのです．

　それが初めは1つひとつ，つながりのない個々の経験のように思えても，どこかで点と点がつながり線になり，未来へつながるベクトルになることもあるのです．就職してから，医師免許をとってからと思っていると，なかなか行きづらくなってしまうのが現状です．学生という自由な時間をぜひ最大限に生かし，新しい世界を切り開いてください．

　最後になりましたが，在学中にこうした挑戦を応援いただいた大阪大学医学部の先生方，多大なご支援をいただいた医学教育振興財団の方々，そしていつも温かく見守ってくれた家族や友人に心から感謝します．今後も努力を惜しまず精進していく所存です．また私も少しでも後輩の皆様の力になれればと願っています．

2. イェール大学の基礎医学研究を経験して

大阪大学医学部 5 年
有田祐起

期間：2011 年 3 月 5 日～4 月 4 日
場所：アメリカ・イェール大学免疫生物学，分子細胞発生生物学研究室

　私は，2011 年の医学部新 4 年生の春休みに，アメリカのコネチカット州ニューヘイブン市にあるイェール大学の岩崎明子先生の研究室にて，1 カ月間基礎医学研究を実習させていただきました．
　本稿では，留学に至るまでの経緯，準備，実習の内容，アメリカでの生活の体験談，感想を報告します．

学生時代に海外のラボを見学したい！

なぜ留学？

　外国留学は，中学生時代からの夢でした．私は，中学 3 年生のときに国連協会からの派遣でニューヨークの国際連合の研修に参加して以来，環境問題をテーマとした作文の副賞としてヨーロッパ各国を視察したり，アジアの青少年たちが交流するキャンプの広島市代表として韓国を訪問したりする機会をもらいました．そこで，いろいろな国々の景観や文化を目の当りにし，言語も考え方も異なる人たちと触れ合い，大いに刺激を受けました．いつかは，海外でインターナショナルな仕事をしてみたい．そういう思いを胸に抱くようになりました．
　また，高校 3 年生のときに，化学部で携わった実験の研究発表をフラ

ンスのカーンで行ないました．このときの経験が基で，科学の実験の面白さやその成果を海外に発信することの魅力を実感しました．

そこで，大学生時代には是非専門的な留学を経験してみたいと心に決めておりました．

どうして基礎研究を選んだのか？

大阪大学医学部の構内には，「免疫学フロンティアセンター」があります．大阪大学の免疫学研究のメッカとも言える大きな組織で編成されており，この中に，『粘膜免疫学』を担当されている竹田潔教授の教室があります．私は，授業を担当してくださった竹田先生の講義で免疫学の基礎研究に興味をもち，基礎配属期間以前から教室に出入りさせていただくようになりました．

そこでは，山本雅裕先生に直接指導していただき，ピペットの使い方を始め実験の基礎や細胞培養・プラスミドの精製の手技・Western blotting・免疫沈降法・形質転換などをしっかり教えていただきました．そし

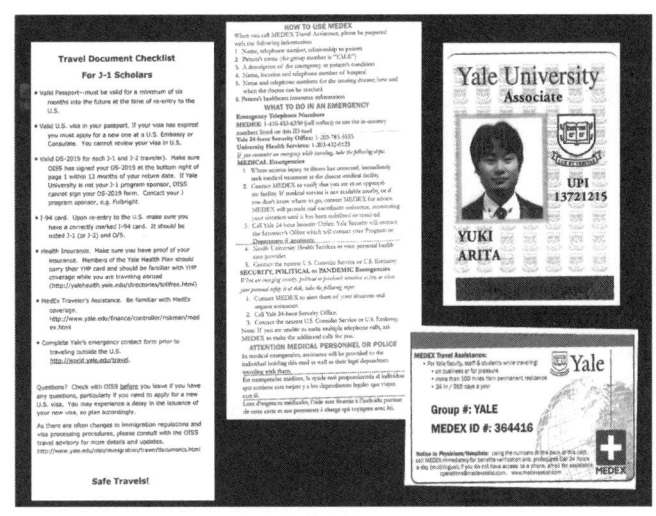

▲イェール大学のIDカードや保険証など

て，学生時代に海外のラボを見学したいという希望を竹田先生に伝えたところ，懇意になさっている，イェール大学の岩崎明子先生の研究室での受け入れを手配してくださいました．

　ちょうどその頃，神戸での国際免疫学会に岩崎先生が来日されるチャンスがありましたので，岩崎先生に直接ご挨拶する機会を得ました．そして，最終的に岩崎先生の許可をいただいた結果，アメリカ留学への道が開かれたのです．

留学の準備

　具体的な留学準備の流れですが，まず，竹田潔先生と山本雅裕先生のお二人が英文でイェール大学宛の私の推薦状を作成してくださいました．身に余る恐れ多い内容なので恐縮しました．また，現地で実験に従事するためには，イェール大学独自の On line training の受講と習熟テストの合格が必須でしたが，結構時間がかかって骨が折れました．

　岩崎先生のラボでは留学生の受け入れが初めてであり，私自身も何から何まで分からないことばかりで逐一相談したため，研究室秘書のシャロンさんとは 140 通ものメールの交換をしました．お忙しいなか親身になって面倒をみてくださいました．時差のせいですぐにはメールの返事がもらえなかったり，留学規定や書類が煩雑でイェール大学側の事務処理に時間がかかったり，出発日までに間に合うかどうかやきもきしました．また，宿泊先は，幸運なことに大学院生のリサさんの厚意でご自宅に滞在させていただくことになり一安心でした．

　J-1 ビザの証明書は，大阪の領事館で，簡単な英語での面接を受けて発行されました．

　いよいよ，ニューヘイブンへ！　胸が高鳴りました．

世界を相手に戦いを挑む気迫
――イェール大学の基礎研究室

岩崎先生のラボとは

　イェール大学は，アメリカの歴史ある3大名門校の1つです．医学部の組織だけ見ても巨大で，層の厚い研究室群の中に，岩崎明子先生のラボがあります．研究テーマはヘルペスウイルスやインフルエンザウイルスの感染モデルを用いた粘膜面における免疫制御機構の解明と治療応用で，病原体の伝播予防のために効果的なワクチンや抗菌剤の開発を目指しておられます．世界のトップクラスの研究はどのようなところで生み出されるのか興味津々でした．

　5人のポスドクの先生方のうち4人は日本人で，6人の大学院生はアメリカ人です．普段はマイペース，自己責任で研究に取り組んでおられる個々の先生方ですが，当時，ある先生の研究テーマが学外の研究者と競合してしまい，ラボを挙げ一致団結して全員が必死にバックアップしておられる様子に感心しました．研究室ではすべて英語での会話です．日本人同

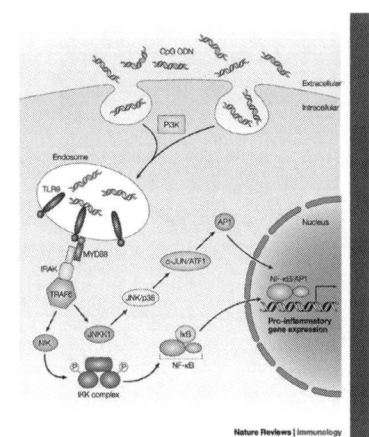

▲実験の具体的な内容

ラボにおいて，type-I IFN産生に特異的に関与するリソソーム様小胞の存在を示唆する論文（Science 2010）より派生した実験を行った．
この論文では，AP-3（膜輸送に関与している分子）が，TLR9を初期エンドソームから後期エンドソームへ移動するのに関与しており，さらにAP-3欠損マウス由来pDCでは，CpG刺激による炎症性サイトカインの産生は検出されるにも関わらず，Type-I IFN産生のみが見られなくなり，その分子的機序として，免疫沈降法および共焦点顕微鏡を用いた解析により，AP-3はTLR9と複合体を形成し，TLR9がこのType-I IFN特異的な小胞へ移動するのに関与していることを明らかにしている．一方でAP-3が，直接にTLR9と相互作用をしているのか，それとも別の分子の介入を伴い間接的に作用しているのかについては不明のままである．AP-3は四つのサブユニットから形成されており，そのうちの二つのサブユニットに関して，結合するモチーフが報告されている．
このAP-3結合モチーフは，TLR9の細胞内領域にも存在している．このTLR9にあるAP-3結合モチーフをPCR法を用いて遺伝子変異させ，AP-3結合モチーフを変異させたTLR9が，AP-3複合体と依然として相互作用を示す事ができるかどうかを解析するプロジェクトに参加した．そして，AP-3結合モチーフを遺伝子変異させる部分を担当した．

士が英語で会話することに当初は戸惑いを覚えましたが，先生方は自然体で皆英語が堪能なのには驚きました．

岩崎先生は当時ちょうど準教授から教授に昇進なさった頃で，ハーバード大学などでの講演に飛び回っておられ，メールで指示を出されます．ご多忙な中，以下のスケジュールでラボを運営されていました．

- ジャーナルクラブ：週1回（毎木曜）開催する抄読会．各自が当番制で論文を紹介し，活発なディスカッションで切磋琢磨します．
- セミナー：週1回（毎木曜）学外講師を招聘した講演会．
- ラボミーティング：週1回（毎金曜）全員が各自の研究テーマの進捗状況を発表し，ボスがチェックしフィードバックを与えます．
- リップセミナー：週1回（毎金曜）免疫生物学の7つのラボの大学院生や教員が持ち回りで行ないます．常に白熱した議論となり，日本人の先生方もnativeと対等の英語力を駆使され，緊迫感があります．

以上，ラボでは世界を相手に戦いを挑むという気迫が伝わってきました．

Time Schedule	To Do
7:00	起床
8:30	下宿先の大学院生の住居を出発
9:00~9:30	実験開始 空き時間に，大学内のseminarに参加 (Immunology, Virology, Microbiology)
13:00	談話室で昼食
	午後の実験再開
19:00～23:30	当日の予定実験が終了次第，帰宅
	自由時間，翌日の準備など

▲日課

実習生活

　実際に従事した実験の内容と滞在中のスケジュールは図にある通りです．1カ月間ではありますが，ポスドクの笹井美和先生が研究の合間に直接ご指導くださいました．最初は使用する実験器具が日本とは違っていることに戸惑いました．笹井先生は「研究者として自分の納得のいく成長が遂げられるまでは日本には帰らないで頑張る」という意気込みをもっておられました．

　最終日に，留学中の実験の内容を，英語でプレゼンテーションすることになったときには，冷や汗の連続でした．隣のラボにおられた MD の先生にも英語のチェックをお願いして準備しましたが，岩崎先生の鋭い質問に立ち往生しました．

　イェール大学には，博物館のように荘厳な建物のジムや，1200 万冊の蔵書を誇るアメリカで最大級の図書館があり，スケールの大きさに驚きました．大学のキャンパスには緑が多く，素晴らしい環境でした．ところが治安は悪く，犯罪が多発しています．特に夜間は危険なので1人では帰

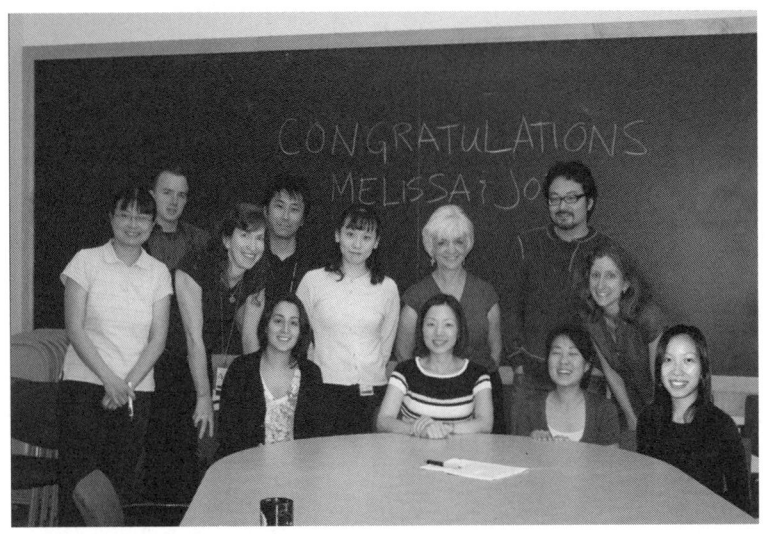

▲ラボのスタッフ（前列中央が岩崎明子先生）

ることができず，大学院生のリサさんにいったん車で送ってもらっていました．日本では考えられないことです．

　昼食は，校内に屋台が売りにきます．コリアン・メキシカン・イタリアン・和食など，色々な国の食事をテイクアウトできるのが楽しみでした．

　休日には，ラボの院生の学生寮での誕生日パーティーに行ったり，ポスドクの先生に，車でボストン観光に連れて行ってもらったりしました．学内の天文台で星座を見る催しなどにも参加して楽しみました．「聖パトリックデイ」には，隣のラボの先生と，恒例にならって緑色の帽子を被ってパレードに参加したのも楽しい思い出です．また，イェール大学小児外科教授の新岡教授にお会いするチャンスがあり，NICUを見学させていただいたのは貴重な体験でした．

＊　　　＊　　　＊

　今回は学生の身分で，しかも1カ月間だけの短期間ではありましたが，世界に冠たる研究室の一端を垣間見ることができ，本当に貴重な経験をさせてもらいました．多くは聞けませんでしたが，実力とconnectionが問われる厳しい研究環境の中で，研究費を獲得するための現実の厳しさがあり，世界を相手に闘うという緊張感をもちながら，先生方は毎晩遅くまで黙々と実験に取り組んでおられました．研究生活は地道で苦労が多いことと思われますが，志の高さ，真摯な姿勢に感銘を受けました．

　将来自分自身も海外留学によって，仮説の立て方，論理の積み上げ方，discussion, presentation, communicationの技術を習得し，世界に通用する力を身に着けたいと強く思うようになりました．思い切ってチャレンジする覚悟が芽生えたように思います．

　学生時代に是非海外に目を向け現地を訪れてみてください．きっと今まで想像もし得なかった世界が待っていると思います．

　謝辞：今回の留学では，大阪大学医学部の岸本忠三先生による『岸本国際交流奨学金』のご援助を得ました．国際交流委員会に心からお礼申し上げます．

さらに，『医学科国際交流センター』の和佐勝史先生並びに馬場幸子先生のご支援に感謝申し上げます．

　温かく迎えてくださった岩崎明子先生，ラボの研究員の先生方には，本当にお世話になりありがとうございました．

　最後になりましたが，イェール大学での貴重な活動の場を与えていただいた竹田潔先生に感謝の意を捧げます．先生の『実験はスピード・センス・気合と祈り』というお言葉を糧に今後努力してまいります．

chapter 02

レジデント，フェローの経験

1. 米国における内科／小児科レジデントを経験して

大阪大学大学院医学系研究科国際交流センター非常勤講師／
江口内科クリニック

江口　寛

期間：1996年7月～2000年6月
場所：米・ニュージャージー州セントジョセフ地域医療センター

　内科／小児科研修プログラムとは，内科または小児科，どちらも正規なら3年間の研修プログラムを，同時に研修することにより，計6年間を4年間で修了するプログラムである．

　内科，小児科，ともに正規ではPGY-1（1年目レジデント，インターンとも呼ばれる）からPGY-3（3年目レジデント）まで，毎年1年かけて実施されるカリキュラムを，それぞれ8カ月に期間を短縮して，計48カ月で実施する．修了後は内科，小児科，ともに正規の専門医（Board）試験を受験する資格が得られ，さらに，両方の試験にパスすれば，一気に2つの専門医保持者（Double-Boarder）になれることから，米国の医学校卒業生でもトップクラスが目指す，非常にストロングなプログラムである．

　今回，私はいくつかの幸運に恵まれて，おそらく日本人では数人しか修了していない，この希少な研修プログラムに参加することができ，さらに，内科と小児科の専門医試験に，1回で卒業年度に合格できたことにより，内科，小児科のDouble-Boarder（図1：現在，ともに更新保留中）にな

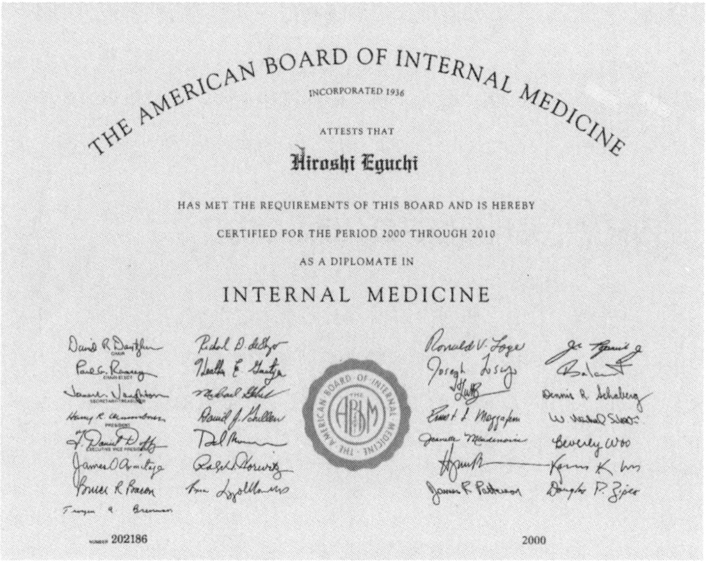

THE AMERICAN BOARD OF INTERNAL MEDICINE

INCORPORATED 1936

ATTESTS THAT

Hiroshi Eguchi

HAS MET THE REQUIREMENTS OF THIS BOARD AND IS HEREBY

CERTIFIED FOR THE PERIOD 2000 THROUGH 2010

AS A DIPLOMATE IN

INTERNAL MEDICINE

NUMBER 202186

2000

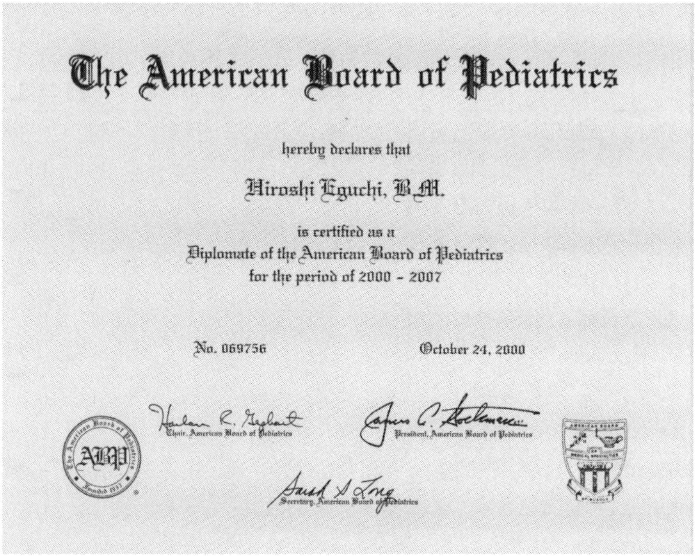

The American Board of Pediatrics

hereby declares that

Hiroshi Eguchi, B.M.

is certified as a

Diplomate of the American Board of Pediatrics

for the period of 2000 - 2007

No. 069756

October 24, 2000

Chair, American Board of Pediatrics

President, American Board of Pediatrics

Secretary, American Board of Pediatrics

図 1．米国内科学会専門医（ABIM）の証書（上段）／米国小児科学会専門医（ABP）の証書（下段）

ることができた.

　文字通り人間の誕生から臨終までの医療に，外科系と産科以外のすべてに関与することができ，その内容は前評判に違わず，非常に厳しいが高度で充実したものであった．現在，日本に帰国後も，この経験は，私自身の日常診療に非常に役立っているので，ここに研修内容の一部を紹介したい．

内科／小児科研修プログラムの内容

　内科，小児科ともに，研修プログラムの基本的な構造は同じで，中核となるのはWardと呼ばれる一般病棟での研修であり，その他にER（救急外来）やMICU（内科集中治療室），CCU（心疾患集中治療室）などのUnitを，1カ月単位でローテートしていく．表1に，内科3年間の正規プログラムの内容を，月数に分けて表示した．

表1. 卒後研修（内科3年正規プログラム）の月数スケジュール

	PGY-1 (1年目)	PGY-2 (2年目)	PGY-3 (3年目)
Ward（一般内科病棟）	8	3	3〜4
Night coverage（深夜当直当番）			1
CCU（心疾患集中治療室）		2	
MICU（内科集中治療室）	1	2	
ER（救急外来）	1	1	
ID（感染症・HIV病棟）		1	1
Electives（選択）		1	1〜2
Geriatrics（老年医学）			1
Ambulatory（専門外来）	1		1
Ambulatory（一般内科外来）		1	1
Ambulatory（開業医オフィス）			1
Vacation（休暇）	1	1	1
計（月数）	12	12	12

代表的な Ward での研修を例にとって紹介すると，1カ月を 28 日または 32 日間で区切り，4 日間（1 日目午後 12 時から翌朝 7 時までの Long Call，2 日目 Post Call，3 日目午前 7 時から 12 時までの Short Call，4 日目 Pre Call）を 1 サイクルに，計 7 または 8 サイクルを，4 チームで担当する．1 週の勤務時間は，当直を含めて 80 時間までに制限されているが，当直中はほとんど仮眠がとれないため，体力的にも非常にタフな内容である．

　1 チームの構成と受け持ち患者数を，図 2 に示す．診療は，チーム（PGY-1：4 人，PGY-2：2 人，PGY-3：1 人）単位で行い，Attending Doctor と呼ばれる責任医師が，最終的にチームを統括している．Long と Short を合わせた On Call 中に入院してきた患者は，基本的にはそのチームが退院までフォローし，さらに，私が研修したニュージャージー州セントジョセフ地域医療センター（St. Joseph Medical Center）では，患者を健康保険所有者対象の Private Service と健康保険をもたない患者対象の Medical Service に分け，Medical Service の患者を，レジデントは Attending の指導の下に主体的に治療し，Private Service は，担当

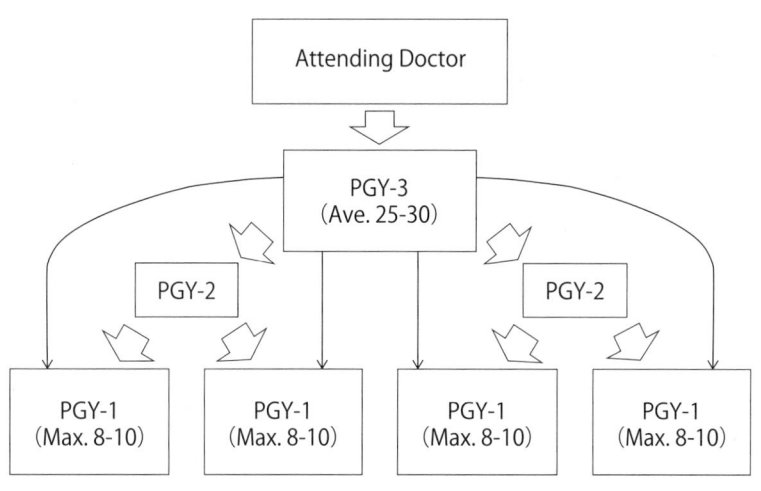

図 2．病棟担当各チーム構成（Medical Service 入院患者担当平均人数）

レジデント，フェローの経験……chapter 02　　263

主治医の治療を横からサポートし，PGY-1は，チャート（日本のカルテに相当）を作成しながら，症例を勉強するという体制であった．

PGY-1（病棟担当）の生活

　On Callでない日の朝は7時に病棟でスタート．受け持ち患者（1人当たりMedical Service最大8－10名（図2），Private Service平均10－15名）の朝一番のバイタル（体温，脈拍，血圧，呼吸数）と血液検査の結果をコンピューターでチェック，夜間の出来事（急な発熱，胸痛等）をチャートで確認しながらフォローし，ベッドサイドに行って患者さんの様子をチェック．何か問題点があれば，PGY-2またはPGY-3に相談して対応．

　8時から9時は，Morning Conference（On CallのPGY-1が昨日入院した代表的な症例を紹介して，全員でディスカッション）に出席．朝食後，午前中は，Attending Doctorとともにチームで各病棟をラウンドして入院患者を診察，退院などの指示や他科へのコンサルトを依頼，最後はレントゲン室に行って受け持ち患者のレントゲンフィルムを取り寄せて勉強．

　12時からはNoon Conference（主にAttendingが，交替で毎日各科のトピックについてレクチャーを行なう）に出席．昼食後は各患者を回ってチャートをSOAP形式で完成．午後5時前になると，必要なフォローを1枚の紙にまとめ，Long CallのPGY-1に口頭で依頼して病棟勤務は終了．図書室でその日必要な知識を補充し，Medical Recordで退院患者さんのチャートを参考に，入院記録を口上で記録後，帰宅．

　On Callの日の業務は，上記の勤務に加えて，時間中に入院してくる患者（1人のPGY-1当たりLongでMedical Service 4名，Private Service 2名程度，Shortで，その半分程度）の問診や必要な追加検査を行なって，入院チャートの作成と指示を担当．さらにLong Callでは，夕方5時から翌朝7時まで，PGY-1が夜間の急変に病棟ごとに分担して対応．

　勤務内容は，毎月，チームのAttending，PGY-2とPGY-3から，細か

く項目ごとに評価され，その評価は，PGY-2 や PGY-3 へのプロモーション（進級）や最終修了の決定に利用される．評価は厳正なもので，その結果により，PGY-2 へ進めなくなって他のプログラムに転科することを余儀なくされたり，修了が数カ月延期になったりすることもある．

PGY-2（病棟担当）の生活

　PGY-2 の主な業務は，Private Service の入院担当と，PGY-1 の，診断，治療手技（例えば，中心静脈や動脈ライン設置，骨髄穿刺など）の習得も含めた全面的なバックアップ（図2），さらに当直日の病棟急変患者の MICU または CCU への移送，AIDS 病棟の担当などである．

　米国の医学校卒業者は，1年間の研修修了後，USMLE の Step 3（応用臨床学）をパスすれば，正規の Medical License（各州が発行）が取得できるので，ほとんどの PGY-2 は，USMLE Step 3 を，本年度内に受験する．また，3年間の研修修了後に受験する Board への本格的な準備は，この時期から開始される．

PGY-3（病棟担当）の生活

　PGY-3 は，4日ごとに丸一日，朝7時から翌朝7時まで On Call になり，MICU，CCU も含めた全内科病棟の現場管理責任者を担当する．また，Code Blue（心肺停止患者発生）時には，緊急蘇生チームのコマンダーとして，救急蘇生の陣頭指揮をとる．

　Medical Service, MICU, CCU の全入院（平均20 − 25 名）を担当し，翌朝，それぞれの責任者に引き継ぐまで，治療内容の全責任を負う．また，日々の Medical Service（平均25 − 30 名）（図2）の指導責任を担い，PGY-2 や PGY-1 を指導し，その評価を行なう．

　Attending は毎日時間を設定して PGY-3 からの報告を受けて，研修医の病棟業務の最終責任を負っている．しかし，Attending 自身の診療業務もあるため，実際に指導に割ける時間は限られており，事実上 PGY-3 のプライマリー判断（初診）に基づいて日常業務は進められている．円滑

に業務を遂行するには，PGY-3 に Attending に匹敵する力量が要求されることになる．

Board（専門医）取得への準備

Board の取得率は，レジデントの募集や研修プログラムの外部評価の基本となるため，その取得準備は，PGY-1 から開始される．基本は，*Harrison*（内科教科書）の修得であるが，毎年 Board の模擬テストは全レジデントを対象として実施され，その結果も研修評価に使用される．

日々の Attending のラウンドや Conference のディスカッションにおいても，繰り返し Board の試験に重要なポイントは強調され，また，米国内科学会が提供する MKSAP（Medical Knowledge of Self-Assessment Program）や，MedStudy などの参考書，*New England Journal of Medicine* も，各自購入して準備を行なう．

臨床能力の評価

内科における臨床能力の評価は，多面的に行なわれる．問診，他覚所見の取得，手技や医学的知識の習得，各種検査結果の分析能力などを基本として，さらに，体系化されたものを実践する能力，実際の経験に基づき，学び改善する能力，コミュニケーション能力，チームの一員として機能する能力，プロとしての自覚と行動，などについても，各項目に分けて評価される．

研修医制度について

レジデントの基本的給料は，1960 年代から物価スライド制で保障されており，私が研修した当時で年間 3－4 万ドル．各地域の住居費の違いを除けば，実質上地域，病院格差はほとんどない．また，レジデントには病院内で使用できる食券が支給されているので，実際上食費に困ることはなく，研修生活に集中できる環境が整えられている．

研修プログラムそのものは，病院と同様に外部評価の対象となっており，

万が一不適切な研修内容であると認められたときは，プログラムそのものが閉鎖される．

研修医を教育し，適切な人数の医師を社会に供給することは，国家の基本に関わることであると考えられており，毎年，連邦政府は，MedicareやMedicaidの予算を通して，全米で1500以上と言われるTeaching Hospitalで研修する研修医に対し，1人当たり，毎年約10万ドル（日本円では，1000万円程度）の補助金を出している．さらに，各病院は工夫して，その他に保険会社など民間からの寄付金を募り，研修医プログラムの充実に努めている．

米国での臨床研修の意義

4年間の激務を通して，日本ではなかなか経験できないような多くの入院患者（1年目で優に600名を超える）を担当し，HIV陽性者やDrug Addict，日本人にはまれな遺伝的背景を有する患者など，貴重な症例を体験することができたことは，医師として良い技術的トレーニングを受けられた．

しかしながら，言葉も文化も異なる背景の中で，あえて苦労してトレーニングを受ける意味はどこにあるのか？　答えは簡単ではないが，10年以上経過しても思い出されることは，言葉やシステムは違っていても，夜遅くまで医師として真摯に懸命に働いていた多くの優秀なAttendingの姿であり，また，それに応じて喜んでいたPatientの顔である．

表面的なシステム上の差異よりも，どこに行っても人間として本質的なものは共通しているということを，改めて痛感させられたように思う．

医師として，人間としての成長

私は，英語の勉強は不得意，医学生時代には英語のテキストも当時実施されていたECFMGの試験にも，まったく興味をもつことはなく，それが後々，外国へ行って，その外国人の診療に関わるようなことになり，多

少なりとも患者さんから感謝されるような経験をすることになるとは，思いもよらなかった．
　現在，たまたま外国人の患者さんを診察する機会があると，英語で直接コミュニケーションをとることができ，患者さんはとても喜んでくれる．しかし，もっと大切なことは，言葉や文化の違いがあっても，医師－患者関係や人間関係において「相手を大事に思う」ことであり，その意識が，日本の中であっても，人間の信頼関係を構築するのに明らかによい影響を与えている，と私は感じている．
　若い世代の人には，是非思い切って海外へ出て行き，日本で得られない貴重な体験をすることにより，「実力のある優しい医師」「許容力のある懐の大きな人間」に成長されることを，心から信じている．

2. 米国での心臓外科クリニカルフェローを経験して

大阪大学大学院医学系研究科心臓血管外科

吉川泰司

期間：2001年10月～2008年6月
場所：米・コロンビア大学，ミシガン大学，イェール大学，ブリガム・アンド・ウィメンズ病院

　1996年に大阪大学医学部を卒業後，大阪大学医学部附属病院第一外科で，1年間，心臓血管外科，呼吸器外科，消化器外科，小児外科の研修を受けた．その後，大阪警察病院で2年間消化器外科の研修をした後，1999年から，国立循環器病研究センターの心臓血管外科のレジデントとして，心臓血管外科の研修を受けた．

　2001年から米国コロンビア大学（Columbia University）外科で研究留学生活が始まり，2003年からボスの異動に伴い，ミシガン大学（University of Michigan）循環器科で引き続き研究留学を行なった．

　2005年からイェール大学（Yale University）において心臓胸部外科クリニカルフェローとして臨床留学を行ない，2007年からブリガム・アンド・ウィメンズ病院（Brigham and Women's Hospital）で，引き続き心臓外科クリニカルフェローとして臨床留学を行なった．2008年に帰国後，桜橋渡辺病院心臓血管外科に1年間勤務し，2009年から大阪大学大学院医学系研究科心臓血管外科に帰局し，現在に至る．

学生時代——米国留学への憧れ

　高校生のころから米国に留学してみたいという漠然とした希望があり，大学入学後，1年生の夏に，ハーバード大学（Harvard University）に2

カ月間短期留学をした．今から思うに，半分以上遊びだったが，この短期留学は，ますます，将来米国に医師として留学したい気持ちを募らせた．引き続き，英語の勉強は細々と続け，4年生，5年生のときには，通訳者・翻訳者養成で有名な某英会話学校に通い，いろいろと刺激を受けながら英語の勉強を継続した．

　将来は外科の道に進もうと思っていたが，5年生になって心臓血管外科のポリクリ（クリニカルクラークシップ）のとき，初めて止まっている心臓を触らせていただき，何とも言えない衝動に駆られ，将来は心臓外科をしてみたいという気持ちを募らせた．米国での臨床留学に淡い憧れをもっていたが，一方で，大学時代はテニスに明け暮れた時代でもあり，医学の勉強はそこそこで，決して優等生ではなかった．

　臨床留学をするにはUSMLEに合格することが必須であることは知っており，同級生の中にはUSMLEの勉強をしている者もいたが，USMLEに学生時代に合格しようなどとは露ほども思っておらず，目の前にある医師国家試験の勉強で精いっぱいであった．今から思うに学生時代に頑張っていればよかったと少し後悔している．

日本での研修時代──心臓血管外科に進むまで

　現在のマッチング制度と異なり，われわれの時代は，ほとんどの同級生はそのまま母校の医局に入局し，大阪大学医学部附属病院で1年間研修を行なっていた．私も例に洩れず，大阪大学第一外科に入局し，心臓血管外科，消化器外科，呼吸器外科，小児外科と順々にローテーションしたが，やはり，心臓血管外科は面白く，将来心臓血管外科の道に進むことに決めた．

　研修医2年目に，関連病院である大阪警察病院消化器外科に出張し，そこで2年間，一般外科のトレーニングを受けた．その後，心臓血管外科のトレーニングに入るのだが，症例数の多い施設での研修を希望し，医局の許可をもらい国立循環器病研究センター（以下，国循）の心臓血管外

科レジデントに応募し，卒後 4 年目に本格的な心臓血管外科のトレーニングが始まった．

　国循のレジデントは 3 年のプログラムで，全国からやる気のある若手の先生が集まっており，非常に厳しいトレーニングであったけれども，切磋琢磨して研修に勤しんだ．また，海外で活躍された先生がたくさんおられ，その先生方の姿を見て，ますます臨床留学をしてみたいという思いに駆られた．しかし，日常業務に追われ，USMLE の勉強をする暇はなく，臨床留学はまだ単なる憧れでしかなかった．

　一方，国循での研修内容は，成人心臓外科，大血管外科，小児心臓外科，重症心不全・心臓移植とほとんどすべての領域をカバーしていたが，Hands-on Training（術者のトレーニング）はほとんどなく，第一助手，第二助手，術後管理が主な研修内容であった．国循時代，開心術の執刀は 20 例程度であったが，いま振り返ってみると，夜通しベットサイドで術後管理をしていたことが貴重な財産になったと思う．

　3 年目のレジデントのとき，教授から一本の電話が入り，米国コロンビア大学（Columbia University）に 10 月から行くよう言われた．寝耳に水の話であり，レジデントを途中でやめる形になったが，2011 年 10 月，卒後 6 年目でコロンビア大学外科での研究留学が始まった．

　留学直前にニューヨークで 9.11 のテロがあり，映像をテレビでみて愕然としたことを思い出す．実際にニューヨークへ旅立ったのはテロの直後 9 月 22 日だった．最初から波乱万丈の米国留学であったなあと今，懐かしく思う．

米国での研究留学時代

ラボの引っ越し

　コロンビア大学では，マウスの肺虚血再還流モデル，内皮細胞を低酸素環境にさらす In Vitro モデルを用いた CD39 の Shedding 機構のメカニ

ズム，生理学的意義についての研究に従事した．また一方で，すでに Attending Surgeon で活躍していた同じ医局の先輩，クリニカルフェローとして臨床を始めた同じ医局の先輩がすぐ身近におり，米国で臨床をしたいという思いが強くなり，研究の傍ら本格的に USMLE の勉強をすることになった．

研究も軌道にのり結果が出始めた矢先に，ボスがミシガン大学（University of Michigan）に栄転となった．その当時，私はコロンビア大学に残るべきかボスについて行くべきかかなり悩んだが，最終的に研究を頓挫させるわけにはいかないとの思いから医局の許しを得て，2003 年 7 月，ミシガン州アナーバーへ行った．

まさか異国でラボの引っ越しをすることになるとは夢にも思わなかった．実際にやってみると想像を絶するほどに時間と労力がかかり，見事に何ひとつないラボの机の前で実験器具，薬剤，抗体等々の購入に明け暮れる毎日だった．私のプロジェクトの本幹となる低酸素実験装置がラボに来たのも，引っ越し後約 1 年が経過した頃だった．

クリニカルフェローに応募

研究が進まない苛立たしさは募る一方だったが，米国での臨床の夢はますます強くなり，USMLE の勉強を睡眠不足と闘いながら頑張った．2005 年 1 月，ECFMG Certificate を取得することができた．

今から思うに，USMLE の試験勉強も大変だったが，その後クリニカルフェローとして就職先を得るまでがその何倍も大変だった．USMLE は努力と根性でなんとかなるが，職を得ることは運とタイミングにかなり左右される．

まず，全米の 100 施設ほどに自分の履歴と Personal Statement（応募者が志望先に提出する，自分を売り込む小論文）を添えメールを出した．そのうち 10 施設ほどからはよい感触のレスポンスをもらい，そのうちの数施設にインタビューを受けに行った．

その際に確認したポイントは，給料，ビザの問題，正規レジデントおよ

びクリニカルフェローの数と手術室の数，そして毎日手術に入れる環境だった．また実際に働いているレジデントに研修内容を聞き，その結果，最終的にイェール大学（Yale University）で臨床研修を受けることが決まり，2005年7月から夢であった米国臨床留学をイェール大学で始められることになった．

米国での臨床留学時代

クリニカルフェローの位置づけ

心臓胸部外科の正期レジデントは5年の外科レジデントを終え，外科専門医を取得した，6年目以上の医師であり，そのプログラムは2－3年で，1学年2人から3人である．プログラムを修了したあとは，心臓胸部外科の専門医試験を受け，合格すれば晴れてAttending Surgeon（指導医）として独り立ちする．

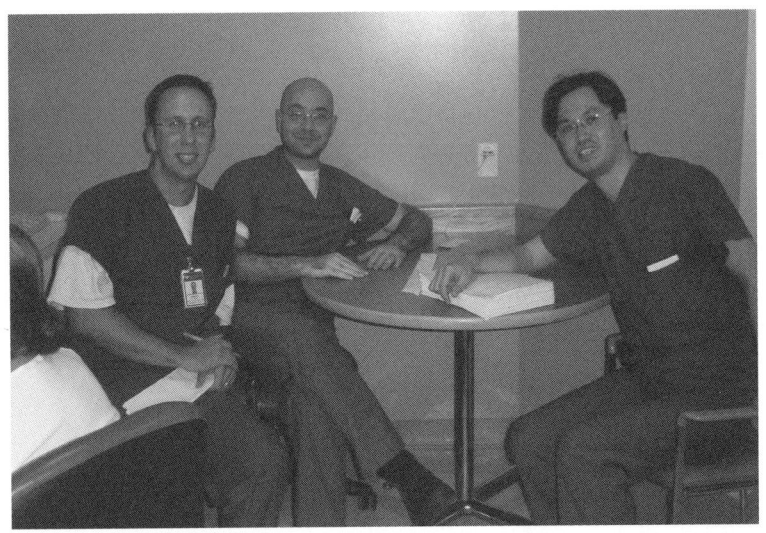

▲イェールの仲間（筆者，右端）

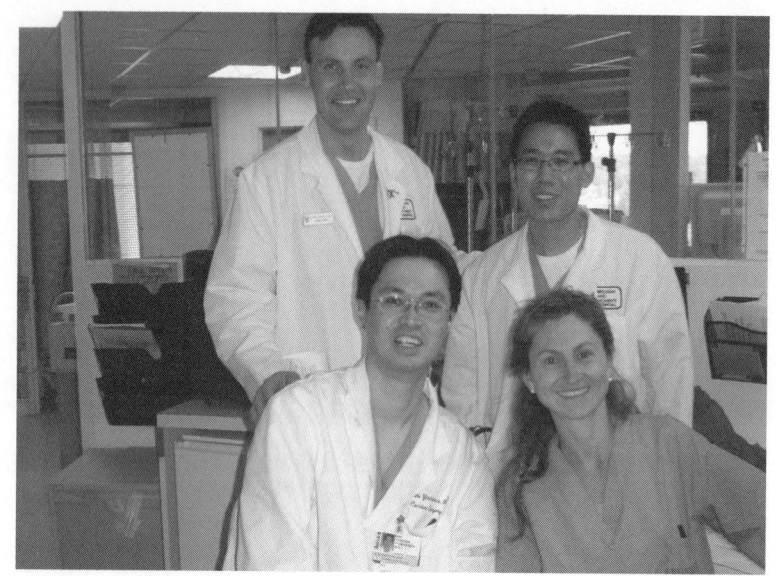

▲ブリガムの仲間（筆者，前列左端）

　2003年から心臓胸部外科を含むすべてのレジデントプログラムに「80時間ルール」（1週間に80時間以上働いてはいけない）が適用され，正規レジデントの研修時間が大幅に制限された．このため正規レジデントだけでは手術および当直が回らず各プログラムを維持できなくなり，クリニカルフェローの求人が急増することになった．すなわち，われわれ外国人にとっては渡りに船の状態となった．

　通常，クリニカルフェローは心臓血管外科の研修を終えた医師であることが多く，有名な施設では外国人も多い．たとえ外国人であっても，ECFMG Certificate をもっており給料も保障され，正規レジデントと同等以上に扱われる．

　症例の割り当ては，チーフレジデント（正規レジデントの2年目）がすることになっており，正規レジデントは専門医になるため症例を稼がなくてはならず，おのずと症例は正規レジデント優先となる．ただし，そこは実力主義のため，クリニカルフェローであっても実力があれば，特に難

しい症例であれば，Attending Surgeon に指名を受けることもある．

雑用をこなしつつトレーニングを積む

　イェール大学は，ボストンとニューヨークのちょうど真ん中にあたるコネチカット州ニューヘブンにある歴史あるアイビーリーグの大学である．年間1000例程度の大人の心臓手術が行なわれており，チーフのDr. Elefteriades は大血管手術で有名な先生である．

　Attending Surgeon は5人で，そのうち Academic Practice（臨床，教育，研究をすることが義務付けられている）が2人，Private Practice（いわゆる開業医だが，イェール大学で手術をすることが許可された外科医）が3人の混成チームであった．

　手術室は4部屋で，各手術室は毎日1－2例の手術があり，週6例ほど手術に入ることが可能であった．当直は月5，6回程度，ICU，病棟とも基本的に正規レジデントとクリニカルフェローでみており，ICU，病棟ともファーストコールがわれわれのため（外科レジデントのローテーションがないので），かなりの雑用もこなさなければならなかった．

　最初の半年はほとんどが第一助手だったが，半年を過ぎたくらいから少しずつ手術をさせてもらえるようになった．とはいうものの，Private Practice の1人はすべて自分で手術をする先生だったため，1年目はやはり第一助手が多かった．2年目になり，Academic Practice の先生の専属のフェローになり，Hand-on Training（術者の場所に立ち，術者のトレーニングを受けること）という意味でかなり術者のトレーニングを受けることができた．

　通常の心臓血管外科の手術の経験値はかなり上がったが，イェール大学では行なわれていなかった Minimally Invasive Cardiac Surgery（低侵襲心臓外科）についてもう少し勉強したいという希望があり，母校の教授にお許しをいただき，もう1年米国で臨床のトレーニングを受けることになった．2007年7月，ボストンにあるブリガム・アンド・ウィメンズ病院（Brigham and Women's Hospital）へ移った．米国内3回目の

引っ越しであった．

Outfellow の苦行

　ブリガム・アンド・ウィメンズ病院（以下，ブリガム）はハーバード大学の Teaching Hospital で，年間 1500 例の大人の心臓手術が行なわれており，Hand-on Training という観点からも名高い病院である．特に Minimally Invasive Cardiac Surgery はブリガムの売りになっている．

　心臓移植は 20 例程度，補助人工心臓装着は 30 例程度である．Attending Surgeon は 9 人ですべて Academic Practice である．手術室は 4 部屋あり，成人心臓を回る正規レジデントは 1 年目 2 人，2 年目 1 人（2 年目がチーフレジデントになる），そのほか，クリニカルフェローが 4 － 5 人の大所帯であった．

　ブリガムでの研修内容だが，イェールで米国式のトレーニングを受けたためか，最初の数例を第一助手として手洗いしただけで，残りのほとんどにおいて術者としてのトレーニングを受けさせてもらえた．

　しかし，大所帯ゆえの複雑怪奇なところも多々あり，ブリガム特有のつらいシステムがあった．それは Outfellow というシステムで，Outfellow の週はまったく手術に入れず，その週は，ICU 管理，外来の手伝い，術前準備，術前の説明および承諾書，他科からのコンサルトへの対応といった，すべての雑用をこなさなければならない．いわゆる手配師である．

　これは苦痛の極みであった．Outfellow は Dayfellow と Nightfellow に分かれるのだが，Dayfellow は朝 6 時から夜 6 時まで，Nightfellow は夜 6 時から朝 6 時までで，1 週間まるまる手術に入れずひたすら手配師業務をこなす．クリニカルフェローと正規レジデント合わせて 7，8 人いて，およそ 3 ～ 4 週間に 1 回 Outfellow が回ってくる．すなわち，2 ～ 3 週手術に入り 1 週お休みの形で，1 年の 3 分の 1 から 4 分の 1 は Outfellow の期間で手術に入れない計算になる．

　しかし，手術の週はただひたすら手術に専念できる環境であり，通常の開心術はもちろんのこと，Minimally Invasive Cardiac Surgery につい

てもかなり勉強できた．もう１年，ブリガムで研修する道もあったが，さすがに，母校の教授から日本に帰ってこいと言われ，私自身も Hand-on Training という意味では満足していたので，日本に帰ることとなった．

　６年９カ月という大変長い期間，米国に留学し，基礎研究および臨床研修を経験できたことは自分の人生のなかでかけがえのない宝物となっている．

　すべての科にとって臨床留学をすることにメリットがあるとは言い難いが，心臓血管外科では，特に米国では短期間の間に数多くの症例を経験できることは，日本の症例数を考えた場合，メリットがあると考えられる．クリニカルフェローへの道は，まず，USMLE Step 1，Step 2CK，Step 2CS に合格し ECFMG Certificate を取得することである．それ以外に，ビザ，運（？），タイミングに左右され，希望通りの施設で研修することは至難の業である．

　しかしクリニカルフェローをすることで，たくさんの世界的に高名な先生と知り合いになるばかりか，一緒に働いたレジデント，クリニカルフェローとは生涯の友となり，一生の財産になるため，ぜひ，学生，若手先生には頑張っていただきたい．

3. アメリカでの移植外科 Clinical Fellow を経験して

大阪府立成人病センター消化器外科

丸橋　繁

期間：1999年4月～2001年4月
場所：米・ベイラー大学メディカルセンター

　私は一般外科の5年間の初期研修を修了後，1999年4月より2年間，移植外科クリニカルフェローとして，テキサス州ダラスのベイラー大学メディカルセンター（Baylor University Medical Center: 以下BUMC）で学びました．それから，もう早いもので10年以上の年月が過ぎましたが，今でも当時得ることができた知識や経験が非常に役立っています．また，この貴重な経験が土台となって今の自分があると日頃より感じています．

　強く影響を受けた，このアメリカでの移植外科クリニカルフェローがどのようなものか，これから私と同じようにチャレンジする若い人たちに少しでも参考になるよう，ご紹介したいと思います．

アメリカの医療現場はどうなっているのか？

　私は群馬の山沿いの町に生まれ育ちました．テレビこそあれ，今と違ってインターネットもなく情報もなかなか入ってくることはありませんでしたので，外国の音楽とか映画とかにふれあうこともなく，純日本風な生活を送っていたように思います．

　典型的な理系人間で，英語は苦手，アメリカは大学卒業まで一度も訪れたことがなく，話す英語はやっと旅行できるくらいのレベルでした．そん

な私が，アメリカで臨床医学を学ぶなどということはまったく想像できなかったでしょう．ではなぜ，敢えてアメリカ臨床留学を志すことになったのか？このあたりから説明したいと思います．

医学部学生時代から，同級生有志が集まって現在のUSMLE試験のための問題集を知識の整理のために行なっていました．当時はStep1, 2とEnglish TestあるいはTOEFLだけでECFMG Certificate（アメリカでレジデントやフェローをするのに必要な資格）がとれました．

大学5年生でStep1に合格した後，一旦アメリカでの臨床医学のことは忘れ，卒業とともに大阪大学医学部第二外科へ入局し，研修医として働いていました．その後，研修医2年目にStep2に合格しました．そんなある日，調べていた日米のあるデータに大きな衝撃を受けました．

日本の一般的な国立大学病院は，病床数1000床，年間手術件数（全身麻酔）は約6000件でした．一方，アメリカの大病院としてマサチューセッツ総合病院（Massachusetts General Hospital: 以下MGH）を例にとると，病床数約800床で，年間手術件数は3万件と約5倍です．外科や麻酔科スタッフやその他の職員数こそ桁違いなほど違っていましたが，外科レジデントの数は日本の20－30名／年に対し，MGHはなんと7名にすぎませんでした．MGHのレジデントの応募は年間600名を超えるとのことでしたので，実に狭き門です．その理由は，レジデントの人数を多くすると1人あたりの経験症例数が減るため，十分な研修ができないからとのことでした．

ここで私は2つのことに驚きました．1つは同じ大病院で病床数も似ているのにアメリカの病院では手術件数が日本の5倍もあること，そして2つ目はそれでも外科レジデント数はよい教育をするために非常にかぎられていることです．

私はこのことから，アメリカでの医療現場は一体どうなっているのだろうか？アメリカでのレジデント教育あるいは臨床医療を体験してみたいと思うようになりました．

研修医4年目，大阪逓信病院勤務中に，運よく機会に恵まれ，実際に

アメリカへ医療の見学に行くことができました．私にとって非常に大きな意味のあるアメリカ訪問でした．

アメリカへ連れて行ってくださった，当時の上司の矢野浩司先生，そのような機会を与えてくださった大阪逓信病院岡村純院長，門田卓士外科部長に感謝しています．

移植外科（腹部臓器）クリニカルフェローとして渡米

肝移植の由緒あるプログラム

私が消化器外科医として歩み始めた1990年代半ばは，日本ではまだ肝移植といえば生体肝移植しかなく，それも小児肝移植が主体で，欧米では確立された成人末期肝硬変患者への脳死肝移植の実施には，制度・社会的に程遠いものでした．

アメリカの臨床医療を学びたいという希望と臓器移植先進国で肝移植を学びたいという希望，この2つの理由から，アメリカでの移植外科クリニカルフェローを目指すことになりました．

当時大阪大学第二外科の門田守人教授から渡米前にいただいたアドバイスは今でもよく覚えています．「何事も2年間必死に頑張れば必ずできるようになる」「楽しむことが大切だ．楽しんでこい」この言葉は，アメリカで過ごした2年，そしてその後帰国してから，私の座右の銘として，とても励みになり，また役立ちました．

諸先輩の先生方のご紹介もあり，日本での初期臨床研修5年を修了した後に，テキサス州ダラスにあるBUMCの移植外科にクリニカルフェローとして2年間留学することになりました．

BUMC移植外科はKlintmalm先生が1985年に始めたプログラムで，当時すでに2000例の肝移植を行なうアメリカでの肝移植数Top5の由緒あるプログラムでした．日本人のフェローは私が初めてで，病院全体にも日本人医師はいないため，心細い印象でした．ダラス自体も日本人住民

はそれほど多くなく2000名程度で，まったく異なる文化にすっかり囲まれることとなりました．

24hour/7days a week

　クリニカルフェローの仕事は，レシピエント，ドナーの手術の執刀や助手，病棟やICUの患者管理，病棟ラウンドに他科医師へのコンサルト，外来患者のERでの診察などが中心です．

　当時の手術件数は成人肝移植150例，小児肝移植20例，腎移植180例，膵移植10例，脳死ドナー手術200例，その他（再手術，術後動脈再建，腹壁瘢痕ヘルニアなど）適宜で，年間500件以上の手術をフェロー3人で分担するという状況でした．密度の濃い経験ができたおかげで得るものも大きかったと思います．

　クリニカルフェローの日常は，平日朝7時前より始まります．ICU，病棟の20－30名ほどの患者を分担して診察し，日帰りの肝移植後フォローアップの患者の肝生検を2－4例/日行ない，カルテ記入や各種検査オーダー，他科コンサルトを済ませておきます．

　平日毎朝10時よりスタッフドクターによるラウンド（1－2時間）があり，その日の担当患者のプレゼンテーションをベッドサイドで行なって，免疫抑制剤の投与量などを決めていきます．午後3時には再集合し，画像結果確認，病理医との当日行なった肝生検の結果確認，午後の患者ラウンドを2時間ほどかけて行ないます．

　同時に手術場（OR）では肝移植や腎移植，院外ではドナー手術が行なわれているため，手術優先で手の空いているフェローやレジデント，NP（Nurse Practitioner）やPA（Physician Assistant）がラウンドに参加することになります．手術は同日に4件の肝移植や腎移植があることもあれば，1週間近く手術がないこともあります．

　オンコールは，8回/月程度で，病棟，ICU，ERを担当します．さらにクリニカルフェローはドナー臓器摘出があれば常にコールされる可能性があるので，24hour/7days a week基本的に休みはありません．

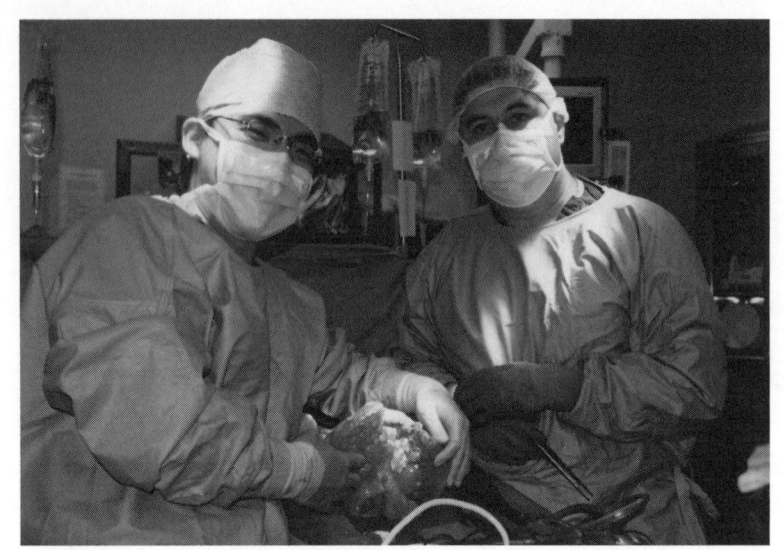

▲肝移植術中——Levy 先生と（筆者左）

　完全オフは月に1回の土日2日間とフェロー同士で決めていました．そのほかに年に3週間の休暇が認められています．私は，渡米した1年目は結局休暇を取らずに過ぎてしまいましたが，適宜息抜きをしてアメリカ生活をエンジョイするというのもまた大切なことだと思います．
　フェローの他の仕事としては，週2回のOutpatient Clinic（外来診察）をNPと行なったり，週1回の肝移植候補患者選定委員会（Selection Committee）に参加したり，問題症例検討会（Morbidity and Mortality Conference: M & M），Journal Club，リサーチカンファレンスを月に1回程度行なったりしました．
　移植外科フェローで最も重要な仕事といえば，脳死ドナー提供手術と，肝移植，腎移植，膵移植レシピエントの手術です．ドナー手術は当然ですがいつあるか分かりません．多くは夜中にコーディネーターから連絡があり，深夜に市内の病院あるいは空港へ集合し，いろいろな病院で手術を行ない，終えて帰る頃は未明から早朝となります．
　レシピエント手術の決定も同時期のため，夜中にコーディネーターから

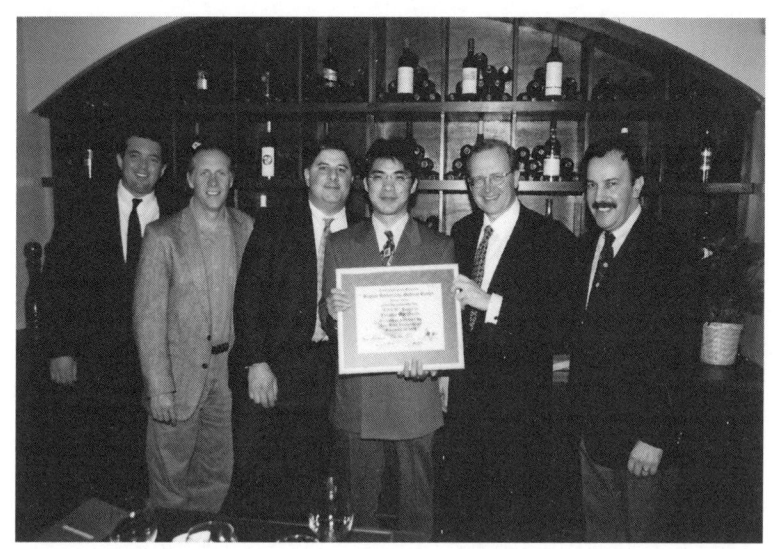

▲ "I did it award" で

連絡があり，患者が入院した後，診察，検査オーダー，結果確認を行ない，朝の手術まで待機します．手術開始時間は刻々と変わり，当初朝4時だったものが朝6時に変わっていたりするなど，ドナー臓器の到着状況によって変更になるので，確認の電話を随時ORデスクに問い合わせなければなりません．

　最初は言葉の問題もあり，なかなか思うように仕事をこなすことができませんでした．しかし，渡米から数カ月経ち，豊富な症例を経験し，患者さんに接し，少しずつシステムや言葉，文化になれたころ，Klintmalm先生の前立ちで肝移植を最初から最後までひとりで執刀できました．
　BUMCでは，肝移植を初めて執刀したお祝いに "I did it award" パーティを催すことになっています．豪華なディナーとともにスタッフの皆にお祝いしていただいたことは忘れられない貴重な思い出です．

レジデント，フェローの経験……chapter 02　　283

日米の医療の違い──特に外科医を取り巻く環境

　日米の医療は多くの相違点と類似点があります．冒頭に述べたように，医師数や手術件数がかなり異なり，医療システムや外科研修システムも大分違うことを経験しましたが，ここでは紙面の都合上そのすべてをご紹介するわけにはいきません．

　私が感じた両国間で最も異なる点，それは，アメリカでは，各職種の分業化が進み，実に効率よく日常臨床が行なわれているということです．外科医は外科医として手術に特化した仕事ができるシステムといえます．

　言い換えれば，日本では外科医でなくてもできる仕事や外科医以外がすべき仕事（例えば内科的処置や治療，患者・家族への種々の説明，採血やルート確保，患者移動などなど）に忙殺されています．アメリカでは，消化器内科医，コーディネーター，NP，PA，看護師，トランスポーター，栄養士，薬剤師，ソーシャルワーカーなどといったそれぞれの担当者が分業して効率的にそれらを行なうため，外科医は手術を中心とした外科医がすべき仕事に専念できる構造になっています．

　雑用に追われ疲弊した外科医の過重労働が日本で問題になっていますが，アメリカのシステムのように効率的で外科医の能力をより発揮できるようなシステム改革が必要だと感じました．

2年間頑張った成果

　「何事も2年間必死に頑張れば必ずできるようになる」…その通りだったと思います．文化や言葉，医療の違いによって思うようにいかないことや大変だったことも多かった2年間でしたが，できるだけ「楽しむこと」を心がけたこともあって，アメリカでの医療，技術，文化，考え方…多くのことを学べたと思います．

この移植クリニカルフェローの2年間で得られた知識や経験を活かすことで，帰国後に在籍した大阪大学消化器外科における肝移植医療にも貢献できたと自負しています．

　最後に，これから臨床留学を目指す若い人たちへのアドバイスを2つ贈りたいと思います．
　「迷ったら挑戦すべし――*Where there's a will there's a way*」
　「困難に出会っても，それをできるだけ楽しむこと」
　私の体験談が少しでもこれからいろいろな挑戦をする若い皆さんの参考となれば幸いです．

chapter 03

研究留学の経験

1. ストワーズ医学研究所での PhD コースを経験して

ストワーズ医学研究所博士課程

杉村竜一

期間：2008年4月〜2012年6月
場所：米・ストワーズ医学研究所

　私は医学部を卒業してすぐに基礎研究のためアメリカに大学院留学しました．ここでは私が基礎研究を目指した理由，大学院留学した理由，出願のプロセス，そして留学生活について述べたいと思います．

基礎研究を目指した理由－ES 細胞との出会い－
　さかのぼると高校生の頃，OB の特別授業で ES 細胞について知ったのがきっかけです．この不思議な細胞を研究してみたいという気持ちがありました．医学部に進んだのは臨床医になるためでしたが，心のどこかで ES 細胞の研究をしてみたいと思っていました．奇しくも大阪大学では早期に基礎研究系の講義が多く，これが Early Exposure となって基礎研究を目指すようになりました．

卒後すぐの大学院留学

　医学部2年生の頃から宮崎純一先生の研究室に通いはじめました．そこで基本的な実験手技を学んだことは留学生活においても大きく役立ちました．ここでES細胞や膵臓の幹細胞の研究に触れ，幹細胞に対する興味がわいてきました．

　大学院留学を選んだきっかけのひとつに臨床実習と卒後臨床研修制度がありました．いくら学部生の頃に研究をしても高学年になれば臨床実習に時間を割かれます．そして最低でも2年は研修医をすることになります．私はこれを「リセット」の期間だと捉え，どうせ一からやり直すことになるなら，思い切って卒後すぐに大学院留学をしようと決心しました．

　医師になって博士をとられた先輩方がポスドク留学するのを見てきて，自分はそれよりもっと前に留学するとおもしろいかもしれないと思いました．

出願のプロセス

　大学院留学を思いたったのは医学部4年生の終わりでした．この頃から情報を集めたり仲野徹先生に助言を仰ぎました．情報源としてカガクシャ・ネット（後述）のメーリングリストが非常に役立ちました．これにより，アメリカの出願プロセスは日本とまったく異なることを知りました．

　一言で言うと入試ではなく書類審査で決まります．推薦状，研究企画書，履歴書．このどれもが非常に大事になります．他にもTOEFL（英語の試験）とGRE（もっと難しい英語の試験）がありますが，これらは足切りに使われます．結局試験もあるのですが，現地を見学して数人の院生と話をしたときに「アジアからの出願者は試験にこだわりすぎて推薦状や研究企画書がおろそかな人がいる」と何度も釘をさされたのが印象的でした．

　私は興味のある研究室や紹介してもらった研究室を10ほどに絞り個人的にメールを送りました．その際自分の研究の紹介をし，先方の研究の興

味とすり合わせて個人個人で違う文面にするのに労力を使いました．そして履歴書を添付しました．結果，10人中4人からきちんと返事がきました．内訳はストワーズ医学研究所（Stowers Institute for Medical Research）（紹介いただいた研究室．第一候補），ロックフェラー大学（Rockefeller University），ミシガン大学（University of Michigan），ハーバード大学（Harvard University）でした．

　医学部5年生の終わり（春休み）にこれら4カ所を訪問し，先方の教授に改めて自己紹介し，研究室で簡単なセミナーをしたりPhDプログラムのアドミニストレーター（事務員）に会ったりしました．

　医学部6年生の夏に（マッチングを放棄して）第一候補の研究室で2カ月間サマープログラムに参加しました．この間に出願を済ませ，現地で合格通知をもらいました．研究所のPhDプログラムであるため，ほしい学生がいたら融通をきかせて早期に合格させるようです．

　この時期，隣の大学のPhDプログラムも見学しディレクターと話をして「特別に今すぐ出願させてあげよう（本来なら12月に出願受付）」といわれたこともありました（現在まで他大学の院生と会う機会が何度もありましたが，各大学でもこのように応募期間（通常12月開始）をフライングして優秀な学生を前もって合格させることが多いと聞いています）．試験で点数化されないという特徴をもつアメリカのPhDプログラム選考は，顔が見えていると有利に働くかもしれないという印象をもちました．

　まとめると，私の出願タイムコースは，
　医学部4年生の終わり：留学を思い立つ．情報収集．
　同5年生：臨床自習がスタート．忙しい外科系を後半にかためて情報
　　収集の時間と留学のモチベーションを熟させる（今思うとこれが非
　　常に大事でした）．
　同5年生の終わり：アメリカに行き現地のPhDコースを4カ所見学．
　同6年生の夏：サマープログラムに参加．この際出願を済ませ，合格
　　する．

ちなみにTOEFLとGREはサマープログラム中に現地で受けて済ませました．

　余談として，何校出願するべきか．私は1つだけでした．他の医学部出身の日本人留学生に聞いても，すでに行きたい研究室が決まっていて相手に受け入れの意思があるというパターンが多かったように思います（医学部から大学院留学すると安全に受け入れ先を確保してから出願するからでしょうか）．もちろん4－5校ほど出願する場合もよくあります．

留学生活
　医学部を卒業してその年の4月から渡米しました．アメリカの普通の学期は9月からなのですが，研究所のPhDプログラムということもあり開始時期に融通がききました．初めは英語に苦労しましたが数カ月もすれば話したり聞いたりすることに大きな問題はなくなりました．また，学費は免除され生活費が支給されるのは日本の大学院と比べて大きな利点でした（年間手取りで220万円ほど）．

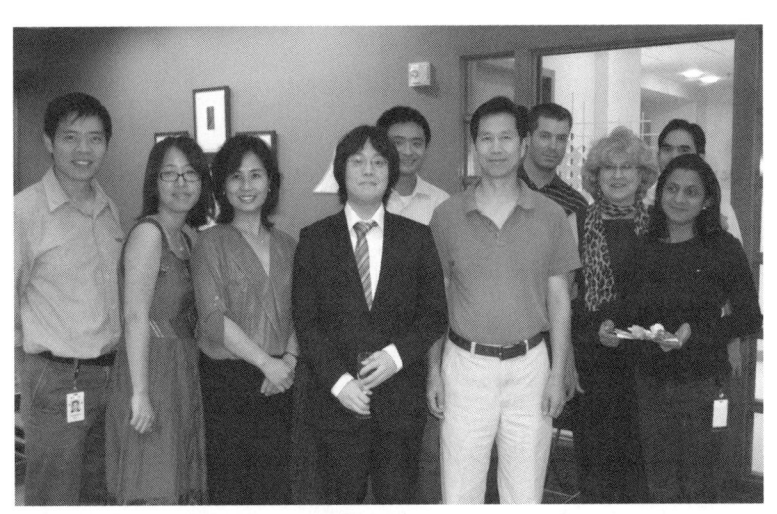

▲ Rio with lab ──筆者（中央）と研究所のメンバー

こちらで感じたことは，実験手技よりも考えさせることを重視していることでした．幸い実験手技は宮崎純一先生（大阪大学医学部医学科）や西川伸一先生（理研CDB）のもとで身に着けていました．初期の英語がどうしようもない頃は，簡単な実験ができることもアピールできないためになかなか不遇でしたが，だんだんとデータが出るにつれて周りの見る目が変わっていきました．院生の間に考える習慣をつけることは非常に大事と思います．

　従来の報告をもとに仮説をつくり，それをテストできる実験を考える．これがきちんとできているかは半年ごとのコミッティーミーティングで評価されます．このミーティングは4－5人の教授で構成され，データの質や理論の組み立てを非常に厳密にチェックされます．彼らはまた基本的に分野外の研究者であるため，自分の研究の詳細をいかに他分野の人に伝えてアピールするかの訓練にもなりました．

　1年目の終わりに中間試験があり，研究の進捗の発表と口頭試問を受けます．この口頭試問は基本的な生物学的な事項を問われるので，たとえば有名な THE CELL と付属の問題集の教科書をおさえておけば対応できます．

　有志の学生で勉強会を立ち上げ，毎週活動しました（現在も続いています）．最初は先述の THE CELL と付属の問題集の輪読会でしたがすぐに読み終えてしまったので，次は論文を読んで議論することになりました．細胞生物学，遺伝学，発生学，神経生物学と様々な分野の学生がいるので他分野のことを学ぶ機会になりました．また自分のプロジェクトを発表して議論します．気心の知れた学生同士なのでかなり容赦のない議論になります．

　最近は高学年の参加者が多くなったので，毎月のペースで自分たちが出版した論文の舞台裏を話して，経験から学んだことを共有しています．

　私はちょうど3年目から大事なデータが出始め，国際学会に参加して発表の機会に恵まれるようになりました．4年目の終わりにようやく論文が受理され，PhDディフェンス（最終試験）に臨みました．ディフェン

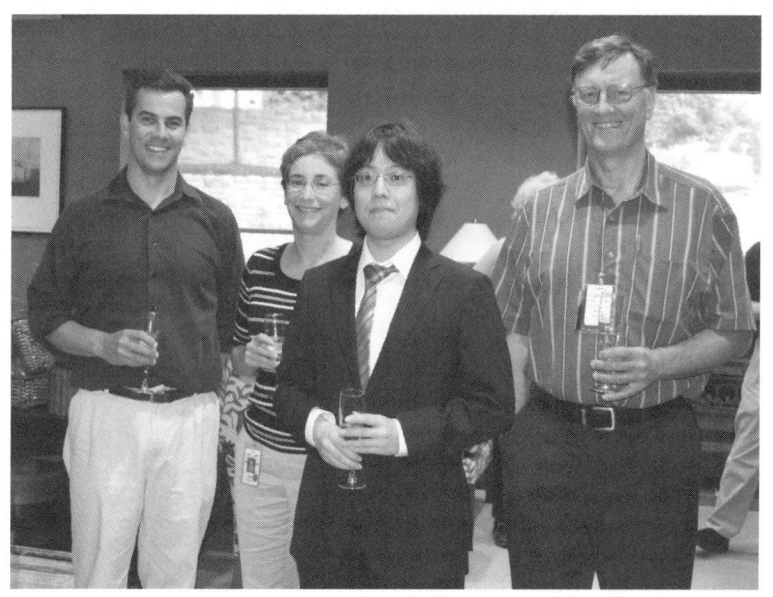

▲ Rio with committee ——筆者と最終試験の審査員たち

スではまず公開セミナーをし，その後外部の審査員1名と内部の審査員1名を相手に密室で2時間以上口頭試問を受けます．内容はほとんどPhD Thesis（100ページ以上の学位論文）に関してでした．その後にシャンパンを開けてお祝いをします．

外部の審査員をしていただいたChristopher Wylie先生は発生学で著名な方で人格的にもすばらしく，今でも彼の笑顔と鋭い質問を覚えています．この日はもっとも知的にエキサイティングな日でした．

まとめると留学生活は苦労も多かったですが，科学的なものの考え方や英語力，それに級友に恵まれることができました．

カガクシャ・ネット医学分科会の紹介

カガクシャ・ネット*は欧米のPhDコースで大学院留学をしている日本人のコミュニティで2000年に設立されました．幅広い地域の大学・研

究機関で，様々な理系分野に研究従事する人たちが集まっており，海外大学院留学の実現，留学後のキャリア構築の応援，メンバー間や留学希望者とのネットワーキング，国際的に活躍できる次世代リーダーの育成などに取り組むことで，日本科学技術の未来に貢献することを目的としています．

＊ http://www.kagakusha.net/

今年度（2013年）より医学分科会が立ち上がり，医学部出身者も含めて医学研究をしている大学院生や OB・OG 10 名で情報交換や科学的な議論を行なっています．毎月スカイプ会議を行なったり，各自のプロジェクトや研究分野のバックグラウンドを発表し活発に議論しています．海外で PhD コースをされている方の参加を歓迎しています．

参加希望の方はカガクシャ・ネット HP のコンタクト[*]からご連絡ください．また大学院留学準備などの質問はカガクシャ・ネットのメーリングリスト[**]より随時受け付けています．

＊ http://www.kagakusha.net/contact
＊＊ http://www.kagakusha.net/mailing-list

大学院留学のススメ

大学院留学は非常に準備も大変で，留学してからも苦難の連続ですが，その分得るものは非常に多いです．基礎研究を目指す医学生・医師の方の挑戦をお待ちしています．

謝辞：基礎研究への道を示していただいた宮崎純一先生（大阪大学医学部医学科），留学のサポートをいただいた仲野徹先生（大阪大学医学部医学科），突然おじゃまして研究室に通わせていただいた西川伸一先生（理研 CDB）にお礼申し上げます．

2. カナダ・トロント小児病院研究所への研究留学を経験して

大阪大学大学院医学系研究科分子神経科学／
大学院連合小児発達学研究科附属子供のこころの分子統御機構研究センター

藤谷昌司

期間：2006年4月〜2010年4月
場所：加・トロント小児病院

　私自身は，高校生のときより漠然と留学へのあこがれをもっていました．おそらく，単純に狭い日本を飛び出して，広い世界に憧れていたのだと思います．医師となってからは，目の前の患者さんに対応することで精一杯で，留学を意識することは大学院生になるまでまったくありませんでした．

　実際に留学を決意したのは，大学院生の終わり頃でした．医師としての私は，脳卒中診療を中心に臨床に携わり，その後遺障害の克服への夢を大きく膨らませ，大学院生となりました．幸いにも，中枢神経の再生に関する研究に携わることができ，また，当時大阪大学の助教授だった山下俊英先生との縁があって，必死で研究に取り組んでおりました．今から思い起こすと，どうやったら先生のような研究者として成功できるのか，どのタイミングで何をやっていたのか，研究に対する姿勢，準備など機会があるごとに聞いていたことが思い起こされます．

　山下教授との会話の中で自然と，留学が憧れから目標に変わっていきました．ただ，若い私は，研究実績，研究能力もなく，3人の子どもがいて，当時はどうやって留学資金を捻出するか，どうやったら少しでもいい研究室に留学できるかばかり考えていたように思います．

世界トップレベルの研究室へ

　当時私は，p75受容体の研究に力を入れておりました．p75受容体は中枢神経再生阻害因子の受容体であることが山下教授により発見され，注目を集めていました．そこで，私は中枢神経再生治療を考える上で，その蛋白構造を意識した受容体の機能を明らかにしようと考えました．

　当時最もその研究がすすんでいた，スウェーデンのカロリンスカ研究所（Karolinska Institutet）のCarlos Ibanez教授の教室にインタビューを受けに訪問し，プロジェクトもほぼこういうことをやろうというところまで決定しておりました．

　しかし，残念な知らせが届いたのは，2009年の11月頃でした．家族の都合も考えて，2010年の春には留学へ行こうと決めていた私にとって，相当厳しい知らせでした．

　このことには裏話があります．実は，ハリケーン・カトリーナが影響していました．ちょうどその頃，p75受容体のプロジェクトを共同研究者とともに，アメリカのNIH（National Institutes of Health：アメリカ国立衛生研究所）グラントに応募していました．評価が採択・不採択のカットオフぎりぎりだったこと，ハリケーン・カトリーナにより研究予算全体が例年より縮小されたこともあって，土壇場で落選したということでした．風が吹けば，桶屋が儲かるということを世界レベルで身をもって体験した今となっては笑い話です．

　幸いなことに9月にトロント小児病院（The Hospital for Sick Children）のDavid Kaplan教授により研究室訪問を受けていて，自分の研究内容を話し，ポスドクに来たかったら受け入れるという言葉をいただいていました．電話面接のうえ採用となりました．

　このような経緯で，ドタバタと留学先が決まるにいたったことから，今となっては，留学して何をやるのかという最も重要な点が弱かったと反省されます．給料が保証され，トップレベルの研究室の一員となれたことに，

本当に安心したことを記憶しています．

トロント紹介

　David Kaplan 教授 Freda Miller 教授夫妻の研究室は，トロント大学や大病院がひしめき合う一角にそびえ立つ MaRS building の 12 階にあります．トロントは冬の寒さは少々厳しいものの，カナダ最大の都市であり，北米の中でも住み心地の良い都市，安全な街として世界中から人々を惹きつけている真の国際都市です．地下鉄に乗っても，街を歩いていても，まったく疎外感を感じたことはありませんし，英語の訛りにも非常に寛容で，親切な人にもたくさん出会います．日本食も手に入りやすいです．また，ナイアガラの滝など観光名所にも事欠きません．

　研究室では 4 つのグループに分かれて研究が行なわれ，そのグループ間も関連性のあるテーマのため，臨機応変に協力しながら研究が行なわれています．
　①皮質神経幹細胞のメカニズム研究グループ
　②神経栄養因子，神経細胞死研究グループ

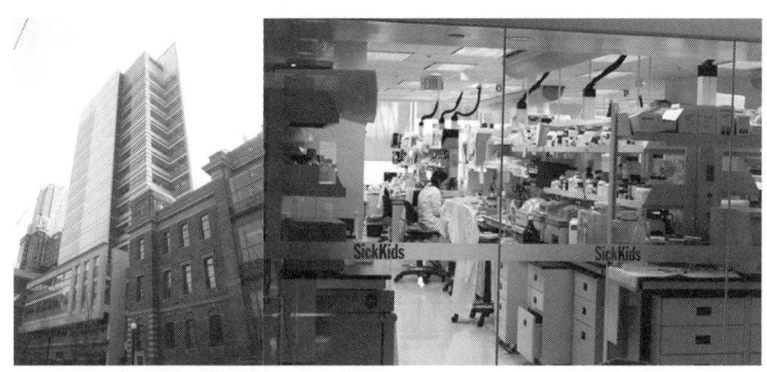

▲（左）MaRS building 遠景，（右）研究室の一部──The hospital for sick children（Sickkids）の研究所の一部門でもある

③皮膚由来の多能性幹細胞研究グループ
④神経芽腫癌幹細胞研究グループ

現在 Freda は Howard Hughes Medical Institute の International Scholar でもあり，カナダの最も成功した女性神経科学研究者として広く知られています．また，David は trk 受容体の発見者であり，神経栄養因子研究のパイオニアとして知られ，現在では夫婦共同で研究室を運営しています．

自分のやるべきことをやる

電話面接時の David の話から想像するに，さぞかし北米的な自由な雰囲気が待ち受けているのだろうと考えていました．しかしその期待は，あっさりと打ち砕かれます．Freda から「p73 をやりなさい！」という指示を受けました．4つの中から参加するグループを選ぼうと考えていた私は愕然としました．これが，留学マニュアルに書いてある，研究テーマについてはボスとは入念に打ち合わせをしておかないと大変なことになるという絵に描いたような失敗談でした．

ただ，幸いなことに，新たに樹立されたノックアウトマウスを解析する研究に携わり，最終的には脳に表現型があることを突き止めることができました．まったく予想とは異なり，表現型が出るとは誰も想像していなかったために，実験結果を突き止めたときには非常に興奮しました．昨日のことのように思い起こされます．

当初私は，新入りの上に，視野が狭く，ピント外れのポスドクだったと思います．しかし，まずは，自分のやりたいことを優先するのではなくて，自分のやるべきことをやろうと切り替えることで，視野をひろげることができました．

成功というのは，やりたいこととやるべきこと，そして世の中の流れが合致し，その公約数が最大値化したときに起こるのではないかなと今では思います．

留学資金獲得について

　私は，結局山下教授，David Kaplan 教授，Freda Miller 教授のお力添えにより，日本から2つの私立財団と日本学術振興会海外特別研究員，そして Sickkids 内の内部のグラントを獲得できました．この中で，海外特別研究員は，同じ実績であるにもかかわらず，1度目は落選して2度目は採択された経緯から，申請書類の書き方がポイントと考えられました．
　多くのマニュアルに書かれているとおり，実験内容が具体的でフォーカスされていること，今にも論文が出ますよ，こんなおもしろいことが分かりますということをアピールするのが重要だと考えます．
　具体的には，1回目は細胞の大きさを制御する分子をスクリーニングして見つけるという漠然とした研究を提案しました．これでは，どんな研究結果が出てくるのかまったく分からないので，採択されにくいと今では分かります．2回目はノックアウトマウスの表現型を見つけ，それを解析するためにこのような実験をやりたいといった具合に書きました．こちらのほうが実現可能性が高く感じられるでしょう．

成長を強く実感

　異国の地で，一から勉強し直し，論文もなかなか出ない冬の時期が長く続きましたが，地道な努力が実をむすんだのでしょう．科学的な知識背景をようやく研究室レベルにまで到達させられた頃になると，最高の充実感を得ることができました．やればやるほどデータが出ますし，ありとあらゆることが速くうまく回りました．最初は，プレゼンテーションもまごつくばかりで，苦しい日々が続いていましたが，いつの間にか英語にも慣れました．
　今になって考えると，実は，英語の発音や話すテクニックが強化されたのではなく，ロジックやデータが強化されたので，自信をもって強い気持

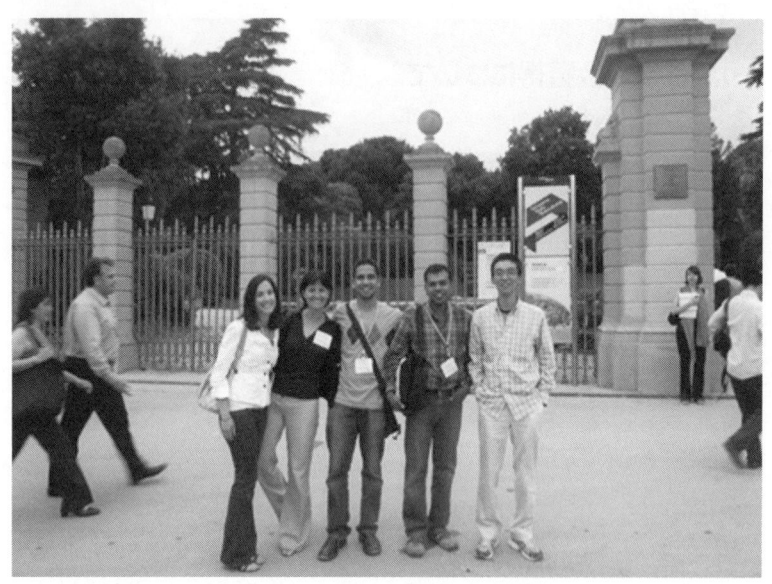

▲ ISSCR2009 発表のため，バルセロナにて同僚たちと（筆者右端）

ちで話せるようになったことが最も大きかったのだと思います．留学が終わる頃には自信をもってプレゼンテーションできるようになり，議論のレベルも深くなりました．

新しいことに挑戦し続ける決意

留学により得たかけがえのないものは，
- ・視野の拡大
  - －新しい未知の分野への進出の足がかり
  - －臨床医から基礎研究者へ
- ・人的なつながりの強化
  - －人的ネットワーク
  - －家族とのつながり
- ・研究実績

―論文
　　―英会話能力＜＜＜伝えたいという強い気持ち
でした．

　研究をするだけなら，日本で研究するほうが効率もよく，留学を控える人が増えていると聞きます．しかし，それは本当のことなのでしょうか．後になって，後悔する可能性はないでしょうか．私が知るかぎり，若者たちの中にもしっかり世界に挑戦している人たちは多いと思います．留学者数の絶対数は減っていたとしても，世界で活躍している若者は増えていると私自身は感じています．

　ただ，周りの人たちは内向きだから仕方がないと周りに流されている人がいるならば，むしろ，そういった方々は，損をしているかもしれないとそっと背中を押してあげたく思います．

　是非，自分を信じて，自分を世界の中で表現していってほしいと思います．私自身も，一回だけの挑戦で満足せずに，一生，新しいことに挑戦し続けます．

　最後に，この留学記がこれから海外生活を考えておられる方々に少しでもお役に立てばと思います．恩師の先生，家族，友人に心からの感謝の気持ちを捧げます．

3. 遥かなるワシントン DC：私の NIH 研究留学活用法

大阪大学大学院医学系研究科遺伝子治療学

上久保靖彦

期間：2004 年 4 月～ 2009 年 3 月
場所：米・国立ヒトゲノム研究所

　平成 8（1996）年に医学部を卒業し，外科的手術ではなく薬剤，細胞療法などによって完全に治癒を誘導する血液内科を志望し京都大学医学部血液・腫瘍内科（内山卓教授）に入局した．赴任先の兵庫県立尼崎病院では，血液内科専攻医として末梢血幹細胞移植，超大量化学療法など実践的な先進的抗癌剤治療だけではなく，血液標本の読み方，病棟のマネージメントまで幅広く学ぶと同時に血液臨床の厳しさを思い知らされた．

　白血病は原因となる染色体異常により予後は極めて正確に層別化される．骨髄移植なしでは根治しないとされる疾患は当初いくら好調であっても，最終的には移植なしで根治することはなかったのである．その当時は慢性骨髄性白血病に対する分子標的治療薬チロシンキナーゼ阻害剤が開発され分子標的療法の時代が幕あけた頃でもあった．

　大学院では堀俊行講師（現立命館大学教授）のもとで新規細胞周期チェックポイント遺伝子 kpm の極めて基礎的な研究を行なった．堀先生は DNAX にご留学のご経験がありとても誠実な科学者であった．研究者には『運・鈍・根』が必要であるとの堀講師の言葉は，決して優秀な大学院生ではなかった私には天の声のように聞こえたものである．

　私には"運"がある．鈍でないといけない（カミソリのような研究者よりも斧で木を切るような研究者であれ）．私は人一倍"鈍"である！　"根"

気も人一倍ある！　何事も都合よく解釈した私は，留学や就職のための自己紹介には必ず『自分には"運"と"鈍"と"根"気があります』と添えるようになったことは言うまでもない．

"運""鈍""根"の留学準備

留学先へのアプローチ法

　留学先では学生時代より念願であった白血病の創薬ターゲットを同定し抗癌剤開発に結びつく研究を行ないたいと切望していた．『Oxford』『Stanford』『Harvard』『Leukemia（白血病）』などのキーワードで毎日インターネット検索しては，E-mailを発送していた私は何とも子供じみた発想であったかもしれない．実際のところ博士号を取得した程度の段階では，少なくとも私には次世代の研究が何なのか？　何が最新なのか？など他分野の研究内容はほとんど分からず，有名大学のラボ，ノーベル賞取得者のラボに行くことが最先端であるとの，その程度のミーハーな考えでしかなかった．

　検索したラボの最近のPublicationsを見て，2～3年に一度定期的に CNS : Cell Nature Science が出ているかどうか？　そしてその間に血液領域ならば BLOOD や Cancer Research, PNAS などのスタンダードな論文が多数出ているかどうか？などを客観的な評価とし，そのうえラボの構成人員（人種：外国人かどうか，人数，ポスドク在籍年数など）とPublicationsの数を比較し，コストパフォーマンスを考慮した上，たとえば3年在籍できたならば，Top Journalを1本，BLOODクラスを1本は最低ほしいなどと真剣に子供じみた計算をしていた．

　しかしこの私のシンプルなアプローチは意外と良い検索方法なのであった．私の基準を満たしたラボであれば Grant がある程度獲得されているはずであり，ラボ閉鎖にも数年以内には追い込まれない．そして実際に予想される在籍年数と自分のPublicationを予測できる．それを満たしたラ

ボに20〜30通程度留学希望メールを出せば実際半数は返事が返ってきて，最終的にシアトルにあるワシントン大学（University of Washington），NIH（National Institutes of Health: アメリカ国立衛生研究所），ハーバード大学（Harvard University）の3カ所と交渉に入ることができた．

　直接面接されれば英語が話せないことがばれるため，想定問答をあらかじめ英文で作成し電話面接に持ち込めたことは私の"運"である．電話での英語はフェイス・トゥ・フェイスの会話より実は反対に難しいのだが，一方的に作成した問答をとうとうと述べてさも流暢に話せるようなふりをしたこと，その後無二の師匠となるPaul Liu博士（以下Paul）をまんまとだまして採用に持ち込めたことは今でも大変申し訳なかったと思っている．

退路を断った留学

　8月よりJ-1ビザなどの取得などPaper Workに入り，翌年4月の着任初日にまったく英語での会話が成立せず，Paulが顔面蒼白になったことは，今では良い思い出である．私は"鈍"であり，持ち前の神経の図太さから"仕事でPaulを喜ばせよう"と心に誓ったのだが，Paulはその後私との重要な会話はすべてE-mailで行なった．

　今では笑い話なのだが，専門分野で非常に高名な元京都大学ウイルス研究所所長の伊藤嘉明教授と同じ大学の血液・腫瘍内科医なので，きっと優秀なのだろうと勘違いしたとPaulは後ほど採用理由を語ってくれた．

　医学部の世界において，学閥主義はもはや過去の話であると考えられつつある．実際のところ科学の世界こそ業績至上主義でなくてはならない一面もあるのだが，医学部で学閥主義がまったくなくなったと言えば嘘になってしまう．

　実は私は退路を断って，いや断つ退路もなく飛び出すしかないと考えていた．国内医局とパイプのある米国のラボなどに順番に大学院卒業生が留学するシステムなども医学部にないわけではない．ほとんどの医師は留学

後，元の所属医局に帰学するのが通例である．すなわち所属の人事圏の中で留学するのが一般的なのである．

しかし他学出身者である私はまったくひとりで新しいネットワークを構築したいと考えていたし，日本人の所属するラボではなく，日本語が一切通用しない世界で一から勝負したいと考えていた．『自分自身の世界を構築し成功するまでは帰らない』それこそ"留学"であると本気で考えていたのである．

ヒトゲノムの殿堂へ

NIHはワシントンDC近郊のBethesdaに位置し，その周辺にはFDA（Food and Drug Administration：米国食品医薬品局），ジョージタウン大学（Georgetown University），ジョージ・ワシントン大学（George Washington University），ジョンズ・ホプキンス大学（Johns Hopkins University），メリーランド大学（University of Maryland）などがあることから一帯はDNA Corridorと呼ばれている．

NIHはHHS（United States Department of Health and Human Services：米国保健福祉省公衆衛生局）の下にあり，1887年に設立された合衆国で最も古い医学研究の拠点機関である．国立癌研究所，国立心肺血液研究所，国立老化研究所，国立小児保健発達研究所，国立精神衛生研究所など，それぞれの専門分野を扱う研究所と，Pubmedで有名な世界最大の医学図書館などの研究所以外の組織，合わせて全部で27の施設（Institute/Center：IC）と所長事務局によって構成されている．1万8000人以上のスタッフのうち6000人以上が科学者（医師，生命科学研究者）であるが，それ以外はほとんど行政官であり生命科学及び医療行政を担う人材を育成する国家組織である．

医学部卒後6年のMDPhDでおおよそ4万ドル/年程度（当時1ドル120円）のVisiting Fellowship Award枠で給料が支給される（NIHポスドク基準）．毎年昇給があり，5年後の帰国時には7万ドル近くにまで

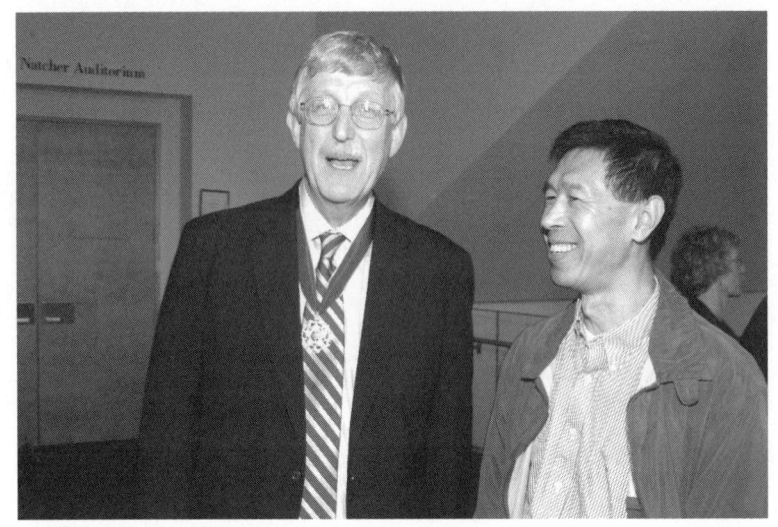

▲筆者の師匠 Paul Liu 博士（右）と Francis Collins 博士

昇給された．2004年4月に私は NIH の所属機関である NHGRI（National Human Genome Research Institute: 国立ヒトゲノム研究所）Genomics and Molecular Biology Branch の Paul の Visiting Fellow に着任した．
　NHGRI はヒトゲノムプロジェクトの国立統括機関である．初代所長は DNA 二重らせん構造を発見した James Watson 博士，二代目所長は Francis Collins 博士（現 NIH 所長，以下 Francis）である．まさしく世界の中心の一角といっても過言ではないゲノムの殿堂である．着任までヒトゲノムプロジェクトなどは遠くの知らない世界の話であったし，James Watson 博士もおとぎ話の世界の人であった．Francis がたびたび Paul のもとを訪れて，間もなく私を First Name "Yasu" で呼ぶようになったことは私を有頂天にさせた．

CBF 白血病の権威，Paul

　Paul は当時ミシガン大学にいた Francis（Positional Cloning 法の開発者，ハッチントン舞踏病，神経線維種，プロジェリア症候群などの原因

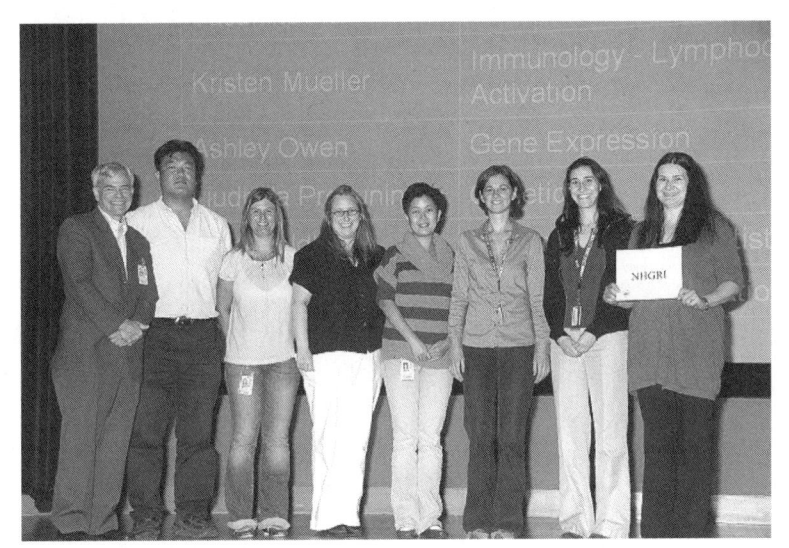

▲ NIH FARE Award 授与式にて——筆者左から2人目

遺伝子ハンターとして有名）の直接のポスドクであり，Francis が NHGRI の二代目所長，ヒトゲノムプロジェクト統括責任者として着任するときに片腕として帯同し，NHGRI で PI（Principal Investigator：主任研究員）として独立した MD, PhD であった．彼は最も多い白血病のひとつである Inv16 白血病の Positional Cloning を Francis のもとで行ない，白血病で最多の CBF 白血病（RUNX 関連白血病）の権威の1人であった．そんな事実もほとんど知らずにアプライしたが，"運"のある私は，指導者もラボも上々，結果を出せなければそれは自分が悪かったのだと素直に納得できる留学生活を幸運にもスタートできたのである．

　同じ Branch には，Fabio Candotti 博士（1990 年に NIH で世界初の遺伝子治療を行なった）や David Bodine 博士（前 ASGT President）など著明なサイエンティストが所属しており，Branch Meeting 以外にも気軽にファーストネームでディスカッション可能であった．

研究留学の経験……chapter 03　　305

自由を謳歌

　NIHのラボはほとんどSmall Group制度（各ラボにポスドクは3～4人）を採用しており，その規模がPIにとって最も目が届く大きさなのである．NIHには，Interest Group（私はLeukemia Interest Groupに参加）が多数存在し，それを利用して他のICを横断的に利用し，共同研究を組むことが可能である．

　日本での診療及び研究生活では自由を謳歌することに憎悪感を覚えてしまう傾向にあったのだが，朝の7時から働き夕方6時には仕事を終えてテニスやダンスに向かう同僚の中にあると，人生をエンジョイすることに憎悪感を覚える必要がまったくないことに気づかされる．

　実際のところ，それでも私はVery Japaneseであり，隣のラボの内山徹先生（東北大学小児科，現成育医療センター室長）と人が誰もいなくなったBldg.48でともに毎日深夜まで実験を行なった．そして内山先生の車で同じアパートに帰宅する道すがら研究の夢を語り，情報交換するという楽しい研究生活を送ることができた．宵の口の夕方8時にたまたまラボに戻ってきた白人の同僚が，クレイジーと驚いてくれる環境である．自由意思で働くならば，たとえそれが深夜であれラボはこの上のないパラダイスなのである．

　6種類のノックインマウスを樹立することにより，新規の白血病発症機構と創薬ターゲットを同定するプロジェクトを与えてくれたPaulは，私にとりリサーチの無二の師匠であるだけでなく，人生における父そのものとなった．

未来の共同研究の種を蒔く

　毎週木曜日は，Bldg.30（NIDCR）のStaff ScientistであるVyomesh Patel博士がHappy Hourに誘ってくれた．様々なラボのサイエンティストと出会い，各国の親しい友人ができる．友達が友達を呼び，未来の共同研究の種がまかれる．NIH留学が優れている点は，

　①世界最大級の生命科学研究機関であるNIH内部でネットワークが構

築されることは，世界各国の研究者及び行政官とネットワークが構築されることに等しい．
② Site Visit が4年〜5年に1度であるため，ラボ研究費が大きいことが多く，短期での Publish よりも影響力の大きい研究を奨励する PI が多い．
③ NIH はグラント供給機関であること，National Center であることから，国際的な大型プロジェクトをリードすることが多く，各種ステージにおける専門官によるきめ細かい指導を受けることが可能であり，帰国後にもそれがアドバンテージになること．
④ Molecular Libraries Program，High Through Put Screening (HTS) など米国内でも主導的組織であることから，TR：Translational Research を念頭においた研究を展開しやすいこと．

であり，以上は Job Hunting における選考委員会の望む候補者像に極めてマッチしているといえよう．留学先選びは，留学中のネットワーク構築，留学後のキャリアパスを常に念頭に置き考慮するべきである．私の NIH 留学活用法が留学希望者の参考となれば幸いである．

4. 米国ジョンズ・ホプキンス大学に留学して

大阪大学大学院医学系研究科外科学講座消化器外科学

植村　守

期間：2010 年 4 月～ 2012 年 3 月
場所：米・ジョンズ・ホプキンス大学

　大学卒業後，外科臨床医として業務に携わっておりましたが，大学院入学を機に研究に触れることになりました．元々，海外で生活することに強い憧れをもっていたこともあり，留学すること自体には特に迷いはなく，留学中は非常に充実した生活を送れたと思っています．

　研究留学をすることによって，外科臨床医としてハンディを背負うことになるかもしれないという危惧もありました．帰国して臨床業務に携わるようになり 1 年以上が経過し，留学中のブランクは十分取り戻せるものであると実感しています．

　留学では，研究面で得るものだけでなく，諸外国の人と様々な交流ができるため，人生のスパイスとして非常に有益なものだと思っています．

留学まで──安全かつ確実な方法による留学先の決定

　留学先を探す方法は，大きく分けると以下の 3 つの方法があると考えられます．1）公募情報（大学・研究所・学会の Website，医学系雑誌の求人情報，留学情報サイト[*]，2）上司・知人などを介したコネクション，3）学会会場での直接コンタクト．これらの方法の中で，一番安全かつ確実なのは 2）のコネクションを利用したものであると思われます．

　＊ http://www.kenkyuu.net/index.html

有名なビッグラボは想像を絶するほどの多くのアプライがあり，PI（Principal In-vestigator: 主任研究員）は非常に多くのCV（Curriculum Vitae: 履歴書）に目を通すことになります．多数の候補の中で，知人を介した紹介であれば，新しい人を採用する際のリスクが低いと判断できるため，知人を介した紹介は有利かつ有効な方法の1つです．私自身も，上司の紹介で留学先ラボを決めましたが，以前に在籍していた日本人ポスドクのおかげで，初めからPIをはじめ，ラボの人たちに好印象を持たれていたように思います．

　3）の学会を利用したコンタクトを取る人も比較的多くいますが，しっかりと短時間で自分をアピールする必要がありますので，事前の準備を十二分にしたうえでコンタクトを取る必要があります．在籍していたラボでこの方法を取って採用された人たちの場合，事前にPIにメールで連絡し，同じ国際学会に参加するので面談の時間を取ってほしいとアポイントを事前にとってから学会に参加したようです．

　1）の公募情報に関しては，私自身も数多くアプライしましたが，なかなか思うようには進みませんでした．当然ながら，有名ラボはアプライしてくるポスドクの数が非常に多いため，なかなか目に留まりにくいですし，レスポンスのあった比較的小さいラボや歴史の浅いラボでは予算の問題や思うように研究が遂行できないのではないかという危惧があり，うまく進みませんでした．

留学後の生活セットアップ——メーリングリストの活用

　ワシントン/ボルチモア周辺では，日本からの研究留学者を中心としたメーリングリストが存在し，留学前の情報収集，帰国者からの家具/車の購入情報などの入手がこのメーリングリストを用いて可能です．様々なMoving Saleの情報発信源となっており渡米前だけでなく米国滞在中にも非常に役立つメーリングリストです（ボルチモア　ワシントンDCメー

リングリスト*）．

* http://www.geocities.jp/center4pain/baltimore/

　私の場合，ほとんど何も決めずに渡米してしまったので，（今となってはよい思い出ですが）住居の決定，車の購入，家具の購入など生活のセットアップに関してはとても苦労しました．ジョンズ・ホプキンスに留学している日本人の場合，既知の知人がいない場合でもあらかじめ上記のメーリングリストを利用して，現地の日本人とコンタクトを取り，渡米直後は色々と助けてもらっている人が多かったように思われます．

　現地の日本人は，困ったときはお互い様という意識が強く，とても心強い存在ですので，特に生活のセットアップの時期は，いろいろと助けてもらったほうが，スムーズかつ安心だと思います．

ジョンズ・ホプキンス大学とボルチモア

　ジョンズ・ホプキンス大学医学部（John Hopkins University School of Medicine）は，アメリカ東海岸のメリーランド州・ボルチモアという港町にあります．いわゆる首都圏に位置し，ニューヨークまで車で4時間，ワシントンDCまで1時間と便利な場所にあり，チェサピーク湾が入り込んだ港町として発達してきた街です．1970年に年間の殺人件数が300件を超えて以来，全米屈指の犯罪都市として知られていますが，近年はニューヨーク市の犯罪対策に範をとった方策と，ウォーターフロント再開発により治安も改善傾向にあります．

　ウォーターフロント再開発対象地区となったインナー・ハーバーにはショッピングセンター，水族館，文化施設，観光施設，ホテル，コンベンション・センター，オフィスビル，高層住宅，海浜公園，科学博物館などが整備されてきました．その結果この地区は年間2000万人の観光客を集めて「ボルチモアの奇跡」と称され，アメリカにおけるウォーターフロントのもっとも成功した例と評価されています．

Johns Hopkins Medicine は，研究・教育・臨床におけるすべての活動において全米で最も優れた施設の1つとして有名で，特にジョンズ・ホプキンス病院（Johns Hopkins Hospital）は，20年連続で US NEWS レポートでアメリカの"Best Hospital"に選ばれています．私が所属したのは David Sidransky がディレクターを務める Head and Neck Cancer Research Division で，ここでは頭頸部癌をはじめ大腸癌・肺癌・前立腺癌・膀胱癌・子宮頸癌など扱っている腫瘍は多岐にわたっていました．
　ラボには純粋な研究者だけでなく，ホプキンスの学生や臨床のレジデントが在籍しており，個々のバックグラウンドは様々です．外科系のレジデントはアカデミックに鍛え上げられており，プレゼンテーションもしっかりしていていつも感心させられました．また，世界各国からポスドクがきており，ラボはさながら世界の縮図といった雰囲気を醸し出しており，楽しく過ごすことができました．

ラボでの研究開始――自己アピールの必要性

　所属したラボは，非常に規模が大きなラボで多くのポスドクが所属し，ディレクターである David Sidransky 先生を筆頭に複数の PI が存在していました．ラボを訪れた初日に，「ここには多くの国籍と，種々の宗教を背景に持つ人がいるので，あなたが何時に出勤していつ帰るのか，また，いつ休みを取るのかは一切気にもしないし把握もしない」と言われたのがとても印象的でした．
　大所帯のラボでしたので，自分の存在を主張し，自分からアクションを起こさないかぎり何も始まらないという環境で，自分をしっかりアピールしていくことの大切さを改めて実感しました．いろいろと誰かがレールを敷いてくれた日本の研究室とはまったく違い，ドライな感じがしましたが，多くの人が競争している状況では当然なのかもしれません．
　個々のラボの方針は千差万別で，ポスドクには論文の筆頭著者をさせないラボも存在しています．また，非常に癖のある PI で常にポスドクとト

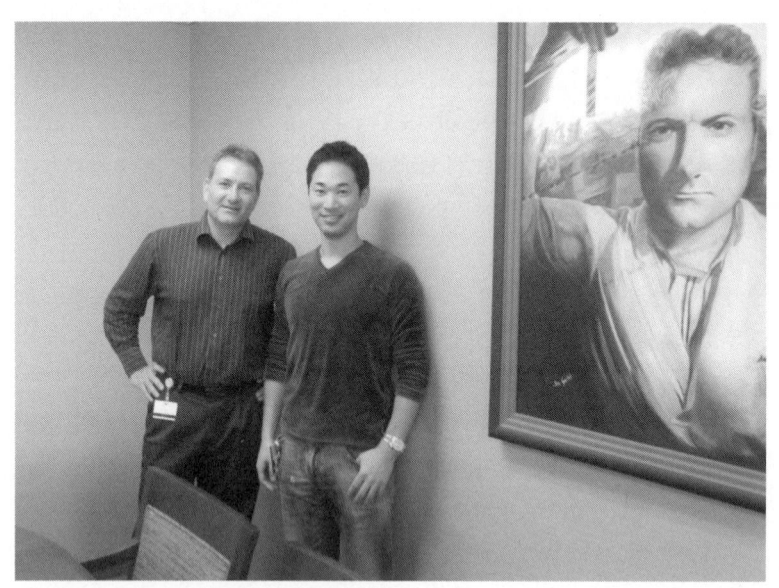

▲ディレクターである David Sidransky 先生と

ラブルを起こしているような PI も存在していますが，残念ながらこれらの内部事情は，渡米後に判明することが多いようです．

　せっかく留学したラボが，想像していたものとは大きく違い短期間でラボを移る人もいます．留学期間を数年以内と考えているのであれば，貴重な時間を浪費することにもなりかねないので，留学前にできるだけ多くの情報を入手しておくことが大切だと思います．

　留学を考える時点で，海外の学会に参加し，候補先ラボのポスドクとコンタクトを取るのもいい方法だと思われます．実際に，私が留学中にAACR（American Association for Cancer Research: 米国癌学会）に参加した際にも，異常に熱心に私の発表を聞いてくれて，積極的に質問をしてくれる人がいましたが，実は私の所属していたラボを就職候補先と考えている他施設のポスドクの人でした．この方法は，PI とだけ面談したのではわからないラボの実情や雰囲気を知るよい手段だと思われます．

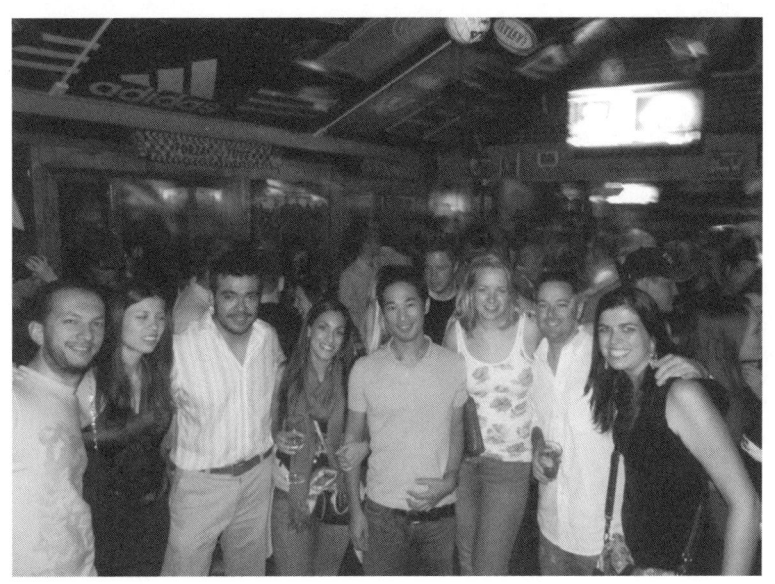

▲仕事帰りに，ラボの同僚たちと

アメリカ生活を振り返って──留学の醍醐味とは

　渡米前に多忙な生活を送っていたこともあり，ほとんど何も準備ができないまま渡米してしまいました．仕方なく，ひとりで生活のセットアップを始めたため，大きな家具の搬入をやっている際に足を骨折してしまうというアクシデントがあり，2度目の出勤はホプキンスのERで，ERの人たちに笑顔で"Welcome to the Hopkins!"と言われる有様でした．分業制度がしっかり進んで，システム化された病院には非常に感心させられましたし，実習中の医学生のしっかりした態度やレベルの高さにも驚かされました．

　留学中は，アメリカをはじめロシア，メキシコ，ブラジル，フランス，ギリシア，トルコ，オランダ，バングラディシュ，中国，韓国，台湾，インドネシア，インド，イスラエル，ポルトガル，イタリア，など多くの国

からきている人と知り合うことができ，休日にみんなで集まったり，一緒にお酒を飲みに行ったりと，研究室以外の生活も非常に充実して過ごすことができたと思います．

　帰国して1年が経過した際に，米国癌学会に参加しましたが，会場でもたくさんの知り合いに会うことができ，学会終了後は大勢の仲間と集まることができ多国籍同窓会を楽しむことができました．留学先の日本人同士の交流もいいとは思いますが，せっかくの海外留学ですので，諸外国の人と積極的に交流を図るのも大切ですし，留学の醍醐味ともいえるのではないでしょうか．

資料 1

2014, 15 年度 JANAMEF
《研修・研究, 調査・研究助成募集要項》

2015 年度助成要項（A）——研修・研究助成
(JANAMEF-A)

1. 助成内容　医療関係者の米国・カナダ他における医療研修助成ならびに米国・カナダ他の医療関係者の日本における医療研修助成（研修期間1年以上）

2. 応募資格　①2015年4月1日から2016年3月31日までに出国する方
②臨床研修あるいは医学研究を希望する医療関係者で各専門職種の免許取得の方
③TOEFL iBT80点以上の取得者（IELTSも可）
④USMLE/Step1・Step2CK・Step2CS・MCCEEGFMS・CGFNS等の合格者が望ましい
⑤臨床研修を目指す方が望ましい
⑥研修先が決まっている方（研修先の紹介はしておりません）．あるいは，マッチングに応募していて3月31日までに結果が確定する方
⑦当財団から4年以内にA項の助成を得た方，あるいは他

財団より助成を受けた方は応募資格はありません.
＊留学中の収入合計額が5万米ドル以内の方を優先します

3．助成人数　若干名
　　助成額　最高100万円／人

4．提出書類　①申込書（所定用紙・JANAMEF A-1，A-2，A-3，A-4，A-5，A-6）
＊ホームページより申し込み用紙，ダウンロードページでPDF書類がダウンロードできます
②履歴書・和文（所定用紙2枚．上記PDF書類とセットになっています），英文（A4サイズ・1枚／書式自由）各1通
＊①，②の写真は同一写真で，証明用として最近3カ月以内に撮られたもの
＊家族構成（履歴書に必ずご記入ください）
③卒業証書のコピーまたは卒業証明書
④専門職種免許証のコピー（縮小コピー可）
⑤USMLE/Step1・Step2CK・Step2CS等の合格証をお持ちの方はコピーを提出してください
⑥英語能力試験（TOEFLまたはIELTS等）の点数通知書のコピー
＊TOEFLまたはIELTSを取得されていない場合は受験し，点数通知書のコピー
⑦論文リスト（主な3篇以内 JANAMEF A-5）をA4サイズ1枚に
⑧誓約書（所定用紙・JANAMEF A-6）
⑨推薦書（英文厳守・A4サイズ，1枚）2通

＊推薦者のうち１名は当財団賛助会員であること
＊２名とも賛助会員でない場合は，どちらか１名に賛助会員になってもらってください（賛助会費・１口１万円）
＊応募者の自己・近親者などの推薦は認められません
＊推薦書はレターヘッド付の便箋を使用し，英文でお書きください（日本語の推薦書は認められません）
＊ひな型はありません
＊応募者の方の人物像がわかる内容をご自身の言葉で，また推薦者の方の財団との現在・今後の関わり合い方も含めてお書きください
＊推薦書は推薦者本人が直接，財団へお送りください
⑩米国・カナダ他あるいは日本での研修または研究受入れを証明する手紙
＊受入れ先機関の代表者または指導者のサイン入りのもの（コピー可）
⑪収入証明書または契約書のコピー
＊留学中，日本での収入がある場合も必ず１年間の総額を証明するもの（給与証明書等）を付けてください
⑫応募者一覧表作成用書式
⑬上記 1–12 とセルフチェックリスト

　PDF 書類はそのままタイピングしてプリントアウトして提出してください
　書類はできるだけタイピングしたものをご提出願います
　（他に，タイピングしたものの，切り貼りでも結構です）
　以上 13 項目の書類をクリアファイルに入れて期限までに提出してください

5．応募締切　2015 年 3 月 31 日（期日までに着，厳守）

6. 選考方法　選考委員会が書類審査ならびに，面接のうえ採否を決定します．

7. 選　考　日　2015年4月末頃
　　場　　　所　東京

8. 選考結果の通知
　　　　　　　応募者本人宛に郵便により通知します．

9. 送金方法　合格者は出入国日を所定の連絡票によって財団に通知してください．それにもとづいて振込みます．

10. 義務　　1）研修開始後の近況報告（JANAMEF NEWSやホームページ掲載用）
　　　　　　2）研修報告（JANAMEF NEWSやホームページ掲載用）
　　　　　　＊様式は財団指定書類
　　　　　　＊A4サイズ（40字×30行くらい），3枚程度
　　　　　　＊日本語または英語（帰国後1カ月以内）
　　　　　　3）賛助会員に入会
　　　　　　4）財団主催のセミナーや財団活動への協力等
　　　　　　5）助成金に対する使途明細書を提出（帰国後1カ月以内）

11. 助成金の取消
　　　　　　　下記の不履行があるときは，助成金の取消，助成金の停止，もしくは振込まれた助成金の返却を通告します．
　　　　　　　1）提出書類に虚偽の記載があった場合
　　　　　　　2）医療関係者としてふさわしくない行為があった場合
　　　　　　　3）前項の義務1）～5）までの不履行

2014年度助成要項（B）――研修・研究助成
（JANAMEF–B）

1．助成内容　日本の医療関係者の米国・カナダ他における調査・研究助成，ならびに米国・カナダ他の医療関係者の日本における調査・研究助成（研修期間1年未満）

2．応募資格　財団の事業目標に合致した分野での短期調査・研究を希望する医療関係者で，海外および日本での生活に直ちに順応できる人物であること．ただし当財団から4年以内に助成を得た方は対象としません．

3．助成人数　若干名
　　助 成 額　10万～50万円/人

4．提出書類　①申込書（所定用紙・JANAMEF B–1，B–2，B–3による）
　　　　　　＊申し込み用紙ダウンロードページでPDF書類がダウンロードできます
　　　　　　②履歴書・和文（所定用紙・2枚．上記PDF書類とセットになっています），英文（A4サイズ・1枚／書式自由）各1通
　　　　　　＊①，②の写真は同一写真で証明用として最近3カ月以内に撮られたもの
　　　　　　③卒業証書のコピーまたは卒業証明書
　　　　　　④専門職種免許証のコピー
　　　　　　⑤米国・カナダ他および日本での調査・研究の受入れを証明する手紙等（コピー）
　　　　　　＊受入れ先機関の代表者または指導者のサイン入りの手紙

⑥推薦書（英文・A4サイズ，1枚）2通
　＊推薦者のうち1名は当財団賛助会員であること
　＊2名とも賛助会員ではない場合，どちらか1名に賛助会員になってもらってください（賛助会費・1口1万円）
⑦英語能力試験の点数通知のコピー（TOEFL・TOEIC・IELTS など）
⑧誓約書（所定用紙 JANAMEF B-3）
⑨渡航計画書
⑩応募者一覧表作成用書式
⑪セルフチェックリスト

　PDF 書類はそのままタイピングしてプリントアウトして提出してください
　書類はできるだけタイピングしたものをご提出願います
　（他にタイピングしたものの，切り貼りでも結構です）
　以上11項目の書類をクリアファイルに入れて期限までに提出してください

5．応募締切　2014年3月31日および9月30日（年2回）

6．選考方法　選考委員会が書類審査により行います．

7．選　考　日　2014年4月末頃および10月末頃予定

8．選考結果の通知
　　　　　　応募者本人宛，郵便により通知します．

9．送金方法　財団所定の連絡票による出国または入国日の本人の通知にもとづいて振込みます．

10. 義務　　　1）調査・研究報告（JANAMEF NEWS やホームページ掲載用）
　　　　　　＊様式は財団所定指定書類
　　　　　　＊A4サイズ（40字×30行くらい），1枚程度
　　　　　　＊帰国後1カ月以内
　　　　　　2）賛助会員に入会
　　　　　　3）財団主催のセミナーや財団活動への協力等
　　　　　　4）助成金に対する使途明細書を提出すること（帰国後1カ月以内）

11. 助成金の取消
　　　　　　下記の場合，助成金の取消，助成金の停止，もしくは振込まれた助成金の返却を通告します．
　　　　　　1）提出書類に虚偽の記載があった場合
　　　　　　2）医療関係者としてふさわしくない行為があった場合
　　　　　　3）前項の義務1）～4）までの不履行

⊙問い合わせ先
公益財団法人　日米医学医療交流財団
〒113-0033　東京都文京区本郷3-27-12　本郷デントビル6階
Tel：03-6801-9777
Fax：03-6801-9778
e-mail ● janamef1988-info@janamef.or.jp

資料 2

JANAMEF 助成者リスト

2013 年度 助成者リスト（医師A項）

ID	Year	氏名	研修先・分野
368	2013	山口典宏	Beth Israel Medical Center
369	2013	川北哲也	Medstar Washington Hospital Center
370	2013	神尾明君	Austin Hospital
371	2013	三隅田尚樹	Beth Israel Medical Center
372	2013	高橋英雄	Cleveland Clinic Foundation
373	2013	宮本京介	University of Hawaii
374	2013	金谷恵理子	Yale School of Medicine
375	2013	堀川雅弘	Dotter Institute, Oregon Health and Science University

＊頭のIDは『麻酔科診療にみる医学留学へのパスポート』よりの続きの番号です．

資料 3

環太平洋・アジアファンド

1. 助成内容　①日本での講演，研究並びに研修のために来日する医療関係者の助成
②日本の医療関係者で環太平洋・アジア諸国へ調査，研究並びに研修のために訪問する者の助成
③その他

2. 応募資格　原則として医療関係者

3. 助成人数　1年間：若干名
助成額　10～50万円/人

4. 提出書類　①申込書
②履歴書　和文または英文1通
③受入れを証明する手紙等（コピー）
④推薦者（A4サイズ）2通，推薦者のうち1名は当財団賛助会員であること
⑤渡航計画書
⑥応募者一覧表作成用書式

5. 応募締切　毎年9月末日および3月末日

6．選考方法　選考委員会が書類審査により行います

7．選考結果の通知
　　　　　　応募者本人宛てに通知します

8．支給方法　財団所定の連絡票による出国または入国日の本人の通知にもとづいて支給します

9．被助成者の義務
　　　　　　1）調査・研究報告（様式は特に定めていない．A4判．日本語または英語．帰国後1カ月以内）
　　　　　　2）財団事業の支援（賛助会員に入会，帰国後は財団主催のセミナー，財団の活動への協力）

10．助成金の取消
　　　　　　次に述べる行為が確認された時，助成金支給の取消，助成金の停止，もしくは支給された助成金の返却を通告します．
　　　　　　1）提出書類に虚偽の記載があった場合
　　　　　　2）医療関係者としてふさわしくない行為があった場合

11．問い合わせ先
　　　　　　公益財団法人　日米医学医療交流財団
　　　　　　〒113-0033　東京都文京区本郷 3-27-12
　　　　　　本郷デントビル6階
　　　　　　Tel：03-6801-9777
　　　　　　Fax：03-6801-9778
　　　　　　e-mail ● janamef1988-info@janamef.or.jp

資料 4

助成団体への連絡および，留学情報の問い合わせ先

公益財団法人　日米医学医療交流財団
JAPAN-NORTH AMERICA MEDICAL EXCHANGE FOUNDATION
（JANAMEF）
〒113-0033　東京都文京区本郷 3-27-12 本郷デントビル6階
Tel：03-6801-9777
Fax：03-6801-9778
e-mail ● janamef1988-info@janamef.or.jp
URL ● http://www.janamef.or.jp/

（株）栄光―カプラン・ジャパン
窓口／メディカル講座担当
〒102-0084　東京都千代田区二番町 8- 2
Tel：03-3238-0171
Fax：03-3238-0173
e-mail ● medical@kaplan.ac.jp
URL ● http://www.kaplan.ac.jp/

（有）トータルヘルス教育ネットワーク
窓口／看護留学担当
〒103-0015　東京都中央区日本橋箱崎町 25-6 KCM ビル 2F
Tel：03-5645-3808
Fax：03-5645-3775
e-mail ● ytotsuka@aol.com
URL ● http://www.025then.com/

※看護長期院内研修手配（アメリカ），学生短期留学企画（医学部・看護学部），専門分野視察研修企画手配，留学手続（医療英語研修・語学研修・大学），ホームステイプログラム手配

執筆者紹介

▶I部◀

志水太郎（しみず・たろう）
東京都出身
2005 年　愛媛大学医学部医学科卒業
2007 年　江東病院初期研修修了
2009 年　市立堺病院後期研修・内科チーフレジデント修了
同　年　オーストラリア・ボンド大学経営大学院経営学修士課程入学
同　年　エモリー大学ロリンス公衆衛生大学院公衆衛生学修士課程（政策部門専攻）入学
2011 年　同　　修了．公衆衛生学修士号（MPH）取得
　　　　　カザフスタン共和国ナザルバイエフ大学客員教授
　　　　　カリフォルニア大学サンフランシスコ校臨床研究員
　　　　　筑波大学水戸地域医療センター附属病院水戸協同病院非常勤医師
2012 年　オーストラリア・ボンド大学経営大学院経営学修士課程修了．経営学修士号（MBA）取得
2013 年　練馬光が丘病院総合内科ディビジョンチーフ
現在，ハワイ大学内科レジデント

越智小枝（おち・さえ）
東京都出身
1999 年　東京医科歯科大学医学部医学科卒業
同　年　東京医科歯科大学第一内科研修医
2000 年　国保旭中央病院内科医員
2002 年　東京医科歯科大学膠原病・リウマチ内科医員
2003 年　東京医科歯科大学医師学総合研究科膠原病・リウマチ内科学
2007 年　東京都立墨東病院リウマチ膠原病科医員
2009 年　同　　医長
2011 年　インペリアルカレッジ・ロンドン公衆衛生大学院修士課程入学
2012 年　同　　修了．公衆衛生学修士号（MPH）取得
同　年　同　　クリニカルリサーチフェロー（〜現在）
同　年　星槎大学客員研究員（〜現在）
同　年　Health Protection Agency Extreme Event インターン
2013 年　世界保健機関（WHO）インターン
同　年　イングランド公衆衛生局（PHE）Extreme Event インターン
現在，相馬中央病院内科診療科長

四津里英（よつ・りえ）
JANAMEF Fellow 2007
東京都出身
2004 年　東京慈恵会医科大学医学部医学科卒業
同　　年　聖路加国際病院初期研修医
2006 年　同　　皮膚科専門研修医
2007 年　リバプール熱帯医学大学院国際公衆衛生学修士課程入学
2008 年　同　　修了．国際公衆衛生学修士号（MIPH）取得
同　　年　All Africa Leprosy, Tuberculosis, and Rehabilitation Training Center（エチオピア）研修修了
同　　年　国立療養所奄美和光園医師
2009 年　国立国際医療研究センター病院皮膚科（現職）
2010 年　東京大学大学院医学研究科国際保健学専攻博士課程入学
2011 年　皮膚科専門医取得
2012 年　Gorgas Expert Course in Clinical Tropical Medicine（ペルー）研修修了
同　　年　WHO/Global Leprosy Program（インド）研修修了
2013 年　東京大学大学院医学研究科国際保健学専攻博士課程修了．博士号（国際保健学）取得
2014 年　リバプール熱帯医学大学院熱帯医学専門コース入学
e-mail: yotsurie@hotmail.com

藤吉　朗（ふじよし・あきら）
JANAMEF Fellow 2002
福岡県出身
1991 年　岡山大学医学部医学科卒業
1992 年　岸和田徳洲会病院研修医，その後同スタッフ
2000 年　在沖縄米国海軍病院シニアインターン
2002 年　ハワイ大学内科レジデント
2005 年　メイヨー・クリニック予防医学クリニカルフェロー
同　　年　米国内科専門医を取得
同　　年　ミネソタ大学公衆衛生大学院修士課程（疫学専攻）入学
2007 年　同　　修了．公衆衛生学修士号（MPH）取得
同　　年　帰国．滋賀医科大学公衆衛生学部門
2013 年より同准教授
e-mail: afujiy@belle.shiga-med.ac.jp

水野智美（みずの・ともみ）
JANAMEF Fellow 2006
愛知県出身
2001 年　名古屋大学医学部医学科卒業
同　年　国立国際医療研究センター病院総合診療科初期研修医
2003 年　同　　総合診療科後期レジデント
2004 年　東京都福祉保健局西多摩保健所感染症対策担当係長
2006 年　ミシガン大学公衆衛生大学院修士課程（健康環境学専攻）入学
2008 年　同　　修了．公衆衛生学修士号（MPH）取得
同　年　国立国際医療研究センター病院総合診療科後期レジデント
2009 年　同　　国際医療協力局派遣協力課員／厚生労働省健康局結核感染症課専門官併任
2010 年　厚生労働省健康局結核感染症課課長補佐
2011 年　国立国際医療研究センター病院国際医療協力局派遣協力課員（復職）
2012 年　世界保健機関（WHO）アフリカ事務所野口英世アフリカ賞医療活動分野委員会事務局テクニカルオフィサー
同　年　国立国際医療研究センター病院国際医療協力局派遣協力課員（復職）

林　啓一（はやし・けいいち）
大阪府出身
1996 年　東京大学医学部医学科卒業
同　年　東京大学附属病院小児科研修医
2001 年　ハーバード大学公衆衛生大学院修士課程修了．理学修士号（MSc）取得
同　年　ハーバード大学公衆衛生大学院博士課程入学
2003 年　同　　単位取得退学
同　年　国際連合児童基金（UNICEF）ブータン王国事務所ヘルスオフィサー
2006 年　帝京大学小児科
2009 年　上海国際クリニック院長
2011 年　ParkwayHealth Shanghai 勤務
2013 年　シンガポール・ラッフルズジャパニーズクリニック勤務
e-mail: keiichi.hayashi@gmail.com

錦織信幸（にしきおり・のぶゆき）
東京都出身
1996 年　山梨大学医学部医学科卒業
同　　年　医療法人財団健康文化会小豆沢病院内科
2001 年　国境なき医師団スリランカ北部紛争地派遣医師
2002 年　ロンドン大学衛生熱帯医学大学院熱帯医学国際保健修士課程
2003 年　ロンドン大学衛生熱帯医学大学院疫学修士課程
同　　年　国境なき医師団日本副会長
2004 年　長崎大学熱帯医学研究所熱帯感染症研究センター助手
2005 年　国際連合児童基金（UNICEF）ミャンマー事務所プログラムオフィサー
2009 年　公益財団法人結核予防会結核研究所
同　　年　世界保健機関西太平洋地域事務局（WHO WPRO）結核対策課医官
2012 年　厚生労働省大臣官房国際課（健康局結核感染症課併任）課長補佐
2013 年　世界保健機関西太平洋地域事務局（WHO WPRO）結核対策課医官（復職）
2014 年　同　　　結核対策課チームリーダー

野村恭子（のむら・きょうこ）
JANAMEF Fellow 2001
東京都出身
1993 年　帝京大学医学部医学科卒業
同　　年　慶應義塾大学内科学教室初期研修医
1996 年　帝京大学千葉市原病院内科助手
1997 年　日立総合病院内科医員
1998 年　河北総合病院内科医員．日本内科学会内科認定医・内科専門医取得
1999 年　帝京大学医学部博士課程入学
2001 年　ハーバード大学公衆衛生大学院修士課程（疫学／生物統計学専攻コース）入学
2002 年　同　　　修了．公衆衛生学修士号（MPH）取得
2003 年　帝京大学医学部博士課程修了（医学博士号取得）
同　　年　帝京大学医学部衛生学公衆衛生学教室助手
2007 年　同　　　講師
2009 年　日本心身医学会認定「内科」専門医取得
2012 年　帝京大学公衆衛生大学院准教授
2013 年　帝京大学女性医師・研究者支援センター室長
2014 年　帝京大学医学部衛生学公衆衛生学准教授

浅尾啓子（あさお・けいこ）
JANAMEF Fellow 2005
愛媛県出身
1993 年　東北大学医学部医学科卒業
同　　年　東京済生会中央病院内科初期研修
1995 年　東京慈恵会医科大学内科医員
2001 年　ジョンズ・ホプキンス大学公衆衛生修士課程（疫学）修了．公衆衛生学修士号（MPH）取得
2005 年　東京慈恵会医科大学大学院修了
2006 年　ルイジアナ州立大学健康科学センター（シュリーブポート校）内科レジデント
2007 年　ジョンズ・ホプキンス大学公衆衛生博士課程（疫学）修了．博士号（疫学）取得
2009 年　ミシガン大学内分泌内科クリニカルフェロー
2011 年　ミシガン大学内分泌内科リサーチフェロー / クリニカル・レクチャラー
2014 年よりテネシー州立大学健康科学センター予防医学学部アシスタント・プロフェッサー
資格
　日本内科学会認定内科医・総合内科専門医
　日本内分泌学会内分泌代謝科専門医・指導医
　米国内科認定医・内分泌認定医

本多智佳（ほんだ・ちか）
大阪府出身
1999 年　大阪大学医学部保健学科（看護学専攻）卒業
2001 年　大阪大学大学院医学系研究科保健学専攻博士前期課程修了
2000 年　大阪府保健所保健師として，難病，母子，感染症を担当
2004 年　テキサス大学公衆衛生大学院ヒューストン校修士課程入学
2006 年　同　　修了．公衆衛生学修士号（MPH）取得
同　　年　テキサス大学公衆衛生大学院ヒューストン校博士課程入学
2011 年　大阪大学大学院医学系研究科附属ツインリサーチセンター特任講師
2012 年　テキサス大学公衆衛生大学院ヒューストン校博士課程修了，博士号取得
2013 年　大阪大学大学院医学系研究科附属ツインリサーチセンター特任准教授

佐藤文子（さとう・ふみこ）
山口県出身
1998 年　大阪大学医学部保健学科看護学専攻卒業
同　　年　パナソニック健康保険組合産業保健師
2000 年　大阪府博愛病院看護師
2002 年　サウスフロリダ大学大学院公衆衛生研究科グローバルヘルス専攻入学
2004 年　同　　修了．公衆衛生学修士号（MPH）取得
同　　年　アイシーネット株式会社研究員
2005 年　JICA マラウイ事務所保健セクター企画調査員
2008 年　千里金蘭大学看護学部看護学科講師

金子典代（かねこ・のりよ）
兵庫県出身
1999 年　大阪大学医学部保健学科看護学専攻卒業
1999 年　アラバマ大学公衆衛生大学院健康行動学専攻入学，CDC/ATSDR にてインターン
2001 年　同　　修了．公衆衛生学修士号（MPH）取得
同　　年　岡山大学医学部保健学科助手
2005 年　名古屋市立大学看護学研究科入学
2007 年　エイズ予防のための戦略研究流動研究員
2008 年　名古屋市立大学看護学研究科修了．看護学博士号取得
2009 年　名古屋市立大学看護学部講師
2012 年　同　　准教授
現在にいたる

成松　綾（なりまつ・あや）
鹿児島県出身
2003 年　名城大学薬学部卒業
同　　年　富山医科薬科大学（現富山大学）医学部バイオ統計・臨床疫学教室
2004 年　ミシガン大学公衆衛生大学院疫学専攻入学
2006 年　同　　修了．公衆衛生学修士号（MPH）取得
同　　年　医薬品医療機器総合機構（PMDA）医薬品安全部
2008 年　IMS Japan Management Consulting　コンサルタント
2010 年　PRTM Management Consulting（現 PwC's PRTM Management Consulting）アソシエイト
2013 年　バイエル薬品マーケットアクセス本部医療経済＆アウトカムスリサーチ　プロジェクトリーダー

山下 純（やました・じゅん）
三重県出身
1988 年　千葉大学薬学部総合薬品科学科卒業
同　年　千葉大学院薬学部製剤工学研究室修士課程入学
1990 年　同　　修了．修士号（薬学）修得
同　年　山梨医科大学附属病院薬剤部薬剤師
2000 年　ミシガン大学公衆衛生大学院健康行動健康教育学科修士課程入学
2002 年　同　　修了．修士号（公衆衛生学）修得
同　年　テュレーン大学公衆衛生学熱帯医学院国際健康開発学科博士課程入学
2008 年　同　　修了．博士号（公衆衛生学）修得
2010 年　慶應義塾大学グローバルセキュリティ研究所研究員
2011 年　田辺薬局鋼管通り店調剤薬剤師
2013 年　千葉大学大学院薬学研究院医薬品情報学講座（マツモトキヨシ HD 寄附講座）客員教授

今村文昭（いまむら・ふみあき）
東京都出身
2002 年　上智大学理工学部化学科卒業
同　年　コロンビア大学医学部栄養学科修士課程入学
2003 年　同　　修了．修士号（栄養学）取得
同　年　タフツ大学栄養科学政策大学院大学栄養疫学博士課程入学
2009 年　同　　修了．博士号（栄養疫学）取得
2009 年　ハーバード大学公衆衛生大学院疫学部門博士研究員
2013 年　ケンブリッジ大学医学部アッデンブルックス病院英国医学研究会議疫学ユニット・テニュア教員

▶解説◀

岡崎研太郎（おかざき・けんたろう）
岡山県出身
1993 年　京都大学医学部医学科卒業
同　　年　天理よろづ相談所病院ジュニアレジデント
1995 年　同　　内科系シニアレジデント
1998 年　同　　内分泌内科医員
2000 年　ミシガン大学医学部医学教育部門クリニカルフェロー（行動医学）
2001 年　ミシガン大学公衆衛生大学院修士課程（健康行動・健康教育学）入学
2002 年　同　　修了．修士号（公衆衛生学）取得
2003 年　佐賀大学医学部総合診療部研究生
2006 年　国立病院機構京都医療センター臨床研究センター予防医学研究室研究員
2013 年より名古屋大学大学院医学系研究科地域総合ヘルスケアシステム開発寄附講座講師
e-mail: okazaki@med.nagoya-u.ac.jp

▶II部◀

吉松由貴（よしまつ・ゆき）
兵庫県出身
2011 年　大阪大学医学部医学科卒業
同　年　淀川キリスト教病院にて初期研修
2013 年　淀川キリスト教病院呼吸器内科にて後期研修

有田祐起（ありた・ゆうき）
広島県出身
2008 年　大阪大学医学部医学科入学
2014 年　大阪大学医学部医学科卒業
同年 4 月より川崎市立川崎病院初期臨床研修開始予定

江口　寛（えぐち・ひろし）
大阪府出身
1984 年　大阪大学医学部医学科卒業
1988 年　大阪大学大学院博士課程医学研究科内科学修了
1989 年　アリゾナ大学解剖学教室研究員
1991 年　国立大阪病院消化器科医師
1994 年　アリゾナ大学内科学教室研究員
1996 年　ニュージャージー州セントジョセフ地域医療センター内科・小児科レジデント
1999 年　ニュージャージー州セントジョセフ地域医療センター内科・小児科チーフレジデント
2000 年　米国内科専門医を取得
2001 年　米国小児科専門医を取得
同　年　マサチューセッツジェネラル病院移植生物学研究センター研究員
2004 年　大阪大学大学院医学系研究科保健学専攻機能診断科学助手
2007 年　大阪大学大学院医学系研究科医学科国際交流センター特任助教
2008 年　園田学園女子大学人間健康学部食物栄養学科教授
2010 年　大阪大学大学院医学系研究科医学科国際交流センター非常勤講師
2012 年　江口内科クリニック開業
e-mail: hiroshieguchi@hotmail.com

吉川泰司（よしかわ・やすし）
大阪府出身
1996 年　大阪大学医学部医学科卒業
同　　年　大阪大学医学部附属病院第一外科医員（研修医）
1997 年　大阪警察病院外科医員（研修医）
1999 年　国立循環器病センター心臓血管外科医員（レジデント）
2001 年　コロンビア大学外科リサーチフェロー
2003 年　ミシガン大学循環器内科リサーチフェロー
2005 年　イェール大学心臓胸部外科クリニカルフェロー
2007 年　ブリガム・アンド・ウィメンズ病院心臓外科クリニカルフェロー
2008 年　桜橋渡辺病院心臓血管外科医長
2009 年　大阪大学大学院医学系研究科心臓血管外科/卒後教育開発センター助教
2012 年　大阪大学大学院医学系研究科心臓血管外科学内講師
専門医等資格：
　日本外科学会専門医
　日本心臓血管外科学会専門医
　日本移植学会移植認定医
　植込型補助人工心臓実施医
　ECFMG Certificate

丸橋　繁（まるばし・しげる）
群馬県出身
1990 年　東京大学理学部物理学科卒業
1994 年　大阪大学医学部医学科卒業
同　　年　大阪大学附属病院第二外科研修医
1995 年　大阪逓信病院（現 NTT 西日本大阪病院）外科医員
1999 年　ベイラー大学移植外科クリニカルフェロー
2001 年　大阪大学大学院医学系研究科病態制御外科学研究生
2003 年　同　　助手
2012 年　大阪府立成人病センター消化器外科

藤谷昌司（ふじたに・まさし）
大阪府出身
1997 年　滋賀医科大学医学部卒業
2004 年　千葉大学医学部神経生物学助手
2006 年　トロント小児病院発生幹細胞部門博士研究員
2008 年　日本学術振興会海外特別研究員
2010 年　大阪大学大学院医学系研究科分子神経科学／大学院連合小児発達学研究科附属子供
　　　　のこころの分子統御機構研究センター特任助教
2011 年　同　　助教
現在にいたる
e-mail: masashi.fujitani@molneu.med.osaka-u.ac.jp

杉村竜一（すぎむら・りょういち）
大阪府出身
2008 年　大阪大学医学部医学科卒業
同年より米国ストワーズ医学研究所にて博士課程大学院生
2012 年　PhD 取得卒業
2014 年　ボストン小児病院ハーバードメディカルスクールにて博士研究員

Wnt シグナルと造血幹細胞の研究から幹細胞とは何かを考え抜いた末，細胞の運命決定の研究をしています．シンプルな実験系を駆使して厳密なサイエンスを目指しています．
2013 年より日本人理系大学院留学生の会カガクシャ・ネット副代表，医学分科会代表．
website: http://www.kagakusha.net/activities/medical-society
e-mail: ryohichi.sugimura@gmail.com

上久保靖彦（かみくぼ・やすひこ）
京都府出身

1996 年	兵庫医科大学医学部卒業．医師免許取得
同　年	京都大学医学部附属病院内科研修医
1997 年	兵庫県立尼崎病院内科研修医
1998 年	兵庫県立尼崎病院血液内科専攻医
1999 年	京都大学大学院医学研究科血液病態学（血液・腫瘍内科学）入学
2001 年	法務省矯正医官
同　年	京都大学医学部附属病院・血液・腫瘍内科学ティーチングアシスタント
2003 年	京都大学大学院医学研究科血液病態学（血液・腫瘍内科学）修了
同　年	京都大学医学部附属病院・血液・腫瘍内科研修員
2004 年	米国立衛生研究所・米国立ヒトゲノム研究所滞在研究員（2009 年まで）
2009 年	東京大学大学院医学研究系・疾患生命工学センター放射線分子医学・助教
2010 年	東京大学医学部附属病院無菌治療部助教／東京大学医学部附属病院血液・腫瘍内科学第 306 研究室室長
2012 年	大阪大学医学系研究科遺伝子治療学助教
2013 年	京都大学大学院医学研究科人間健康科学専攻・癌創薬イノベーション研究室准教授

現在にいたる

e-mail: kamikubo.yasuhiko.7u@kyoto-u.ac.jp

受賞歴：

藤原記念財団奨励賞（2004）
NHGRI Visiting Fellowship Award（2004～2009）
NIH Leukemia Interest Group 最優秀賞（2008）
NIH FARE AWARD（2009）
日本白血病研究基金研究賞（2011）

所属学会：

日本内科学会　日本血液学会　日本癌学会　アメリカ遺伝子治療学会

植村　守（うえむら・まもる）
香川県出身
2001 年　大阪大学医学部医学科卒業
同　　年　大阪大学医学部附属病院外科研修医
2002 年　大阪府立成人病センターレジデント
2005 年　市立貝塚病院外科医院
2006 年　大阪大学大学院医学系研究科博士課程入学
　　　　　大阪大学医学部附属病院消化器外科非常勤医員
2010 年　博士号（医学）取得
同　　年　ジョンズ・ホプキンス大学医学部ポスドクフェロー
2012 年　大阪大学大学院医学系研究科外科学講座消化器外科特任助教
2013 年　同　　助教

公益財団法人　日米医学医療交流財団
JAPAN-NORTH AMERICA MEDICAL EXCHANGE FOUNDATION
(JANAMEF)

1988年10月，財団法人として設立．翌1989年5月には特定公益増進法人として認定された．北米諸国間の医療関係者の交流，医療関係者の教育ならびに保健医療の向上への寄与を主な事業目的に，医学医療研修者の留学助成，セミナーやシンポジウムなどを年に数回開催，日米両国の医学医療に関する調査助成も行っている．医学医療研修者に対する助成は，財団設立初年度の10名を手始めに現在まで約600名に達する．

〒113-0033　東京都文京区本郷 3-27-12 本郷デントビル6階
Tel：03-6801-9777/Fax：03-6801-9778
e-mail ● janamef1988-info@janamef.or.jp
URL ● http://www.janamef.or.jp/

シリーズ日米医学交流 No.13　MPH（マスター・オブ・パブリックヘルス）留学へのパスポート
2014年3月30日初版第1刷発行

Ⓒ 編者　公益財団法人　日米医学医療交流財団

発行所　株式会社はる書房
〒101-0051　東京都千代田区神田神保町 1-44 駿河台ビル
Tel.03-3293-8549/Fax.03-3293-8558
振替 00110-6-33327
http://www.harushobo.jp/

落丁・乱丁本はお取り替えいたします．　印刷　中央精版印刷／組版　閏月社
©JAPAN-NORTH AMERICA MEDICAL EXCHANGE FOUNDATION, Printed in Japan, 2014
ISBN 978-4-89984-140-1 C3047